Gwybodaeth *Wirioneddol* Ddefnyddiol am Fywyd gyda Dementia

gan yr un awduron

Evidence-Based Practice in Dementia for Nurses and Nursing Students
Golygwyd gan Karen Harrison Dening
Rhagair gan Alistair Burns
ISBN 978 1 78592 429 3
eISBN 978 1 78450 797 8

Dementia, Culture and Ethnicity
Issues for All
Golygwyd gan Julia Botsford a Karen Harrison Dening
Rhagair gan Alistair Burns
ISBN 978 1 84905 486 7
eISBN 978 0 85700 881 7

Young Onset Dementia
A Guide to Recognition, Diagnosis, and Supporting Individuals with Dementia and Their Families
Hilda Hayo, Alison Ward a Jacqueline Parkes
Rhagair gan Wendy Mitchell
ISBN 978 1 78592 117 9
eISBN 978 1 78450 383 3

pynciau perthnasol

Canllaw Bychan ar gyfer Deall Clefyd Alzheimer a Mathau Eraill o Ddementia, ail argraffiad
Dr James Warner a Dr Nori Graham
ISBN 978 1 91226 180 2
eISBN 978 1 91324 592 4

Enhancing Health and Wellbeing in Dementia
A Person-Centred Integrated Care Approach
Dr Shibley Rahman
Rhagair gan Yr Athro Sube Banerjee a Lisa Rodrigues
Gair i gloi gan Lucy Frost
ISBN 978 1 78592 037 0
eISBN 978 1 78450 291 1

Rhannu Straeon am Ddementia
Profiadau Gofalu
Golygwyd gan Lucy Whitman
ISBN 978 1 78461 748 6
eISBN 978 1 78461 919 0

Excellent Dementia Care in Hospitals
A Guide to Supporting People with Dementia and Their Carers
Jo James, Beth Cotton, Jules Knight, Rita Freyne, Josh Pettit a Lucy Gilby
Rhagair gan Tommy Dunne
ISBN 978 1 78592 108 7
eISBN 978 1 78450 372 7

Gwybodaeth *Wirioneddol* Ddefnyddiol am Fywyd gyda Dementia

HANESION GO IAWN A CHYNGOR ARBENIGOL AR GYFER TEULUOEDD, FFRINDIAU, A PHOBL Â DEMENTIA

Karen Harrison Dening, Hilda Hayo a Christine Reddall

Rhagair gan Keith Oliver

atebol

Y fersiwn Saesneg
Cyhoeddwyd yn gyntaf yn 2023 gan gan Jessica Kingsley Publishers,
Argraffnod Hodder & Stoughton Ltd, Cwmni Hachette

Argraffiad gwreiddiol wedi'i gyhoeddi yn y Saesneg dan y teitl
What You Really *Want to Know About Life with Dementia*
Mae darn Nula Suchet ar dudalennau 193–5 yn ddarn wedi'i olygu a'i gyfieithu o'i *llyfr*
The Longest Farewell: James, Dementia and Me (Seren, 2019). Atgynhyrchwyd yma drwy ganiatâd caredig
Nula Suchet a'r cyhoeddwr, Seren Books.

Delwedd clawr blaen: iStockphoto®.

Y fersiwn Gymraeg
Cyhoeddwyd yn Gymraeg gan Atebol Cyfyngedig, Adeiladau'r Fagwyr,
Llanfihangel Genau'r Glyn, Aberystwyth, Ceredigion SY24 5AQ
Addaswyd gan Testun Cyf.
Dyluniwyd gan E.L. Hammonds

Cyhoeddir y fersiwn Gymraeg drwy drefniant â Jessica Kingsley Publishers

ISBN: 978-1-80106-533-7

Cyhoeddwyd gyda chymorth ariannol Cyngor Llyfrau Cymru
atebol.com

Cynnwys

Y golygyddion 7

Cyfranwyr i'r llyfr 9

Rhagair gan Keith Oliver 11

Rhagarweiniad. 13

Cyflwyniad. 15

1. 'Darganfod fy mam drwy glefyd Alzheimer': stori bywyd 17

2. 'Roeddwn i'n dal ati i ddweud wrtha i fy hun ei fod yn dal i alaru am Mam': diagnosis o ddementia yn ddiweddarach mewn bywyd 29

3. 'Dydy cael diagnosis ddim yn hawdd': diagnosis o ddementia mewn oedolion iau. 41

4. 'Cynnal annibyniaeth ac ymreolaeth': cydbwyso'r risgiau 55

5. 'Mae cynllunio ymlaen llaw mor llethol': cynllunio gofal ymlaen llaw. 67

6. 'Unwaith iddo gael diagnosis, roedd yn rhaid i'r merched gredu': pellter a gwadu dementia 79

7. 'Dwi'n teimlo 'mod i'n colli arni': galar llethol 91

8. 'Sut mae salwch corfforol yn effeithio ar bobl â dementia?': deall deliriwm 101

9. 'Roeddwn i'n meddwl mai dim ond colli cof oedd dementia': rhithweledigaethau 111

10. 'Mae o wedi rhedeg i ffwrdd gyda dynes arall': credoau cyfeiliornus a rhithdybiau 123

11. 'Byddai'n eistedd yn y gadair gythraul yna drwy'r dydd': apathi mewn dementia 133

12. 'Ble mae dy dad?': profedigaeth a dementia 147

13. 'Mae hi'n bryd mynd adref': hanes syndrom machlud haul 157

14. 'Pam mae popeth mor gymhleth?': cyllid gofal iechyd parhaus y GIG 167

15. 'Roeddwn i'n teimlo 'mod i wedi ei siomi hi pan oedd arni hi fy angen i fwyaf': trosglwyddo i gartref gofal 179

16. 'Ydy pobl â dementia yn teimlo poen?': gofal lliniarol a dementia 193

Atodiad: Mae ymgynghori yn allweddol 205

Mynegai 215

Y golygyddion

YR ATHRO KAREN HARRISON DENING

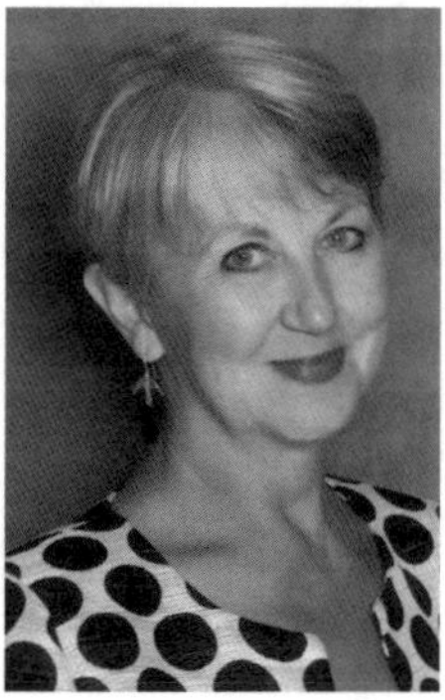

Mae gan Karen dros 40 mlynedd o brofiad ym myd nyrsio, y rhan fwyaf o'r rheini mewn gofal dementia mewn amrywiaeth o leoliadau a chyd-destunau. Hi yw Pennaeth Ymchwil a Chyhoeddiadau Dementia UK. Enillodd ei PhD yng Ngholeg Prifysgol Llundain ym maes cynllunio gofal ymlaen llaw a gofal diwedd oes dementia. Drwy ei rôl yn Dementia UK, mae'n gyd-weithredwr, yn gyd-ymgeisydd ac yn ymgynghorydd arbenigol i nifer o astudiaethau ymchwil cenedlaethol a rhyngwladol. Gwasanaethodd ar ddau o bwyllgorau canllawiau dementia y Sefydliad Cenedlaethol dros Ragoriaeth mewn Iechyd a Gofal (NICE). Ei diddordebau ymchwil yw gofal dementia, rheoli achosion, gwytnwch gofalwyr, gofal lliniarol a gofal diwedd oes, a chynllunio gofal ymlaen llaw.

DR HILDA HAYO

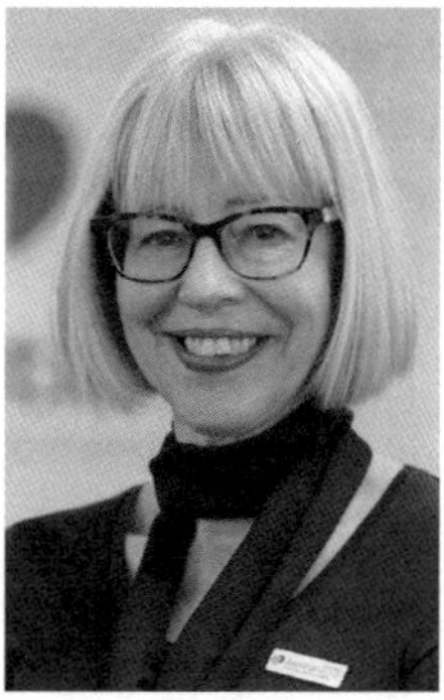

Daeth Hilda yn Brif Nyrs Admiral a Phrif Swyddog Gweithredol Dementia UK yn 2013. Yn nyrs gofrestredig mewn dau faes, dros y 36 mlynedd diwethaf mae hi wedi dal swyddi uwch ym meysydd gwasanaethau clinigol, rheoli ysbytai ac addysg uwch. Mae Hilda yn arbennig o falch o sefydlu ac arwain gwasanaeth dan arweiniad nyrsys i bobl iau â dementia yn Swydd Northampton ac mae'n dal i ddarparu cyngor a chymorth arbenigol i deuluoedd.

Roedd ei doethuriaeth yn canolbwyntio ar ddementia blaenarleisiol amrywiolyn ymddygiadol (BvFTD: *Behavioural variant Frontotemperal Dementia*) a sut mae hyn yn effeithio ar deuluoedd. Mae hi hefyd wedi ysgrifennu llyfr ar ddementia dechreuad cynnar gyda dau gyd-weithiwr, a gyhoeddwyd yn 2018.

CHRISTINE REDDALL

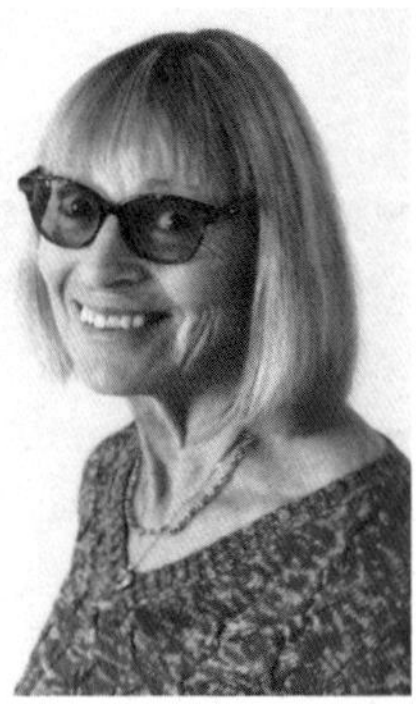

Mae Christine, nyrs gymwysedig ers 1973, wedi gweithio mewn sawl lleoliad gwahanol. Daeth yn nyrs gymunedol Macmillan yn 1991, gan gyflawni uchelgais i weithio ym maes gofal lliniarol. Ar ôl cwblhau ei gradd yn 1997, arbenigodd mewn cartrefi gofal yn darparu addysg gofal lliniarol i ofalwyr. Wedi iddi sylweddoli mai anaml y byddai pobl â dementia a'r rhai ag anableddau dysgu yn cael mynediad at ofal lliniarol a diwedd oes da, canolbwyntiodd ei hymdrechion ar alluogi hynny. Yn 2012, cafodd merch hynaf Christine, Anna, 37 oed, ddiagnosis o ddementia blaenarleisiol amrywiolyn ymddygiadol. Bu farw Anna pan oedd hi'n ddim ond 42 oed. Ers hynny, mae Christine wedi defnyddio'i phrofiad proffesiynol a phersonol i helpu i hyrwyddo ymwybyddiaeth o ddementia dechreuad cynnar.

Cyfranwyr i'r llyfr

POBL Â DEMENTIA A GOFALWYR TEULUOL

- Sylvia Bates
- Surinder Bangar
- Molly Barry (ffugenw)
- Theresa Clarke
- Bridget Culson (ffugenw)
- Rob Garrett
- Jane Hall (ffugenw)
- Alan Hewitt
- Brian Humphreys
- Gina Hyde (ffugenw)
- Alfie Jones (ffugenw)
- Wendy a Sarah Mitchell
- Liz Murphy (ffugenw)
- Christine Reddall
- Marion Small (ffugenw)
- Nula Suchet
- Jack a Caroline Worth (ffugenw)

SYLWEBAETH ARBENIGOL

- Dr E. Joanna Alexjuk
- Dr Janet Carter
- Jo-Ann Dawson
- Yr Athro Tom Dening
- Dr Rheinhard Guss
- Dr Malsha Gunathilake
- Yr Athro Rowan H. Harwood
- Yr Athro Karen Harrison Dening
- Yr Athro Julian C. Hughes
- Dr Jacqui Hussey
- Yr Athro John Keady

- Yr Athro Jill Manthorpe
- Dr Kirsten Moore
- Dr Manisha Ray
- Dr Malarvizhi Babu Sandilyan
- Dr Graham Stokes
- Yr Athro Elizabeth Sampson

NYRSYS ADMIRAL

- Zena Aldridge
- Loraine Butterworth
- Fiona Chaabane
- Lucy Chamberlain
- Dr Jacqueline Crowther
- Maggie Fay
- Dr Hilda Hayo
- Deborah Hutchinson
- Stuart Kennedy
- Rachael Lowe
- Kerry Lyons
- Saul Mason
- Angela Moore
- Chris O'Connor
- Tom Rose
- Nikki Rowe
- Rachel Thompson
- Sharron Tolman

Rhagair

Fel darllenydd brwd drwy gydol fy oes, dwi'n dal i ddarllen yn gyson, ond oherwydd y dementia, dydw i ddim yn cofio rhyw lawer o'r hyn dwi'n ei ddarllen. Fodd bynnag, mae'r llyfr hwn yn eithriad. Denodd fy niddordeb o'r dechrau'n deg a fy nhywys i fyd eraill sydd wedi eu heffeithio gan ddementia, a dysgais gymaint hefyd, diolch i ddoethineb a phrofiad y gweithwyr gofal iechyd proffesiynol a'r academyddion.

Mae'r awduron wedi gosod y llyfr mewn ffordd sy'n haeddu ei chanmol, gan ddechrau gyda geiriau'r bobl hynny sydd wedi'u heffeithio gan ddementia – boed yn unigolion â diagnosis neu'n ofalwyr teuluol – cyn gosod y geiriau hynny ochr yn ochr â sylwebaeth gan weithwyr proffesiynol ac academyddion galluog. Ar ben hynny, mae cyfarwyddyd clir a chadarn Nyrsys Admiral yn cyfoethogi ein dealltwriaeth. Gobeithio'n wir y bydd y llyfr hwn yn cyfrannu at ymgyrch i ariannu a recriwtio rhagor o Nyrsys Admiral – mae eu *gwir* angen arnom, ac mae fy ngwraig bob tro'n barod i gydnabod y cymorth rhagorol y mae'n ei gael gan ei Nyrs Admiral.

Dwi hefyd yn canmol y llyfr am dywys y darllenydd ar daith, o asesu pwysigrwydd diagnosis cynnar, cywir a phroffesiynol yr holl ffordd i'r angen i gefnogi'r unigolyn â dementia a'r bobl agosaf atom ni mewn ffordd dosturiol wrth i'r diwedd ddod, gyda golwg gynhwysfawr ar fywyd rhwng y ddau begwn.

Mae nifer o'r astudiaethau achos yn taro tant personol, ond mae dau yn arbennig dwi'n gallu uniaethu hefo nhw ar hyn o bryd, sef disgrifiad Caroline o'r bryniau a'r pantiau cyson, a stori Eric am apathi yn enwedig o safbwynt teithio, sy'n rhywbeth rydw i a fy ngwraig wedi ei fwynhau erioed, yn fwy fyth felly ers ymddeol, ond sydd erbyn hyn yn gynyddol anoddach oherwydd y dementia.

Yn yr 11 mlynedd ers cael diagnosis o glefyd Alzheimer, dwi wedi darllen llyfrau di-ri am ddementia, ond does yr un llyfr wedi dysgu cymaint i mi, nac wedi fy nghyffroi neu fy ysbrydoli'n fwy i geisio gwneud fy rhan ym meysydd ymgyrchu a hybu ymwybyddiaeth.

Keith Oliver
Doethur er Anrhydedd, Prifysgol Canterbury Christ Church;
Llysgennad Alzheimer's Society a Chennad Dementia Caint a Medway

Rhagarweiniad

Wrth i chi ddarllen y llyfr hwn, bydd hi'n anodd methu â gweld a theimlo'r emosiynau amrywiol a chymhleth sy'n plethu drwy bob astudiaeth achos. Mae'r holl emosiynau hyn yn gyfarwydd iawn i fi, gan i fi brofi pob un ohonyn nhw yn ystod y pum mlynedd o wylio fy merch, Anna, yn goddef effeithiau dwys dementia dechreuad cynnar.

Wrth ddarllen drwy'r astudiaethau achos, cefais fy nharo pa mor aml roedd gofalwyr yn sôn am deimlo'n euog. I fi, roedd euogrwydd yn hollbresennol, yn taflu ei gysgod dros gymaint o agweddau ar fy rôl gofalu. Euogrwydd oedd yr emosiwn anoddaf i ddelio ag ef, a hyd yn oed nawr, bedair blynedd ar ôl marwolaeth Anna, mae'n dal yn ddigon grymus i godi ei ben hyll ac atgoffa rhywun o'r holl adegau y gwnes i deimlo fy mod i wedi siomi fy merch.

Pan ofynnwyd i fi gyfrannu at y gwaith o olygu'r llyfr hwn o safbwynt gofalwr, roedd yn fraint gallu cynnig rhywbeth cadarnhaol o fy mhrofiad a helpu eraill sy'n gwneud gwaith gofalu yn sgil dementia.

Roeddwn i heb ragweld faint byddai'r llyfr hwn yn fy helpu i. Ces fy synnu gan ba mor fuddiol roedd yr astudiaethau achos personol iawn, ac esboniadau a chyngor y sylwebwyr arbenigol a'r Nyrsys Admiral. Petai llyfr fel hwn ar gael pan oeddwn i'n ymbalfalu gydag effaith gorfforol ac emosiynol gofalu am Anna, dwi'n siŵr y byddai wedi bod o gymorth aruthrol.

Christine Reddall

NYRSIO ADMIRAL

Nyrsys dementia arbenigol yw Nyrsys Admiral mae Dementia UK yn eu cefnogi a'u datblygu'n barhaus i ddarparu cymorth amhrisiadwy i deuluoedd sydd wedi eu heffeithio gan bob math o ddementia. Gall Nyrsys Admiral helpu teuluoedd i ddeall dementia a'i effeithiau, a'u cynorthwyo i ddatblygu'r hyder i reoli eu dyfodol gyda dementia. Mae gan y nyrsys amser i wrando ar bobl sy'n cysylltu â nhw, asesu eu hanghenion a darparu'r arbenigedd i ddatrys materion a allai godi pan fydd dementia ar aelod o'r teulu. Mae Nyrsys Admiral yn arbenigwyr ar helpu teuluoedd i reoli materion cymhleth a all godi o ganlyniad i ddementia, gan gynnwys trallod, newidiadau mewn perthnasoedd a rolau, anawsterau cyfathrebu ac ymddygiad neu bersonoliaeth yn newid. Yn ogystal â bod yn nyrsys dementia arbenigol, mae rhai Nyrsys Admiral hefyd yn arbenigo mewn meysydd gwahanol o ddementia gan gynnwys dementia dechreuad cynnar, dementia gyda chyrff Lewy, llesgedd, gofal diwedd oes, cymunedau amrywiol, anabledd dysgu, gofal acíwt, gofal sylfaenol a gofal hirdymor. Mae'r llyfr hwn yn tynnu sylw at waith Nyrsys Admiral mewn amrywiaeth o leoliadau ac yn cynnig enghreifftiau o'u gwybodaeth a'u sgiliau arbenigol mewn gwahanol sefyllfaoedd.

Felly, beth yw tarddiad yr enw Nyrsys Admiral? Cafodd y nyrsys eu henwi gan deulu Joseph Levy CBE BEM, sefydlydd yr elusen Dementia UK. Roedd Joseph yn byw gyda dementia fasgwlar, a chafodd y llysenw Admiral Joe oherwydd ei gariad at hwylio. Roedd ei deulu eisiau gwneud gwahaniaeth i deuluoedd sy'n byw gydag effeithiau dementia, felly dyma nhw'n sefydlu'r elusen i gefnogi a datblygu nyrsys dementia arbenigol, a phenderfynu'n galw ni yn Nyrsys Admiral.

Mae nifer y Nyrsys Admiral ar draws y Deyrnas Unedig yn cynyddu'n gyson, ac maen nhw'n gweithio mewn lleoliadau amrywiol, gan gynnwys yn y gymuned, ac mewn meddygfeydd, ysbytai'r GIG, hosbisau a chartrefi gofal. Ar gyfer teuluoedd yn yr ardaloedd hynny o'r Deyrnas Unedig heb fynediad at wasanaeth Nyrs Admiral lleol, mae llinell gymorth dementia Nyrsys Admiral ar gael (0800 888 6678 neu anfonwch e-bost at: helpline@dementiauk.org). Mae ar agor saith diwrnod yr wythnos ac mae'r staff i gyd yn nyrsys dementia arbenigol. Yn ogystal, mae clinigau Nyrsys Admiral (Closer to Home[1]) ar gael lle mae'n bosib trefnu apwyntiad rhithwir gyda nyrs dementia arbenigol.

Dr Hilda Hayo, Prif Nyrs Admiral

---

1 www.dementiauk.org/get-support/closer-to-home

Cyflwyniad

Croeso i'r llyfr hwn, sy'n ceisio rhoi cyfle i deuluoedd sydd wedi eu heffeithio gan ddementia i fynegi eu cwestiynau a'u pryderon. Bellach, mae ffyrdd di-ri yn bod i bobl â dementia a'u teuluoedd gael atebion i'w cwestiynau niferus ac amrywiol ar ddementia, o'r pwynt pan maen nhw'n teimlo 'bod rhywbeth ddim cweit yn iawn', i ddeall sut i gael diagnosis, at y gofal gorau ar ddiwedd oes. Yn Dementia UK, 'cartref' Nyrsys Admiral, rydyn ni'n darparu gwybodaeth, cyngor a chymorth i deuluoedd sydd wedi'u heffeithio gan ddementia wrth iddyn nhw wynebu myrdd o faterion, cwestiynau a phryderon. Yn ogystal â darparu llinell gymorth dementia Nyrsys Admiral (mae'r manylion yn adran Nyrsio Admiral ar ddechrau'r llyfr), rydyn ni'n gweithio gyda nifer o sefydliadau eraill i ddarparu Nyrsys Admiral ar draws ystod eang o leoliadau iechyd a gofal cymdeithasol. Wrth ddatblygu'r cysyniad ar gyfer y llyfr hwn, roedden ni eisiau darparu adnodd tebyg i linell gymorth dementia Nyrsio Admiral a chanolbwyntio ar y cwestiynau a oedd yn bwysig i'r bobl â dementia a'u gofalwyr teuluol: beth oedd yn ddefnyddiol iddyn nhw ei wybod yn hytrach na'r hyn y credai gweithwyr proffesiynol y dylen nhw ei wybod, fel sy'n digwydd gyda nifer o lyfrau hunangymorth yn y maes hwn.

Roedden ni eisiau i gynnwys y llyfr gael ei lywio gan deuluoedd sydd wedi'u heffeithio gan ddementia. Roedd hynny'n teimlo'n iawn o ran egwyddor, ond roedd hynny'n golygu gofyn i'r teuluoedd dan sylw pa gwestiynau pwysig ddylai gael eu cynnwys yn y llyfr. Sawl gwaith, clywson ni bethau tebyg i: 'Pe bawn i ond yn gwybod hyn bryd hynny...' neu 'Hen dro na allwn i fynd yn ôl gan wybod be dwi'n ei wybod nawr...' Ond a fyddai'r wybodaeth yma wedi gwneud gwahaniaeth? Fyddan nhw na ni byth yn gwybod, ond roedd yn teimlo fel ffordd dda o alluogi'r teuluoedd hynny i elwa ar eu profiadau ond mewn ffordd newydd.

Felly agwedd hollbwysig ar ddatblygu'r llyfr oedd gofyn i bobl â dementia, gofalwyr teuluol a chefnogwyr: wrth fyw gyda dementia, pa wybodaeth sy'n ddefnyddiol i chi? Gobeithio y bydd y llyfr hwn o werth i'r darllenwyr.

(Os ydych chi eisiau gwybod sut aethon ni ati i ofyn barn teuluoedd sydd wedi eu heffeithio gan ddementia, darllenwch yr atodiad ar ddiwedd y llyfr.)

Yr Athro Karen Harrison Dening
Dr Hilda Hayo
Christine Reddall

NODYN AM Y TERMAU A DDEFNYDDIR

Rydyn ni'n sylweddoli y bydd gan bobl wahanol farn wahanol ar yr enwau a'r derminoleg rydyn ni yn eu defnyddio yn y llyfr hwn. Rydyn ni wedi gwneud ein gorau i gydbwyso hyn ond gan hefyd geisio sicrhau cysondeb yn ein defnydd o rai termau, megis 'pobl â dementia' a 'gofalwyr teuluol'. Does dim bwriad o gwbl i achosi tramgwydd na bychanu effaith diagnosis o ddementia ar yr unigolyn dan sylw, ar berthnasau nac ar gyfeillion agos.

PENNOD 1

'Darganfod fy mam drwy glefyd Alzheimer'

STORI BYWYD

Surinder Bangar

Aeth fy rhieni i'r ysbyty yn ystod ton gyntaf y pandemig a chadarnhawyd bod y ddau wedi profi'n bositif am COVID-19. Dridiau yn ddiweddarach, bu farw fy nhad. Yn ystod y cyfnod yn syth ar ôl ei farwolaeth, roedd fy mam yn methu cofio beth oedd wedi digwydd a byddai'n gofyn, 'Ble mae dy dad?' Roedd hi'n ymwybodol bod rhywbeth y dylai hi ei wybod, ac eto doedd hi ddim fel petai'n gallu cael gafael ar y wybodaeth honno. Roedd yn teimlo'n bwysig i ymateb mewn ffyrdd a fyddai'n gwneud synnwyr iddi hi, a siarad mewn Pwnjabeg er mwyn ei helpu i deimlo'n gartrefol a gwneud pethau'n haws iddi. Yn ein cartref, rydyn ni fel arfer yn cyfeirio at fy mam fel 'Bibi', a bydda i'n cyfeirio ati felly weithiau yn y testun.

Yn y pen draw, ar ôl misoedd o alaru trallodus, byddai Bibi yn nodio pan fyddwn i'n dweud, 'Roedd ganddo haint ar ei frest.' Roedd dechrau sôn am salwch a marwolaeth fy nhad yn cynnig ffordd i Bibi ddisgrifio'r hyn ddigwyddodd pan fyddai pobl eraill a oedd yn agos ati yn marw. Dechreuodd sôn am ein Baba (taid) a sut roedd wedi marw yn annisgwyl: 'Roedden ni newydd fod yn ei weld yn yr ysbyty a drannoeth roedd o wedi marw.' Yna dechreuodd rhywbeth rhyfeddol ddigwydd. Dechreuodd fy mam ddangos i ni sut i ymdopi â phrofedigaeth a sut i werthfawrogi ein bywydau. Gan bwyso ar yr atgofion am fy nhaid, byddai Bibi yn dechrau sôn am deulu, India a dod i Loegr. Byddai Bibi yn esbonio ei bod hi, yn unol â'i diwylliant, wedi priodi i deulu fy nhad ac yn perthyn iddo; byddai'n sôn yn annwyl am Baba ac am gymaint a wnaeth drosti hi, yn India ac yn Lloegr. Cymaint wnaeth o i bawb yn y teulu, pa mor galed roedd o'n gweithio, faint roedd o'n ei ddarllen er mwyn ei addysgu ei hun. Briciwr oedd Baba, a bu hi'n sôn am ei waith yn India ac am y prosiectau adeiladu y bu'n gweithio arnyn nhw yn Lloegr. Baba oedd wedi cael trefn ar y gwaith papur angenrheidiol i alluogi fy nhad i ddod i Loegr i weithio. Soniodd Bibi fod ein tad wedi bod yn plagio Baba i drefnu iddi hi a ni'n tri ddod yma ato o India. Dywedodd fod fy nhad yn dweud o hyd ei fod yn gweld colli ei deulu. Dysgais mai oed fy chwaer hynaf, 11 oed, oedd wedi ysgogi Mam i ddod draw i Loegr i ymuno â fy nhad yn 1966. Yn ôl pob tebyg, roedd rhyw gyfyngiad ar waith a fyddai'n golygu nad oedd mynediad ar gael mor hawdd os oedd hi'n hŷn na hynny. Dywedodd Bibi ei bod wedi gwrthod dod os nad oedd hi'n cael dod â'i thri phlentyn gyda hi. Wrth iddi ymgolli yn hanesion ei gorffennol, roedd siarprwydd a hiwmor Bibi yn treiddio drwy'r straeon.

Byddai llygaid Bibi yn goleuo wrth iddi ddisgrifio ein treftadaeth ac wrth sôn am y tai y bu'n byw ynddyn nhw yn India. Roedd cenhedlaeth fy rhieni wedi byw drwy'r Rhaniad, a dechreuodd Bibi sôn am ei milltir sgwâr, ardal Lyallpur, a ddaeth yn rhan o Bacistan yn ddiweddarach. Roedd Bibi yn cofio dyddiad y Rhaniad, a disgrifiodd sut roedd pobl i gyd yn arfer byw a gweithio gyda'i gilydd, ac roedd yn amlwg ei bod hi'n blentyn hapus. Byddai'n sôn am ei brodyr a'i chwiorydd a dweud mai hi oedd yr hynaf – wyddwn i erioed ddim byd o gwbl am ei theulu. Dywedodd fod ei chartref teuluol yn helaeth ac wedi'i amgylchynu gan dir. Soniodd ei bod hi'n 11 neu 12 oed pan ddigwyddodd y Rhaniad, ac aeth ymlaen i ddisgrifio rhai o'r pethau ofnadwy iddi fyw drwyddyn nhw. Roedd cymaint o dristwch yn ei llygaid a'i llais. Wrth iddi barhau, byddai'n manylu ar y Rhaniad fel rhywbeth a gododd o broblemau llywodraeth a gwleidyddion, a byddai'n gwneud sylwadau ar sefyllfa bresennol India a beth fyddai'n well.

Wrth drafod ei bywyd cynnar, byddai Bibi'n dechrau sôn am fy nhad. Bryd hynny, byddai hi'n adrodd straeon am eu bywyd yn India, am waith fy nhad a sut roedd o'n teithio ar y trên i'r gwaith. Roedd hi'n cofio amserau'r trenau dyddiol i'r pentref lle roedden nhw'n byw ac oddi yno, ac am y bwyd roedden nhw'n ei baratoi. Roedd gwartheg a llaeth yn amlwg iawn; cyfeiriodd at draddodiad yfed llaeth poeth fin nos, gyda theuluoedd yn eistedd allan yn yr awyr agored ac yn sgwrsio nes y byddai'n tywyllu. Parhaodd y traddodiad o yfed llaeth poeth ym mywydau fy rhieni, ac roedd mygiaid ohono bob nos yn rhan o drefn pethau hyd y diwedd. Mae fy mam yn dal o'r farn bod y llaeth yn wahanol ac yn well yn India.

Byddai perthnasau yn sôn am faint wnaeth ein rhieni iddyn nhw, sut roedden nhw wedi helpu i'w cynnal pan oedden nhw'n iau, yn India ac yn y wlad hon. Yn union fel y byddai'n ei wneud wrth ddisgrifio Baba, dechreuodd fy mam sôn yn annwyl am fy nhad ac am yr holl bethau a wnaeth dros aelodau'r teulu a sut roedd wedi gofalu amdani pan ddaeth hi i Loegr am y tro cyntaf. Roedd tai yn codi yn y sgyrsiau dro ar ôl tro, a byddai'n sôn am y tŷ roedden ni'n byw ynddo gyda Baba a'r teulu estynedig i ddechrau, cyn i fy rhieni brynu eu cartref eu hunain. Disgrifiodd Bibi sut roedd fy nhad yn arfer mynd i'r dafarn ar ddiwedd y diwrnod gwaith gyda'i frodyr a dau ffrind oedd hefyd yn dod o India. Byddai'n dweud, 'Gweithiodd dy dad yn galed drwy gydol ei oes. Doeddwn i ddim yn poeni ei fod yn mynd allan, ac mae'n bwysig mwynhau bywyd ar ôl gweithio mor galed.' Yn gudd o dan y geiriau, teimlais adlais o ba mor anodd roedd hi i'r ddau ohonyn nhw greu bywyd newydd, mewn gwlad newydd, wrth gyrraedd yn yr 1960au a rheolaethau mewnfudo cynyddol yn y cefndir.

Roedd fy mam fel petai'n mynd drwy'r pethau a oedd yn fwyaf trawiadol iddi hi yn eu bywydau gyda'i gilydd. Dro arall, byddai'n sôn am fynd allan i weithio fel gwniadwraig beirianyddol. Bu fy mam yn gweithio mewn ffatri am dros ugain mlynedd yn gwneud dillad dal dŵr. Er mwyn mynd i weithio, roedd yn rhaid iddi ddal bws yno ac yn ôl ar ei phen ei hun. Pan ddechreuodd hi gyntaf, hi oedd yr unig wraig Asiaidd oedd yn gweithio yn y ffatri. Byddai fy mam yn disgrifio'r ffrindiau a wnaeth yno, a sut roedden nhw i gyd wedi ei helpu. Gyda'u cymorth nhw, dechreuodd hi ddysgu ychydig o Saesneg.

Darganfod hanes fy mam

Doeddwn i erioed wedi clywed fy mam yn disgrifio ei bywyd cynnar mewn ffordd mor fywiog, a dysgais am hanes teuluol a oedd yn gwbl anghyfarwydd i fi. Roedd hi'n fraint ei chlywed yn siarad ac yn myfyrio. Mewn rhai ffyrdd, roedd y sgyrsiau'n dathlu eu bywydau nhw, ei bywyd hi a'i hanes a'r hyn oedd bwysicaf iddi. Pan oedd hynny'n bosib, a hithau ar drywydd rhyw atgof neu'i gilydd, dechreuais recordio ei llais ar fy ffôn – byddai'n gweithio ambell dro ond ddim dro arall, yn dibynnu ar sut hwyl oedd arni ar unrhyw adeg. Dechreuon ni rannu sgyrsiau Bibi â'n perthnasau pan oedden nhw'n ffonio, ac roedden nhw eisiau gwybod rhagor – bydden nhw'n dweud, 'Mae dy fam yn gwybod popeth am ein teuluoedd ni ac India; gofala dy fod ti'n cadw cofnod o hyn a rhoi gwybod i ni, oherwydd mae llawer o'r hyn mae hi'n ei ddweud yn anghyfarwydd i ni hefyd.' Y cam nesaf oedd recordio fideos byr ar fy ffôn oherwydd bod fideo yn ffordd well o gofnodi ei brwdfrydedd, mynegiant ei hwyneb, sut roedd hi'n cael trefn ar ei meddyliau, a'i bywiogrwydd amlwg wrth adrodd straeon. Mewn rhai o'r fideos, mae fy mam yn ei dyblau'n chwerthin wrth adrodd hanesion neu straeon teuluol. Mae wedi bod yn bleser gweld fy mam yn mwynhau ei hun. Byddwn i'n dechrau drwy ofyn iddi, 'Ydy hi'n iawn i fi recordio hyn er mwyn i fi allu ei ddangos i berthnasau?' Roedd fy mam wedi tyfu i fyny yn byw gyda theulu estynedig, a sgiliau a gwybodaeth yn cael eu trosglwyddo drwy'r cenedlaethau. Roedd gallu cyflwyno'r agwedd hon a oedd yn pontio'r cenedlaethau yn taro tant gyda Bibi, a dwi'n teimlo ei bod yn helpu iddi deimlo ei bod yn cael ei gwerthfawrogi, yn enwedig wrth i glefyd Alzheimer barhau i ddwyn cymaint oddi arni.

Gwnes i ailchwarae fideo i Bibi ohoni'n esbonio sut i wneud samosas. Dyma hi'n chwerthin a dweud, 'Dyna ni, mae hwn gen ti nawr; pan fydda i wedi marw, bydda i'n dweud hyn wrthot ti am byth.' Wnaeth fy mam ddim mynd i'r ysgol yn India, ac er ei bod yn gallu darllen ac ysgrifennu Pwnjabeg i raddau, dydy hi ddim yn ysgrifennu nac yn cofnodi ei syniadau yn annibynnol mewn ffordd ffurfiol. Roedd pwyslais cryf ar y traddodiad llafar i ddysgu sgiliau ac ennill gwybodaeth. Sylweddolais fod y recordiadau bach hyn yn darparu cofnod pendant nad oedd ar gael o'r blaen. Roedd perthnasau yn cyfranogi mewn ffyrdd gwahanol: gwnaeth fy chwaer ddigido casgliad o luniau; trosodd fy mrawd yng nghyfraith hen dâp VHS i fformat CD er mwyn hwyluso cadw ffilmiau; prynodd fy modryb ambell gyfrol o straeon byrion mewn Pwnjabeg i Mam eu darllen; ychwanegwyd hoff ffilmiau a sioeau teledu fy mam, yn Saesneg a Phwnjabeg, at y casgliad cynyddol o DVDs gartref. Des i i ddeall pa mor bwysig oedd dilyn cliwiau gan fy mam. Er enghraifft, byddai'n hapus i weld ffotograffau weithiau, ond dro arall fyddai hi ddim eisiau eu gweld nhw am eu bod nhw'n achosi dryswch neu ofid iddi. Mae pethau'n parhau i esblygu. Dwi'n dal i wneud fideos, recordiadau sain, nodiadau a lluniau am fy mam a'i hatgofion a'i sylwadau. Bob tro, mae ei straeon a'i hanesion yn teimlo fel rhoddion i'w trysori. Wrth edrych yn ôl, mae hi hefyd yn edrych ar y presennol ac i'r dyfodol.

Dwi'n ymwybodol iawn bod cenhedlaeth fy rhieni yn dod i ben. Mae'n bwysig iawn i fi fy mod i'n cofnodi atgofion a sylwadau fy mam, a'u rhannu fel teulu. Maen nhw'n ffordd dda o sbarduno sgwrs â fy mam. Dydy fy nhad ddim yno mwyach i angori Mam wrth eu hanes cyffredin. Dwi'n gweithio ar wneud beth gallwn ni i warchod atgofion fy mam wrth iddyn nhw gael eu herydu'n araf gan glefyd Alzheimer. Mae cysylltiad annatod rhwng atgofion fy mam â fy nhad, a'r teimlad dwi'n ei gael yw fy mod i'n dod i adnabod y ddau ohonyn nhw drwy lygaid fy mam. Fodd bynnag, rydyn ni'n fwy na'n hatgofion, ac yn fwy nag atgofion pobl eraill ohonom ni hyd yn oed. Mae dealltwriaeth a doethineb a chredoau, a'r newidiadau rydyn ni'n eu gwneud i'r byd o'n cwmpas i gyd yn bod. Wrth ofalu am fy mam, dwi'n dod wyneb yn wyneb â fi fy hun ac mae hi'n dal i fy nysgu i. Dwi'n ddiolchgar iddi am bopeth mae hi wedi'i wneud i ni, ac am bopeth mae hi'n dal i'w wneud.

SYLWEBAETH ARBENIGOL

John Keady, Athro Nyrsio Iechyd Meddwl a Phobl Hŷn, Prifysgol Manceinion/Ymddiriedolaeth Sefydledig Iechyd Meddwl GIG Manceinion Fwyaf

Stori bywyd: pam mae straeon yn bwysig?

Mae dweud stori a chreu straeon yn rhan annatod o'r ymwybyddiaeth ddynol a phrofiad byw. Yn wir, mae dweud stori – ym mha iaith bynnag sydd fwyaf cyfarwydd i ni – yn rhan o'r cyflwr dynol ac yn uniaethu â threftadaeth ddiwylliannol ac ieithyddol gyffredin.

Mae straeon yn cyflawni rôl a swyddogaeth gymdeithasol werthfawr gan ein cysylltu â'n gorffennol, ein presennol a'n dyfodol. Mae tystiolaeth o'r cysylltiad hwn i'w weld yn y stori bywyd sy'n cael ei rhannu yn y bennod hon pan ddechreuodd Bibi, unigolyn â dementia, sôn am ei gŵr. Fel y dywedodd Surinder, 'Bryd hynny, byddai hi [Bibi] yn adrodd straeon am eu bywyd yn India, am waith fy nhad a sut roedd yn arfer teithio ar y trên i'r gwaith. Roedd hi'n cofio amserau'r trenau dyddiol yn ôl ac ymlaen o'r pentref lle roedden nhw'n byw a'r bwyd roedden nhw'n ei baratoi.' Ac yn ddiweddarach, pan oedd Bibi a'i theulu wedi symud o India i Loegr, y sylw syml ond dwys, 'Gyda'u cymorth nhw, [y merched yn y gwaith] roedd hi wedi dechrau dysgu ychydig o Saesneg.' Mae'r hanes pwysig hwn yn llamu oddi ar y dudalen. Er nad ydyn ni o reidrwydd yn rhannu'r un dreftadaeth ddiwylliannol â Bibi a'i theulu, rydyn ni'n gallu adnabod a chydymdeimlo â'r profiadau byw cyffredin, a gallwn o bosib eu cymhwyso i adegau yn ein bywydau ni pan oedden ninnau'n teimlo ar wahân i'n hanwyliaid a/neu i gymuned lle roedd ymdeimlad o berthyn ar un adeg. Mae straeon – a straeon bywyd yn arbennig – yn unigol, yn berthynol, yn fywgraffiadol neu hunangofiannol, yn ystyrlon ac yn gyffredin. Maen nhw hefyd yn hynod o bersonol.

Stori bywyd: sut mae'n fuddiol mewn gofal dementia?

Gan fod straeon yn diffinio pwy ydyn ni a sut mae eraill yn ein deall ac yn ein gweld ni, efallai nad yw'n syndod bod lle a statws pwysig i straeon bywyd ers tro byd. Mae'n bosib bod dau brif reswm am hyn. Y cyntaf yw hwn: gyda chlefyd Alzheimer, er enghraifft, bydd treigl amser yn gwneud cof hunangofiannol pobl â dementia yn fwy bregus o lawer a bydd hi'n anoddach i unigolion gofio a rhannu straeon am eu bywydau mewn trefn gronolegol ac mewn ffordd sydd bob tro yn ddealladwy i eraill. Gall straeon a phrofiadau o'r gorffennol ymblethu â phrofiadau a bywyd y presennol.

Yn ail, heb amgyffred o bwy ydyn ni, a'r gallu i fynegi hynny'n glir i eraill, gall hunaniaeth bersonol unigolyn gael ei dibrisio, a'i weithredoedd eu camddeall a'u stigmateiddio. I bobl â dementia, felly, un o'r risgiau cynhenid yw hyn: heb stori bywyd i'w chofio a'i dweud gan yr unigolyn dan sylw ac amdano yn unig, mae perygl y bydd ymdeimlad yr unigolyn hwnnw o'i hunaniaeth bersonol a'i hunan-barch yn cael ei fygwth yn sylweddol. Yn yr 1990au, cafodd y bygythiad hwn ei gydnabod gan yr Athro Tom Kitwood – seicolegydd cymdeithasol dylanwadol iawn ym maes gofal dementia (ar y pryd) yng Ngrŵp Dementia Bradford yn y Deyrnas Unedig – yn ei lyfr pwysig *Dementia Reconsidered: The Person Comes First* (Kitwood 1997). Yn y llyfr hwnnw, dywedodd Kitwood (1997, t. 56): '*biographical knowledge about a person [with dementia] becomes essential if that identity is still to be held in place*', gan awgrymu bod gwaith stori bywyd i gynnal hunaniaeth unigolyn â dementia yn agwedd hanfodol ar ofal sy'n canolbwyntio ar yr unigolyn. Dros 25 mlynedd yn ddiweddarach, mae'r datganiad hwn mor bwysig ag erioed o ran gofal, ymchwil ac arfer polisi.

Stori bywyd: pam mae'n bwysig?

I ymarferwyr gofal dementia, mae datblygu a llunio stori bywyd yn helpu i gynnal hunaniaeth bersonol pobl â dementia. Gellir gwneud gwaith ar stori bywyd yng nghartref unigolyn a/neu mewn amgylcheddau byw â chymorth, fel mewn cartref gofal, a does dim terfyn amser ar hyd y broses o lunio stori bywyd. Yn bwysig iawn, fel y mae Kate Gridley a'i chyd-weithwyr wedi dadlau yn ddiweddar mewn astudiaeth sylweddol ar waith ac arferion stori bywyd, does dim un ffordd 'gywir' o ddatblygu stori bywyd, ac yn aml mae'n weithgaredd hynod unigol sy'n gallu digwydd mewn sawl ffordd (Gridley, Birks a Parker 2020). Er enghraifft, mae rhai teuluoedd, pobl â dementia ac ymarferwyr gofal yn gweithio gyda'i gilydd i ddatblygu llyfr stori bywyd cronolegol sy'n dechrau gyda phlentyndod yr unigolyn ac yn symud ymlaen drwy gerrig milltir a digwyddiadau pwysig bywyd, fel yr arddegau, hoff wyliau ac ati, ac ymlaen hyd heddiw. Mae'r llyfrau stori bywyd hyn yn aml yn cael eu hategu gan ffotograffau a phethau personol eraill o fywyd yr unigolyn, sy'n cyflwyno ymwybyddiaeth a dirnadaeth ychwanegol i'r straeon. Ar y llaw arall, efallai y bydd teuluoedd/pobl â dementia/ymarferwyr gofal eraill yn mabwysiadu dull mwy strwythuredig ac yn dilyn templed stori bywyd y gellir ei lawrlwytho am ddim ar-lein (gweler yr adran 'Adnoddau a deunydd darllen ychwanegol' ar ddiwedd y bennod hon). Fodd bynnag, waeth sut mae rhywun yn mynd ati, mae llunio a defnyddio stori bywyd yn galluogi'r unigolyn â dementia i barhau'n amlwg yn eu profiadau byw, eu dewisiadau a'u gwerthoedd. At hynny, bydd stori bywyd aeddfed hefyd yn helpu i sbarduno sgwrs â'r unigolyn â dementia a'i chynnal, o'r ddau gyfeiriad. Mae'n helpu eraill i ddatblygu dulliau cyfathrebu ystyrlon wrth ddod i ddeall yr unigolyn, drwy ymgymryd â gwaith hel atgofion a/neu arferion celf greadigol, er enghraifft.

Gan ddychwelyd at destun Surinder, mae'r stori gyffredin hefyd yn datgelu nad rhywbeth statig yw stori bywyd: mae'n gofnod ac yn ddogfen fyw, ac yn gysylltiad synhwyraidd â'r byd mawr y tu allan. Tua diwedd ei hysgrif, mae Surinder yn disgrifio sut y newidiodd stori bywyd ei mam i fod yn greadigaeth a allai fod yn dystiolaeth o fywyd, atgofion a statws Bibi yn y teulu. Fel y nododd Surinder, esblygodd hyd a lled, dyfnder a chysylltedd stori bywyd Bibi pan ddechreuodd aelodau eraill o'r teulu gymryd rhan yn ei gwaith o'i llunio – er enghraifft, drwy drosi hen dapiau VHS i fformat CD, cyfoethogi'r stori bywyd gan ddefnyddio llyfrau o straeon byrion i Bibi eu darllen yn ei mamiaith, a thrwy greu casgliad o hoff ffilmiau Bibi ar DVD er mwyn iddi eu gwylio nawr neu yn y dyfodol. Mae'n bosib dadlau nad er mwyn galluogi gofal sy'n canolbwyntio ar yr unigolyn y digwyddodd y cyfoethogi, ond yn hytrach fel ffordd o fynegi cariad a diolchgarwch teulu ac fel ffordd o gadw hunaniaeth eu mam yn fythol bresennol. Mae'r gweithredu creadigol hwn gan aelodau eraill y teulu hefyd yn wers ymarferol. Mae mwy i'r gwaith na dim ond crynhoi a chreu stori bywyd unigolyn â dementia, waeth pa mor bwysig yw hynny. Mae hefyd yn cael ei ddefnyddio'n arferol er lles yr unigolyn hwnnw.

Wrth feddwl am yr uchod, mae'r datblygiad hwn a'r defnydd blaengar o waith stori bywyd gan Surinder a'i theulu yn sicr yn dilyn ysbryd yr hyn y mae Gridley *et al.* (2020) yn ei awgrymu fel arfer da ym maes gwaith stori bywyd. Mae hyn yn dilyn ymgynghori â grwpiau amrywiol sydd wedi'u heffeithio, gan gynnwys gofalwyr teulu a phobl â dementia, Yn y gwaith hwnnw, awgrymodd yr awduron y dylai arfer da o'r fath: gael ei deilwra i anghenion a dewisiadau unigol yr unigolyn â dementia; cydnabod na fydd pawb eisiau cymryd rhan mewn gwaith stori bywyd ac y bydd hyn hyd yn oed yn peri trallod i rai pobl; digwydd dan arweiniad yr unigolyn â dementia ei hun; cydnabod yr angen am hyfforddiant a chefnogaeth i staff, darparwyr gofal a gwirfoddolwyr; cynnwys y potensial ar gyfer gwaith stori bywyd i ddathlu bywyd yr unigolyn heddiw ac edrych i'r dyfodol (Gridley *et al.* 2020, t. 191). Mewn sawl ffordd, mae naratif Surinder a chydgynhyrchu stori bywyd Bibi gyda'i theulu yn dyst i'r hyn sy'n arfer da ym maes gwaith stori bywyd yn ôl y gwaith ymchwil. Mae hefyd yn enghraifft ragorol o arferion gofal sy'n canolbwyntio ar yr unigolyn. Wrth fwrw ymlaen â gwaith stori bywyd, rydyn ni i gyd yn gallu dysgu rhywbeth o eiriau, profiadau, doethineb a gweithredoedd Surinder a'i theulu.

CYNGOR NYRS ADMIRAL

Nikki Rowe, Nyrs Admiral, Ymddiriedolaeth Gofal Urddau Sant Ioan

Mae teuluoedd yn aml yn fy holi i am straeon bywyd a'r ffordd orau o'u datblygu. Mae hynny'n gallu cynnwys y fformat mwyaf priodol ar gyfer eu stori bywyd, ond hefyd mae'n eu helpu i feddwl am ba ffordd sydd orau i'r unigolyn â dementia a'i deulu. Wrth greu stori bywyd, y ffordd ddelfrydol yw dechrau cyn gynted â phosib ar ôl diagnosis o ddementia i sicrhau bod yr unigolyn â dementia yn gallu cymryd rhan yn llawn; stori ei fywyd o yw hi, wedi'r cyfan.

O wneud hynny, mae'n fwy tebygol y bydd y stori bywyd yn adlewyrchu dymuniadau a dewisiadau'r unigolyn ac yn gwneud iddo deimlo'i fod yn berchen arni. Trafodwch a chynlluniwch y stori bywyd gyda'ch gilydd, gan gynnig help ac arweiniad lle bo angen. Mae'r ffordd y mae gwybodaeth y stori bywyd yn cael ei chasglu yn dibynnu ar y bobl sydd wrthi. Ei chofnodi ar bapur neu ei recordio, yn lleisiol neu'n weledol, fel yn achos Surinder a Bibi. Weithiau, gall fod yn gyfuniad o bob dull. Gall gweld y stori'n datblygu wrth iddi gael ei recordio gael effaith bwerus ar yr unigolyn â dementia ac ar aelodau o'r teulu, fel y gwelwn pan fydd Bibi yn sôn am ei phrofiadau o'r Rhaniad. Felly, fel y gwelwch, mae sawl fformat yn bod ar gyfer stori bywyd, a chi sydd i ddewis pa un sydd fwyaf addas yn eich achos chi. Dyma rai enghreifftiau:

- **Llyfr lloffion**

  Mae hon yn ffordd braf iawn o gofnodi straeon am fywyd ac ychwanegu pethau fel lluniau neu ryseitiau – unrhyw beth sy'n golygu rhywbeth i'r unigolyn. Os ydych chi'n artistig, gallwch chi sgriblo a thynnu lluniau, sy'n gwneud y llyfr lloffion yn fwy personol. Gall, fe all edrych yn flêr ymhen amser, ond gall hefyd gyfrannu at edrychiad cartrefol ac 'annwyl' y llyfr.

- **Albwm lluniau**

  Mae albwm lluniau yn ffordd gyfarwydd a thraddodiadol iawn o gynrychioli stori bywyd. Bydd gan y rhan fwyaf o bobl albymau lluniau yn eu tŷ i ddatblygu stori bywyd. Mae'n bosib ychwanegu enwau pobl mewn llun, y flwyddyn y cafodd ei dynnu, y digwyddiad (priodas neu wyliau glan môr efallai) a sut roedd y bobl yn y llun yn perthyn i'r unigolyn â dementia. Gall hyn helpu i'w cyfeirio yn nes ymlaen. Mae hefyd yn bosib prynu albymau lluniau arbennig lle gallwch recordio eich llais, felly pan fydd yr unigolyn â dementia yn edrych ar lun, bydd yn eich clywed chi'n dweud pwy sydd yn y llun neu beth oedd yr achlysur. Mae hon yn ffordd wych o alluogi'r unigolyn â dementia i gysylltu â'r ddelwedd a'ch llais.

- **Stori bywyd mewn sain**

  Gall stori bywyd mewn sain fod yn gasgliad o ganeuon a cherddoriaeth sydd ag ystyr benodol i'r unigolyn â dementia dros amser, megis ei ddeg hoff gân pan oedd yn blentyn neu'r caneuon roedd yn dawnsio iddyn nhw yn ei arddegau. O ran fformat y stori bywyd, mae'n well gan rai pobl wrando yn hytrach na gwylio. Mae'n bosib gwrando ar stori bywyd wrth gerdded, a gall hynny'n aml fod yn werthfawr ar adegau o drallod neu afiechyd (gweler Chwaraewyr MP3 Purple Angel yn yr adran 'Adnoddau a deunydd darllen ychwanegol' ar ddiwedd y bennod hon).

- **Collage**

  Mae'n bosib crynhoi stori bywyd ar ffurf collage a'i arddangos ar wal. Mae'n creu stori bywyd weledol iawn, sy'n hynod effeithiol ar gyfer rhywun â dementia sy'n llai symudol neu'n gaeth i wely. Gallai'r collage gynnwys lluniau, pytiau a straeon, atgofion penodol, cardiau post, tocynnau – a dweud y gwir, unrhyw beth sydd ag arwyddocâd i'r person dan sylw. Yn achos Bibi, gallai collage gynnwys map o'r rhanbarth yn India lle roedd hi'n byw, lluniau o wartheg yn cael eu godro, rysáit ar gyfer samosas efallai, neu hyd yn oed riliau cotwm i ddarlunio'r cyfnod pan oedd hi'n gweithio fel gwniadwraig. Gall collage fod yn ddull creadigol iawn o ymdrin â stori bywyd.

- **Blwch cof/blwch twrio**

  Fel collage, mae blwch cof neu flwch twrio yn gasgliad o bethau pwysig sy'n cynrychioli bywyd unigolyn, ond eu bod nhw'n cael eu cadw mewn blwch yn hytrach nag ar y wal. Mae blychau cof yn bethau eithaf cyffyrddadwy a gall twrio ynddyn nhw fod yn brofiad pleserus i'r unigolyn â dementia.

Mae modd cyfnewid unrhyw un o'r awgrymiadau uchod a'u defnyddio ar gamau gwahanol mewn dementia. Wrth i gyflwr yr unigolyn newid, efallai y byddai'n beth da cyflwyno'r stori bywyd mewn fformat gwahanol.

Pa adeg sydd orau ar gyfer defnyddio stori bywyd?

Mae'n bosib defnyddio straeon bywyd ar gyfer pob math o achlysuron. Er enghraifft, pan fydd unigolyn â dementia yn teimlo'n bryderus neu'n ddigalon am ei ddementia, gall stori bywyd fod yn hwb iddo ganolbwyntio ar agweddau cadarnhaol ar ei fywyd yn hytrach nag ymdroi gyda'i deimladau negyddol. Lle bo'n bosib, gwnewch y profiad yn un mor hamddenol a heddychlon â phosib, a mynd ati dros baned, efallai.

Mae stori bywyd yn ffordd effeithiol o gysylltu ag unigolion sydd â dementia, yn enwedig os ydyn nhw'n teimlo'n anesmwyth, yn ofidus neu'n bryderus. Mae hefyd yn helpu aelodau o'r teulu i deimlo'n rhan o'u byd nhw a'u cyfarfod lle maen *nhw*, yn hytrach na cheisio eu cael nhw i fod yn rhan o'n byd ni.

Efallai y bydd defnyddio stori bywyd gyda'r unigolyn â dementia dro ar ôl tro yn ymddangos yn ailadroddus i chi. Ond mae'n bwysig ystyried, os yw hynny'n cael rhyw fudd ac yn gwneud rhyw les, does dim ots pa mor aml y byddwch chi'n troi at y stori. I'r unigolyn â dementia, adrodd y stori ac ail-fyw'r atgofion emosiynol hynny sy'n bwysig, ac mae hynny'n debygol o wneud iddyn nhw deimlo eu bod o werth ac wedi llwyddo i wneud rhywbeth.

Mae llunio stori bywyd yn broses barhaus, a diddiwedd o bosib, gan fod modd iddi barhau fel rhan o stori deuluol ehangach, a gwaddol o fywyd yr unigolyn â dementia. Mae'n ddefnyddiol annog aelodau ehangach o'r teulu i gymryd rhan, oherwydd mae'n bosib y bydd yr unigolyn â dementia yn cofio ac yn sôn am bethau gwahanol gyda pherthnasau gwahanol, yn dibynnu ar eu perthynas â nhw. Bydd hyn yn creu stori bywyd lawn.

CYFEIRIADAU

Gridley, K., Birks, Y. a Parker, G. (2020) 'Exploring good practice in life story work with people with dementia: The findings of a qualitative study looking at the multiple views of stakeholders.' *Dementia 19*, 2, 182–194.

Kitwood, T. (1997) *Dementia Reconsidered: The Person Comes First*. Buckingham: Open University Press.

ADNODDAU A DEUNYDD DARLLEN YCHWANEGOL

Gridley, K., Brooks, J., Birks, Y., Baxter, K. a Parker, G. (2016) 'Improving care for people with dementia: Development and initial feasibility study for evaluation of life story work in dementia care.' *National Institute of Health Research, Health Services and Delivery Research* 4, 23. doi:10.3310/hsdr04230.

Kindell, J., Burrow, S., Wilkinson, R. a Keady, J.D. (2014) 'Life story resources in dementia care: A review.' *Quality in Ageing and Older Adults* 15, 3, 151–161. doi:10.1108/QAOA-02-2014-0003.

Dementia UK

CREU STORI BYWYD

https://www.dementiauk.org/information-and-support/living-with-dementia/creating-a-life-story/

Chwaraewyr MP3 Purple Angel

Pwrpas ymgyrch dementia Purple Angel yw codi ymwybyddiaeth, rhoi gobaith a grymuso pobl â dementia drwy ddarparu gwybodaeth am sut mae siopau, busnesau a gwasanaethau eraill yn gallu cefnogi pobl sydd â'r clefydau cynyddol hyn – mewn pobl hŷn a phobl iau. Maen nhw hefyd yn darparu chwaraewyr MP3 pwrpasol am ddim i bobl â dementia.

https://purpleangel-global.com/mp3-players/

PENNOD 2

'Roeddwn i'n dal ati i ddweud wrtha i fy hun ei fod yn dal i alaru am Mam'

DIAGNOSIS O DDEMENTIA YN DDIWEDDARACH MEWN BYWYD

Molly Barry (ffugenw)

Roedd fy rhieni yn driw iawn i'w gilydd, er bod pawb yn eu hystyried yn bâr annhebygol iawn. Roedd fy mam yn berson tawel a phreifat, ond roedd fy nhad yn uchel ei gloch ac yn allblyg gyda natur ddireidus – roedd Mam yn ei alw'n dipyn o dderyn. Pan ddaeth hi'n bryd iddyn nhw ymddeol, dyma nhw'n symud tua 30 milltir i ffwrdd oddi wrth fy mrawd a minnau er mwyn bod yn agos at y môr. Roedden ni'n deulu agos ac yn gweld ein gilydd bob cyfle posib. Tua thair blynedd a hanner yn ôl, soniodd Mam wrtha i nad oedd Dad yn fo'i hun. Pan ofynnais iddi beth roedd hi'n ei feddwl, dywedodd, 'Dydw i ddim yn siŵr ond mae rhywbeth yn wahanol.' Gydag amser, roedd hi'n teimlo ei fod wedi 'colli ei sbarc', ond bob tro roedden ni'n ymweld, roedd Dad i'w weld mor hwyliog ag erioed, yn dweud jôcs ac yn cael hwyl gyda'r wyrion. Awgrymais wrth Mam efallai ei fod mewn poen, oherwydd cyn ymddeol roedd angen dau ben-glin newydd arno fo. Roedd bellach yn 79 oed ac wedi gwrthod gwneud dim byd am y peth. Gwenodd Mam a dweud na fyddai, doed a ddêl, yn mynd i weld y doctor ac efallai mai rhan o heneiddio oedd hyn i gyd. Soniodd hi ddim am y peth eto.

Flwyddyn yn ôl, bu farw Mam yn sydyn yn dilyn gwaedlif ar yr ymennydd. Cwympodd yn yr ardd a ddaeth hi ddim ati'i hun. Aeth Dad i'r ysbyty gyda hi ac roedd yno gyda hi pan fu farw. Roedd ein calonnau'n deilchion. Ar y pryd, roeddwn i'n awyddus i Dad fyw hyd yn oed yn agosach ata' i er mwyn i fi allu cadw llygad arno, ond dywedodd ei fod eisiau aros lle roedd o, gyda'i atgofion am Mam. Roedd fy mrawd a minnau a'r wyrion hŷn yn ymweld ag o'n rheolaidd i wneud yn siŵr ei fod yn iawn. Roedd i'w weld yn ymdopi, er i ni sylwi ei fod yn colli pwysau. Roedd Mam yn gogydd gwych a byddai bob tro yn rhoi tomen o fwyd ar blât pawb, felly meddylion ni mai dyna oedd yn gyfrifol. Wrth i'r wythnosau fynd heibio, roedd hwyliau Dad fel petaen nhw'n gwaethygu; roedd yn llai siaradus a byddai'n torri galwadau ffôn yn fyr gan esgus ei fod ar fin mynd allan. Weithiau pan fydden ni'n galw, doedd o ddim yno – roedd hynny'n anarferol, ac roedd y tŷ wedi mynd yn flêr iawn. Dywedais wrth Dad fy mod i'n poeni amdano ac yn meddwl y dylai'r meddyg teulu gael golwg arno. Er nad oedd o'n awyddus, cytunodd i wneud apwyntiad. Awgrymais hefyd ein bod ni'n cael rhywun i ddod ato i helpu gyda'r glanhau, gan mai Mam oedd wedi bod yn gyfrifol am hynny erioed. Collodd ei dymer a dweud nad oedd angen help arno o gwbl a'i fod yn hapus fel roedd o.

Gofynnais iddo sut hwyl roedd o wedi'i gael gyda'r meddyg teulu a dywedodd ei fod wedi cael tabledi a'i fod yn teimlo'n well o lawer. Roedd o'n rhyddhad, a holais i ddim rhagor gan nad oedd yn hoffi sôn am bethau felly. Tua chwe mis ar ôl i Mam farw, dechreuais gael galwadau ffôn gan Dad yn hwyr yn y nos yn dweud ei fod yn methu dod o hyd i Mam a'i fod o'n poeni. Roedd yn rhaid i fi ei atgoffa'n gyson bod Mam wedi marw a'i fod yntau yno gyda hi ar y diwedd. Byddai'n dweud, 'Wrth gwrs ei bod hi wedi marw; mae'n rhaid 'mod i wedi cysgu yn y gadair eto ac wedi anghofio lle roeddwn i.' Yna digwyddodd Nadolig diwethaf. Daeth Dad i aros gyda ni oherwydd doeddwn i ddim eisiau iddo fod ar ei ben ei hun adeg y Nadolig. Roedd o heb aros yn ein tŷ ni o'r blaen. Ces i fy synnu ei fod heb bacio llawer o bethau i ddod gydag o, ond pan ofynnais i a oedd angen unrhyw beth arall arno, rhoddodd bryd o dafod i fi. Doedd Dad byth fel arfer yn gwneud hyn i neb, ac roedd yn fwy o sioc fyth nad oedd o'n malio dim fy mod i wedi dechrau crio. Dros y Nadolig, gwisgodd yr un dillad bob dydd heb gael cawod na bath. Roedd yn cysgu'r rhan fwyaf o'r dydd ac ar ei draed y rhan fwyaf o'r nos, a phrin roedd o'n bwyta dim byd. Doedd o ddim fel Dad o gwbl. Roeddwn i'n dal ati i ddweud wrtha i fy hun ei fod yn dal i alaru am Mam, ond dywedodd fy ngŵr, 'Wyt ti'n meddwl y gallai fod yn fwy na hynny?' Gofynnais iddo beth roedd o'n ei olygu, a dywedodd, 'Wyt ti'n meddwl bod dementia ar dy dad?' Yn ein diwylliant ni, nid yw dementia yn cael ei drafod gan fod cymaint o stigma a gwahaniaethu o hyd, felly roeddwn i'n gandryll ei fod wedi awgrymu'r fath beth a rhoddais stop ar y sgwrs yn y fan a'r lle.

Y diwrnod ar ôl Gŵyl San Steffan, syrthiodd Dad a chafodd ei gludo i'r ysbyty. Ar ôl i brofion ddangos bod ganddo haint ar ei ddŵr, bu'n rhaid iddo aros yno. Roedd yn ddryslyd iawn ac yn ymosodol tuag at y staff nyrsio. Gofynnodd y staff i fy mrawd a minnau a oedd o wedi bod yn profi unrhyw broblemau cyn yr haint. Soniais ei fod wedi bod at y meddyg teulu tua deufis ynghynt ac wedi cael tabledi, ond nad oeddwn i'n gwybod ar gyfer beth. Felly cysyllton nhw â'r feddygfa a chael cadarnhad ei fod wedi gwneud apwyntiad, ond ei fod heb ei gadw. Dywedon nhw hefyd fod Mam wedi ffonio sawl tro cyn iddi farw, yn dweud ei bod hi'n poeni am ei ymddygiad, ac er ei bod wedi ceisio ei ddarbwyllo i weld y meddyg, ei fod wedi gwrthod mynd. Roedd o heb nôl ei bresgripsiwn am feddyginiaeth poenladdwyr chwaith ers sawl mis. Roeddwn i wedi fy syfrdanu. Roeddwn i'n teimlo'n ofnadwy fy mod i heb fod yno ar ei gyfer o na Mam.

Gofynnodd meddygon yr ysbyty am sgan CT gan ddweud eu bod nhw'n credu bod dementia fasgwlar arno, ond y bydden nhw'n gofyn i rywun adolygu ei gyflwr ar ôl iddo gael ei ryddhau o'r ysbyty i roi amser iddo wella o'r haint. Roedd Dad yn methu mynd adref oherwydd ei fod yn rhy ddryslyd; aeth i gartref gofal preswyl yn ymyl fy nghartref. Daeth nyrs o'r tîm asesu cof lleol i'w asesu ychydig wythnosau'n ddiweddarach yn y cartref gofal a dywedodd fod dementia fasgwlar arno a oedd wedi datblygu tipyn, ac nad oedd dim byd y gellid ei wneud am y peth. Dwi'n dal i deimlo'n ddig, yn euog ac yn ddryslyd. Pam na fyddwn i wedi gwrando ar fy mam? Petawn i wedi gweld beth oedd yn digwydd, mae'n bosib y byddai pethau wedi bod yn wahanol i ni i gyd.

SYLWEBAETH ARBENIGOL

Manisha Ray, Seiciatrydd Henaint Ymgynghorol, Ymddiriedolaeth Sefydledig Gofal Iechyd GIG Swydd Nottingham

Mae dementia yn salwch cynyddol sy'n gwanhau'r claf ac yn effeithio ar sut mae'r ymennydd yn gweithredu. Symptomau mwyaf cyffredin dementia yw problemau'r cof (e.e. anghofio, methu â chofio gwybodaeth ddiweddar, colli pethau bob dydd yn amlach), anawsterau wrth feddwl am gamau gwneud tasg neu wrth drefnu tasg (e.e. rheoli cyllid, rheoli eiddo), anhawster yn datrys problemau (e.e. meddwl am syniadau, ffyrdd o ddatrys heriau), anawsterau wrth gwblhau tasgau lle mae'n rhaid dilyn cyfarwyddiadau mewn sawl cam (e.e. dilyn rysáit i baratoi prydau ffres), anawsterau siarad (e.e. lleferydd araf, anawsterau yn dod o hyd i eiriau), synnwyr gwael o le ac amser (e.e. methu â dod o hyd i ffordd yn ôl hyd yn oed mewn llefydd cyfarwydd), anawsterau gweledol-gofodol (e.e. methu ag asesu pethau mewn tri dimensiwn fel uchder grisiau) a newidiadau mewn hwyliau ac emosiynau (anniddigrwydd, hwyliau isel, gorbryder, hwyliau oriog). Mae sut mae'r dementia yn cyflwyno'i hun yn gallu amrywio yn ôl y math o ddementia. Mae problemau'r cof yn fwy amlwg mewn dementia Alzheimer na mathau eraill o ddementia. Gyda dementia fasgwlar, gall symptomau nad ydyn nhw'n ymwneud â'r cof, megis cynllunio a threfnu tasgau, datrys problemau, dangos crebwyll a gallu gweledol-gofodol, amlygu eu hunain yn gynnar.

Mae'n bosib y bydd oedi mewn cael diagnosis o ddementia oherwydd nad yw'r teulu'n adnabod y newidiadau maen nhw'n eu gweld nac yn ceisio cyngor amdanyn nhw. Weithiau mae'n anodd sylweddoli y dylid rhoi sylw i'r newidiadau sy'n cael eu gweld. Yn y drafodaeth uchod, mam Molly oedd y cyntaf i fynegi amheuon am newid personoliaeth ei gŵr ('rhywbeth yn wahanol', 'colli ei sbarc'). Fodd bynnag, doedd hynny ddim yn amlwg i aelodau eraill o'r teulu pan oedden nhw'n mynd i'w weld. Mae dechrau graddol a symptomau amrywiol yn ystod y cyfnod cynnar yn ei gwneud hi'n anodd i eraill sylwi efallai fod dementia'n dechrau. Yn aml, nid yw'r unigolyn â dementia yn deall bod ganddo anawsterau. Weithiau bydd oedi'n digwydd oherwydd fydd o ddim yn ceisio cymorth oherwydd y diffyg deall hyn, hyd yn oed os yw priod yr unigolyn neu aelodau eraill o'r teulu yn sylwi ar anawsterau. Oherwydd bod dementia'n datblygu'n araf, bydd yr aelod agosaf o'r teulu sy'n byw gyda'r unigolyn (e.e. partner) weithiau'n ysgwyddo baich nifer o gyfrifoldebau'r cartref yn raddol ac yn ddiarwybod, gan wneud iawn am anawsterau'r unigolyn. Ddim ond pan mae rhywbeth yn amharu ar y system gymorth hon y daw'r problemau i'r amlwg. Yn achos tad Molly, ddim ond pan fu farw mam Molly y sylweddolwyd ei fod yn cael problemau.

Mae diffyg ymwybyddiaeth o ddementia a'i arwyddion cynnar ymhlith unigolion ac aelodau'r teulu hefyd yn cyfrannu at fethu â sylwi ar symptomau bach yn gynharach. Yn gyffredinol, mae'r cyhoedd yn tueddu i gredu bod dementia yn gysylltiedig â phroblemau'r cof yn unig, a bydd symptomau gwybyddol eraill nad ydyn nhw'n ymwneud â'r cof yn cael eu hanwybyddu. Petai mam Molly ac aelodau eraill o'r teulu wedi bod yn fwy ymwybodol ac wedi cael eu haddysgu'n well am ddementia, bydden nhw wedi gallu nodi'r problemau yn gynharach a rhoi gwybod amdanyn nhw'n gynharach i'r gwasanaethau, ac felly cael cymorth priodol ganddyn nhw. Mae camwybodaeth ac agweddau cymdeithasol tuag at heneiddio arferol, e.e. bod anawsterau'r cof yn rhan anochel o heneiddio, hefyd yn achosi oedi wrth geisio cymorth a chael gafael ar wasanaethau.

Gall problemau iechyd corfforol a meddyliol cydglefydol ei gwneud hi'n anoddach canfod arwyddion cynnar o ddementia. Er enghraifft, mae'n anodd nodi diffygion gwybyddol a gweithredol mewn pobl sydd eisoes â diffygion, er enghraifft, oherwydd strôc neu glefyd Parkinson. Gall ffactorau seicolegol ychwanegol fel iselder neu brofedigaeth achosi anawsterau wrth nodi symptomau dementia, gan eu bod nhw'n aml yn debyg i'w gilydd. Yn achos tad Molly, roedd y ffactorau a oedd yn cymhlethu'r sefyllfa yn cynnwys goblygiadau ymarferol absenoldeb ei wraig (heb brydau wedi'u coginio) ac effaith seicolegol ei cholled (galar), ac felly roedd hyn wedi gwneud symptomau ei thad yn llai eglur i Molly. Gall adnabod dementia gymryd rhagor o amser os yw'r unigolyn yn byw ar ei ben ei hun, neu os nad oes gan unigolyn ryw lawer o gysylltiad â ffrindiau neu deulu. Bydd diffygion gwybyddol yr unigolyn yn aml yn dod i sylw gwasanaethau yn dilyn digwyddiadau fel syrthio, gadael y cartref ar adeg anghymdeithasol neu dân yn y cartref.

Gall ffactorau cymdeithasol-ddiwylliannol fel stigma, cywilydd, ethnigrwydd a rhwystrau iaith a chredoau di-fudd (e.e. dydy hi ddim yn bosib gwneud dim byd am y peth) sy'n gysylltiedig â dementia hefyd gyfrannu at oedi wrth geisio cymorth i aelodau'r teulu. Yn achos Molly, roedd hi'n ddig pan awgrymodd ei gŵr y posibilrwydd o ddementia. Mae astudiaethau'n awgrymu bod pobl o gefndiroedd ethnig lleiafrifol yn oedi mwy cyn ceisio cymorth ar gyfer diagnosis a gofal dementia na'r rhan fwyaf o'r boblogaeth. Mae credoau am achos amhariad gwybyddol, credoau negyddol am seiciatreg ac ymdeimlad o gyfrifoldebau teuluol yn rhwystrau posib wrth geisio cael diagnosis o ddementia yn gynnar (Mukadam, Cooper a Livingston 2011). Mae astudiaethau eraill yn dangos credoau negyddol am fanteision diagnosis a thriniaeth yng nghymunedau De Asia, sy'n effeithio ar eu parodrwydd i geisio cymorth. Mae dementia yn effeithio'n anghymesur ar gymunedau Du Affricanaidd a Charibïaidd o gymharu â lleiafrifoedd ethnig eraill a'r boblogaeth fwyafrifol. Er bod risg uwch i oedolion du hŷn gael dementia, maen nhw'n llai tebygol o gael diagnosis amserol neu gael triniaeth a chefnogaeth ar gyfer dementia. Dangosodd astudiaethau fod y gred nad yw dementia yn effeithio ar bobl ddu, profiad negyddol o wasanaethau iechyd a gofal cymdeithasol, credoau ynghylch perthynas a chyfrifoldeb teuluol, a chredoau crefyddol ac ysbrydol, yn cyfrannu at oedi wrth geisio cymorth yn achos pobl o ethnigrwydd Du Affricanaidd a Charibïaidd yn y Deyrnas Unedig.

Yn y Deyrnas Unedig, mae gweithwyr gofal sylfaenol proffesiynol yn chwarae rhan hanfodol wrth nodi arwyddion o ddementia, gan sbarduno atgyfeirio at wasanaethau eilaidd i gadarnhau diagnosis. Mae angen i glinigwyr ar lefel gofal sylfaenol fod yn gyfarwydd ag arwyddion rhybudd a allai nodi bod dementia yn debygol, fel colli apwyntiadau, anawsterau yn ymwneud â chymryd meddyginiaethau a gofalwyr teuluol yn mynegi pryderon i'r gweithwyr gofal sylfaenol proffesiynol. Mae astudiaethau gofal sylfaenol wedi amlygu sawl ffactor sy'n gallu cyfrannu at oedi neu fethu â gwneud diagnosis. Mae'r ffactorau hynny yn gallu cynnwys amrywiadau o ran sgiliau diagnosis a rheoli dementia, heriau yn cydbwyso pwysau ar amser, mynediad annigonol a diffyg cyfathrebu â gwasanaethau arbenigol a gofal cymdeithasol, a phryderon am effaith negyddol label diagnosis o ddementia ar gleifion a theuluoedd.

Yn achos tad Molly, roedd wedi colli ei apwyntiad gyda'i feddyg teulu a heb nôl ei feddyginiaethau presgripsiwn am sawl mis. Roedd ei mam wedi ffonio'r feddygfa sawl gwaith cyn iddi farw, yn mynegi pryder am ymddygiad ei gŵr a'r ffaith ei fod yn gwrthod mynd i'w apwyntiadau.

Dros y blynyddoedd diwethaf, mae ymwybyddiaeth y cyhoedd o ddementia wedi gwella ychydig yn sgil sylw yn y cyfryngau a mentrau fel Cyfeillion Dementia a chymunedau dementia-gyfeillgar. Fodd bynnag, mae rhai cymunedau'n dal i ofni'r stigma a'r gwahaniaethu sy'n codi yn sgil diagnosis. Fel arfer, aelodau o'r teulu agos yw'r rhai cyntaf i adnabod arwyddion cynnar dementia. Yna maen nhw'n rhannu eu pryderon â pherthnasau, ffrindiau neu weithwyr iechyd proffesiynol. Mae polisïau a chanllawiau diweddar wedi hyrwyddo canfod dementia a diagnosis cynnar ohono ac wedi eiriol o blaid manteision hyn i unigolion â dementia a'u teuluoedd. Mae hyn wedi arwain at rywfaint o welliant yn nifer y rhai sy'n cael diagnosis o ddementia, ond mae angen gwneud rhagor i wella hyn eto.

CYNGOR NYRS ADMIRAL

Stuart Kennedy, Nyrs Admiral a Phresgripsiynydd Annibynnol, Rhwydwaith Meddygon Teulu Charnwood

Cael diagnosis

Mae mynd at feddyg teulu i gael archwiliadau rheolaidd yn helpu i nodi newidiadau i ymgyflwyniad arferol person hŷn, o ran hwyliau, personoliaeth ac ymddangosiad. Yn aml, bydd y meddyg teulu yn gwahodd yr unigolyn i gael archwiliad iechyd neu i adolygu ei feddyginiaeth, ac yn cynnwys profion sgrinio fel profion gwaed i ddiystyru unrhyw beth y gellir ei drin a allai fod yn achosi'r newidiadau. Os yw'r holl gyflyrau corfforol neu seicolegol wedi'u diystyru, gall y meddyg teulu gyfeirio'r unigolyn i gael ymchwiliad ychwanegol mewn clinig asesu cof neu gan arbenigwr yn y maes.

Mae modd i staff gofal sylfaenol gynnwys profion sgrinio'r cof yn archwiliad iechyd blynyddol unigolyn, a gall fod yn gyfle da i nodi newidiadau i'r cof yn gynnar a thrafod y camau nesaf. Fel y mae Dr Ray yn ei amlygu, mae gallu staff gofal sylfaenol i adnabod arwyddion sy'n achosi pryder yn amrywio. Ym maes gofal sylfaenol, mae cyfleoedd yn codi i sylwi ar unrhyw newidiadau wrth adolygu cleifion â chyflyrau eraill, fel diabetes, yn flynyddol. Dylai dull rhagweithiol ganolbwyntio ar ofyn i'r claf gydsynio i brawf cof yn hytrach na gofyn 'Ydych chi'n poeni am eich cof?', gan fod perygl i hynny fethu â nodi unigolion sydd â diffyg ymwybyddiaeth o'u diffygion.

Dylai teuluoedd fod yn barod ar gyfer y llwybr tebygol cyn gwneud unrhyw atgyfeiriad at wasanaethau asesu'r cof. Unwaith y bydd meddygon teulu wedi cynnal y profion gwaed arferol i sicrhau nodi unrhyw newidiadau i'r cof y gellir eu trin a'u cywiro, bydd hi'n bosib trafod unrhyw achosion posib eraill. Gall newidiadau o'r fath mewn unigolyn fod yn arwydd o ddechrau dementia, ond gallan nhw hefyd awgrymu iselder sydd heb ei drin neu gyflyrau iechyd sylfaenol eraill. Bydd meddygon teulu yn trafod trin cyflyrau o'r fath ac yn adolygu'r unigolyn eto mewn mis neu ddau i weld a oes unrhyw welliant. Os na welwyd gwelliant, bydd atgyfeiriad ar gyfer asesiad cof fel arfer yn dilyn.

Y broses asesu

Pan fydd clinig asesu cof yn cael atgyfeiriad, bydd yn cael ei ddyrannu i'r gweithiwr proffesiynol mwyaf priodol i weld yr unigolyn ar sail y wybodaeth a gafwyd, a bydd apwyntiad yn cael ei drefnu (bydd yr union drefn yn amrywio o'r naill glinig i'r llall). Yn aml, bydd y clinig asesu cof yn gofyn am sgan o ymennydd yr unigolyn i gynorthwyo gyda diagnosis. Fodd bynnag, bydd cynnal y math hwn o brawf yn amrywio o'r naill glinig i'r llall, yn dibynnu ar oedran yr unigolyn ac a ydy'r ymgyflwyniad yn cael ei ystyried yn anarferol ai peidio. Yn ystod yr apwyntiad, bydd aelod o staff y clinig yn cofnodi gwybodaeth am yr unigolyn: cefndir personol, hanes meddygol a seiciatrig, personoliaeth arferol, ers pryd mae'r symptomau wedi bod yn amlwg, y gallu i ofalu amdano'i hun, cwsg, hwyliau ac unrhyw wybodaeth arall a fydd yn helpu i sicrhau diagnosis cywir.

Mae'n arferol cynnal prawf cof manwl i roi llawer rhagor o wybodaeth am feysydd allweddol, gan gynnwys y cof ei hun, canolbwyntio, dod o hyd i eiriau, amgyffred a galluoedd gweledol-gofodol. Ar ôl yr asesiad, bydd y canlyniadau'n aml yn destun trafod gyda gweithwyr proffesiynol eraill yn y tîm i gadarnhau canfyddiadau a/neu ystyried unrhyw brofion neu asesiadau ychwanegol. Bydd yr unigolyn yn cael cynnig apwyntiad dilynol i drafod canlyniadau'r holl brofion asesu. Os yw'n briodol, bydd yn cael diagnosis ac yn cael gwybod am unrhyw ymyriadau a thriniaethau posib. Gall yr apwyntiad pan fydd diagnosis o ddementia yn cael ei roi fod yn brofiad llethol i'r unigolyn â dementia a'i deulu. Mae llawer o wybodaeth i'w phrosesu ac mae sawl un heb baratoi ar gyfer hyn nac yn gwybod beth i'w ofyn. Mae'n bwysig bod aelodau'r teulu yn barod ar gyfer y posibilrwydd o ddiagnosis o ddementia a'u bod yn ystyried sut gallai hyn newid pethau i bob un ohonyn nhw.

Dylai diagnosis nid yn unig olygu rhoi enw i esbonio'r problemau sy'n cael eu profi, ond dylai fod yn gyfle i gynnig cyngor a gwybodaeth bwrpasol. Gyda rhai mathau o ddementia, fel clefyd Alzheimer neu ddementia cymysg (mae clefyd Alzheimer a dementia fasgwlar yn gyffredin), mae'n bosib y bydd y clinig asesu cof yn rhoi meddyginiaethau, fel *donepezil*, ar bresgripsiwn. Os nad yw'r math o ddementia yn ymateb i'r feddyginiaeth hon, yn aml ni fydd dim byd arall yn digwydd ar ôl y pwynt hwn. Mae'n rhaid i'r sawl sy'n cael cynnig meddyginiaeth allu deall risgiau a manteision triniaeth a'u pwyso a'u mesur (mae hyn yn cael ei alw'n alluedd meddyliol ac mae'n cael ei asesu gyda phob penderfyniad unigol). Os nad yw'r galluedd hwn gan yr unigolyn, byddai cynnig triniaeth yn beth hynod anghyffredin heb achos cryf iawn ei fod er lles pennaf yr unigolyn.

Mae'n bosib y bydd cymryd rhan mewn ymchwil yn y dyfodol yn cael ei drafod hefyd, wrth i'r ymdrechion i nodi triniaethau a gofal gwell barhau o ddifri. Gall hyn olygu trafod astudiaeth leol neu astudiaethau ar raddfa fwy mewn gwahanol ganolfannau, ond yn y naill achos a'r llall, y cam cyntaf yw sicrhau caniatâd i ymchwilwyr gysylltu â'r teulu ac ychwanegu'r unigolyn at gronfa ddata.

Fel y gwelwch, mae angen trafod llawer iawn o bethau mewn apwyntiad diagnosis, felly byddai'n werth chweil paratoi cwestiynau penodol a gwneud nodyn ohonyn nhw i'ch atgoffa i'w gofyn. Roedd y cyngor ynghylch sut mae atal rhagor o niwed fasgwlar i'r ymennydd (e.e. rheoli materion fasgwlar fel pwysedd gwaed uchel a/neu lefelau colesterol, newidiadau mewn deiet, lleihau risgiau ffordd o fyw) i dad Molly a'r teulu wedi ei gyfyngu oherwydd bod tad Molly heb gael diagnosis cynnar. Roedd y diffyg diagnosis cynnar hefyd yn cyfyngu ar allu'r teulu i drafod cynlluniau ar gyfer y dyfodol a phecynnau cymorth a allai fod wedi helpu iddo aros gartref yn hirach.

Stori Molly

Fel y gwelwn ni yn achos Molly a'i rhieni, mae nifer o deuluoedd yn gallu wynebu rhwystrau sylweddol wrth gael diagnosis amserol o ddementia. Fel y nodwyd yn yr adran arbenigol, gall nifer o ffactorau gyfrannu at hyn, a gall stigma neu ymwybyddiaeth wael o'r cyflwr arwain at fisoedd neu hyd yn oed flynyddoedd o oedi cyn cael diagnosis. Aeth tad Molly ddim i weld y meddyg teulu, felly cafodd y cyfle hwnnw ei golli.

Wrth feddwl am arwyddion cynnar, mae'n bwysig sicrhau nad yw clyw gwael a/neu olwg gwael yn llesteirio gallu unigolion i gyfathrebu ac yn creu'r argraff o anghofrwydd. Mae'n werth i deuluoedd gael syniad bras o rai symptomau a allai beri pryder a mynnu trafodaeth brydlon â'r meddyg teulu. Fel y mae Dr Ray yn ei nodi, mae sawl arwydd cyffredin a chynnar a allai achosi pryder i'r unigolyn a/neu ei deulu. Roedd mam Molly yn gweld nad oedd popeth yn iawn a cheisiodd drafod ei phryderon â'r meddyg teulu, ond aeth ei gŵr ddim i'r apwyntiadau.

Mae pob math o resymau'n bod dros bobl yn osgoi mynd i weld eu meddyg teulu, yn cynnwys awydd i beidio â chreu anhawster, gan gredu bod yr hyn maen nhw'n ei brofi yn rhan arferol o heneiddio neu nad ydyn nhw'n ddeall sut mae'r newidiadau'n effeithio ar eu bywyd (rheoli apwyntiadau, meddyginiaeth, gyrru ac ati). Fodd bynnag, mae nifer yn gwrthod mynd i weld meddyg teulu oherwydd ofn dementia a sut gallai hynny effeithio ar eu bywyd. Mae'n bwysig sicrhau'r unigolyn bod angen ymchwilio i'w symptomau gan fod nifer o gyflyrau iechyd corfforol a seicolegol sy'n dynwared dementia, ac efallai fod modd eu trin. Fodd bynnag, gall gwrthod mynd i weld y meddyg teulu, am ba reswm bynnag, achosi rhwystredigaeth a thrallod o fewn y teulu. Bryd hynny, dylai'r teulu ofyn am gyngor ynghylch beth i'w wneud nesaf. Mae Molly yn esbonio'r newidiadau iddi hi sylw arnyn nhw ym mhersonoliaeth ei thad (arthio ar bobl, a oedd yn beth anarferol iawn iddo), ynghyd â'r ymdeimlad nad oedd dementia yn cael ei drafod yn gyffredin yn ei diwylliant hi. Heb os, gall stigma o'r fath arwain at oedi anffodus wrth gael gafael ar y cymorth cywir.

Rôl y Nyrs Admiral

Mae Nyrsys Admiral yn cefnogi pobl drwy gydol y daith gyda dementia, o sgyrsiau sy'n arwain at asesiad a diagnosis i gefnogaeth a chyngor i deuluoedd ar ôl cael diagnosis.

Mae Nyrsys Admiral yn gweithio'n agos gyda gweithwyr gofal sylfaenol i hyrwyddo sgrinio ar gyfer dementia, maen nhw'n annog adnabod y cyflwr yn gynnar ac yn cefnogi arferion gorau drwy hyrwyddo ymwybyddiaeth ehangach o'r arwyddion cynnar. Os yw sefyllfaoedd yn newid, gall Nyrs Admiral gysylltu â chyd-weithwyr mewn clinigau cof i sicrhau bod atgyfeiriadau'n cael eu trafod yn rheolaidd a bod unigolion yn cael eu gweld yn gynharach, yn ôl yr angen. Yn dilyn diagnosis, gall Nyrsys Admiral helpu gyda materion ymarferol fel gwneud cais am fudd-daliadau (e.e. lwfans gweini a gostyngiad yn y dreth gyngor), sôn am agweddau cyfreithiol (e.e. atwrneiaeth arhosol, tenantiaeth ar y cyd) ac unrhyw faterion mae'n anodd i'r teulu eu deall neu addasu iddyn nhw. Efallai y bydd gan deuluoedd nifer o gwestiynau ynglŷn â beth i'w ddisgwyl yn y dyfodol, sut i ymateb i symptomau penodol a sut i gael gafael ar gymorth cymunedol ehangach.

Wrth i'r cyflwr ddatblygu, mae'n bosib y bydd angen cyngor ar deuluoedd hefyd o ran mynd i'r afael â materion fel gyrru, rheoli cyllid a sut i ymateb i symptomau. Weithiau, gall trafodaethau am yrru, a phryd i roi'r gorau i yrru, fod yn anodd i'r unigolyn â dementia eu derbyn. Bydd gan y clinig asesu cof rwymedigaeth gyfreithiol i gynghori rhywun i roi'r gorau i yrru ar unwaith os ydyn nhw'n teimlo nad ydyn nhw'n ddiogel, ond mae hyn yn anghyffredin. Yn y rhan fwyaf o achosion, bydd yr unigolyn a/neu'r teulu yn cael cyfarwyddyd i roi gwybod i'r Asiantaeth Trwyddedu Gyrwyr a Cherbydau – y DVLA, ac yswiriwr y cerbyd o'r diagnosis, fel bod modd trefnu adolygiadau diogelwch blynyddol. Mewn rhai achosion, bydd yr unigolyn â dementia yn cael cyfarwyddyd i sefyll prawf ar y ffordd yn lleol i nodi a yw safon ei yrru'n ddiogel.

Mae'r cymorth cyn diagnosis ac ar ei ôl yn bwysig mewn sicrhau bod teuluoedd yn gallu gofyn am gyngor, gofyn cwestiynau a chael gafael ar gymorth a gofal pan fydd eu hangen arnyn nhw fwyaf, gan hefyd sicrhau nad ydyn nhw'n teimlo ar eu pen eu hunain.

CYFEIRIADAU

Mukadam, N., Cooper, C. a Livingston, G. (2011) 'A systematic review of ethnicity and pathways to care in dementia.' *International Journal of Geriatric Psychiatry* *26*, 1, 12–20. doi:10.1002/gps.2484.

ADNODDAU A DEUNYDD DARLLEN YCHWANEGOL

Beth i'w ddisgwyl wrth gael diagnosis

www.nice.org.uk/about/nice-communities/social-care/quick-guides/dementia-discussing-and-planning-support-after-diagnosis

Ar ôl cael diagnosis o ddementia: beth i'w ddisgwyl gan wasanaethau iechyd a gofal cymdeithasol

https://www.gov.uk/government/publications/after-a-diagnosis-of-dementia-what-to-expect-from-health-and-care-services/after-diagnosis-of-dementia-what-to-expect-from-health-and-care-services

Dementia UK

SUT I GAEL DIAGNOSIS O DDEMENTIA

https://www.dementiauk.org/information-and-support/specialist-diagnosis-and-support/how-to-get-a-diagnosis-of-dementia/

AR ÔL CAEL DIAGNOSIS: RHESTR WIRIO Y CAMAU NESAF

https://www.dementiauk.org/information-and-support/specialist-diagnosis-and-support/how-to-get-a-diagnosis-of-dementia/after-a-diagnosis-of-dementia-next-steps-checklist/

CANLLAW YMARFEROL I FANTEISIO I'R EITHAF AR APWYNTIADAU MEDDYG TEULU AC APWYNTIADAU IECHYD ERAILL

https://www.dementiauk.org/information-and-support/specialist-diagnosis-and-support/getting-the-best-out-of-gp-and-other-health-appointments/

PENNOD 3

'Dydy cael diagnosis ddim yn hawdd'

DIAGNOSIS O DDEMENTIA MEWN OEDOLION IAU

Rob Garrett

Bu Jayne, fy mhartner, mewn damwain car yn erbyn lori saith mlynedd yn ôl. Yn ffodus, chafodd hi mo'i hanafu'n gorfforol, ond roedd yn dal i fod yn brofiad trawmatig iawn, cymaint felly mae hi heb yrru na gweithio ers hynny. Efallai mai cyd-ddigwyddiad oedd y cyfan, ond sylwon ni ar newidiadau cynnil yng ngalluoedd gwybyddol Jayne ar ôl hynny, ond roedden ni'n beio'r straen wedi trawma. Gwnes i geisio perswadio Jayne i ofyn am gymorth, ond gwrthododd yn llwyr, yn ei dull penderfynol ac annibynnol arferol.

Dros y ddwy flynedd nesaf, sylwais fod ei chof a'i gallu i ddwyn pethau i gof wedi dirywio, ac, yn rhyfedd iawn, ei golwg. Yr arwydd cyntaf o'r dirywiad yn ei chof oedd yr adeg pan ffoniodd hi fi wrth fynd am dro yn y bore fel arfer, i ddweud ei bod hi'n methu cofio ei ffordd yn ôl i'r llwybr sy'n arwain i'r dref. Ar yr un pryd, sylwais fod Jayne yn cerdded dipyn yn arafach a'i bod yn hynod ofalus ar dir garw. Daeth y newidiadau i'w golwg i'r amlwg pan oedd hi fel petai'n methu â hau hadau yn ein rhandir a phan gollodd ddiddordeb mewn darllen, a oedd yn hynod anarferol. Roedd hi'n ymweld â'r llyfrgell leol yn rheolaidd. Roedd Jayne wastad wedi cael profion llygaid rheolaidd oherwydd ei diabetes, ond roedd hi bellach yn cynhyrfu ac yn cael anhawster wrth wneud y prawf. Roedd ganddi sbectol bresgripsiwn ond doedd hi byth yn ei defnyddio rhyw lawer, gan ddweud nad oedd hi'n 'teimlo'n iawn', ac roedd hi'n drysu rhwng ei sbectol ddarllen a'i sbectol gweld yn bell.

Collais i fy ngwaith, ond er i mi gael cynnig swydd debyg, gwrthodais hi oherwydd fy mod i'n poeni fwy a mwy am Jayne. Penderfynais gymryd seibiant, wrth i fi deimlo'r angen i fod yn nes at adref. Setlodd pethau am gyfnod, felly dechreuais weithio'n rhan-amser rhwng 5am a 10am, a oedd yn caniatáu i fi fod gyda Jayne yn ystod y dydd. Byddwn i'n cysgu i lawr y grisiau, yn codi am 4 o'r gloch y bore ac yn bwyta dysglaid o rawnfwyd – honno wedi ei gosod allan y noson flaenorol. Un bore, roedd fy mrecwast wedi cael ei fwyta. Bues i'n tynnu coes Jayne am y peth yn ddiweddarach, ond doedd ganddi hi ddim syniad am beth roeddwn i'n sôn. O'r pwynt hwnnw, gwaethygodd anawsterau cysgu Jayne ac aeth i weld aciwbigydd am gyngor gan nad oedd hi eisiau cymryd meddyginiaethau. Y noson honno, profodd Jayne yr hunllef fwyaf brawychus a byw ynghyd â rhithweledigaethau, a dirywiodd ei chwsg yn fwy fyth ar ôl hynny. Yn fuan iawn wedyn, llewygodd Jayne pan oedden ni allan yn cerdded. Gwrthododd fynd i weld ei meddyg teulu, ond ychydig wythnosau'n ddiweddarach, llewygodd sawl gwaith yn olynol, a doedd gen i ddim dewis ond galw am ambiwlans. Dywedodd y parafeddygon fod pwysedd gwaed Jayne wedi gostwng. Bryd hynny, cytunodd hi i weld ei meddyg teulu. Cafodd rai profion gwaed, ond ddigwyddodd dim byd yn eu sgil. Doedd hi ddim eisiau sôn gair am y problemau gyda'i chof. Cafwyd ymweliadau ychwanegol â'r meddyg teulu yn dilyn hyn, ond wnaeth dim byd godi ohonyn nhw. Sgwrs am iechyd cyffredinol Jayne oedd hi yn bennaf, heb fawr o fewnbwn ganddi.

Dechreuodd ymddygiad Jayne gynnwys syndrom machlud haul (gweler Pennod 13), a dirywiodd ei golwg a'i hymwybyddiaeth ofodol yn fwy fyth. Erbyn hyn, roedd hi'n anodd iddi wneud paned o de, defnyddio'r popty neu wneud brechdan. Dyma pryd y dechreuodd gael credoau cyfeiliornus hefyd, gan ddweud ei bod hi eisiau 'mynd adref' (er ei bod hi yno'n barod). Un tro, roedd Jayne yn meddwl fy mod i'n dwyllwr – nad y fi oeddwn i, mewn geiriau eraill – ac erbyn hyn, dwi'n gwybod bod enw am y cyflwr hwnnw, sef syndrom Capgras. Aeth un o'n meibion â hi i'r feddygfa eto, ond cafodd wybod bod y meddyg teulu yn methu gwneud dim byd os nad oedd Jayne ei hun yn cyfaddef ei bod hi'n cael anhawster. Newidiais fy mhatrymau gwaith er mwyn treulio rhagor o amser yn ei chwmni, gyda pherthnasau yn llenwi unrhyw fylchau. Os oedd hi'n cael ei gadael ar ei phen ei hun, byddai Jayne yn mynd yn ddryslyd iawn ac roedd ein cymdogion wedi sylwi bod hynny'n digwydd. Dalion ni ati i fynd i gerdded am gyfnodau byr a gweithio'r rhandir, ond roedd hyd yn oed hynny'n mynd yn anoddach. Er bod y rhandir y tu ôl i'n tŷ ni, doedd gan Jayne mo'r hyder i fynd yno ar ei phen ei hun.

Yn yr un flwyddyn, aeth Jayne i'r ysbyty ar ôl llewygu sawl gwaith eto, a hynny hyd yn oed yn dal i ddigwydd yn yr adran achosion brys. Ddim ond am gyfnod byr y bu hi yn yr ysbyty, ond roedd dirywiad amlwg pan ddaeth hi adref. Roedd Jayne yn grediniol mai pryfed oedd unrhyw ddarn bach o lwch neu faw, ac arafodd ei cherddediad yn fwy fyth. Roedd bron yn amhosib iddi gerdded y tu allan pan oedd hi'n dywyll. Erbyn hyn roedd Jayne yn cael anhawster gydag unrhyw risiau, ac angen help i godi ar ei thraed ac i eistedd. Y newid mwyaf amlwg oedd ei bod hi'n methu cofio sut i ddefnyddio'r toiled – doedd hi ddim yn ei weld nac yn gwybod ble i eistedd. Newidiais i'r sedd am un mwy llachar, ond y cyfan wnaeth hynny oedd ei gwneud hi'n fwy pryderus ynglŷn â'i defnyddio. Pan aeth hi i'r ysbyty, roedd y tîm clinigol yn mynnu trin ei phroblemau fel rhai organig roedd yn bosib eu trin, a hynny er bod sganiau pen CT ac MRI yn dangos atroffi ymenyddol amlwg. Yn ystod y rowndiau ward, cadarnhaodd y clinigwyr a'r ymgynghorwyr bod amhariad gwybyddol cynyddol a chronig ar Jayne. Cafodd ei rhyddhau o'r ysbyty ddeuddydd yn ddiweddarach gydag apwyntiad dilynol. Dywedodd y nodiadau rhyddhau y byddai angen cymorth arna i i ofalu amdani, ond ddigwyddodd hynny erioed. Cawson ni apwyntiad dilynol gyda'r niwrolegydd yn gynnar y flwyddyn wedyn. Cynhaliwyd nifer o brofion ymarferol amrywiol a dywedodd ei fod yn credu bod Jayne yn dangos symptomau Parkinsoniaeth a'i fod eisiau ei hatgyfeirio i gael sgan DaT. Cynyddodd yr awgrym hwn orbryder Jayne i lefelau doeddwn i erioed wedi gweld eu tebyg. Roedd hi wedi dychryn ac yn gwrthod sgan DaT, a byddai unrhyw sôn am y meddyg ar ôl hynny yn creu gorbryder a phanig. Roedd y niwrolegydd yn dal i fod yn ansicr ynglŷn ag achos symptomau Jayne a soniodd am dermau fel dirywiad isgortigol ac atroffi cortigol cefn yr ymennydd. Roedd y cyfan yn iaith dramor i fi, ond ddywedodd o mo'r gair 'dementia' o gwbl.

Roeddwn i'n teimlo'n rhwystredig, a minnau'n gwybod bod Jayne yn byw gyda'r afiechyd. Diwedd y gân oedd diagnosis o amhariad gwybyddol amhenodol. Daeth cyfnod o sefydlogrwydd i ddilyn, ond rhywbeth dros dro fyddai hynny. Dechreuodd Jayne regi a bod yn ofnadwy o flin, a oedd yn groes i'w chymeriad, ac roedd ei synhwyrau yn ymddangos yn fwy dwys. Weithiau roedd yn rhaid i fi sibrwd, wrth iddi hi ddweud fy mod i'n siarad yn rhy uchel, neu pan fyddwn i'n ei chofleidio, byddai'n dweud bod fy mraich yn drwm ac yn brifo. Profodd fwy o rithweledigaethau a gwaethygodd y syndrom Capgras. Roedd hi'n aml yn meddwl ei bod hi'n gallu teimlo dŵr yn chwistrellu arni, a phen draw hynny oedd amharodrwydd i fynd i'r gawod. Wrth i gyflwr Jayne waethygu, roeddwn i'n gwybod mai bai'r dementia oedd o, nid ei bai hi.

Bedair blynedd yn ddiweddarach, cafodd Jayne ei hatgyfeirio i glinig cof am asesiad. Wnes i ddim dweud wrthi mai dyma lle roedden ni'n mynd, rhag ofn na fyddai'n dod. Roedd ymweliadau â'r meddyg teulu eisoes wedi profi'n siwrneiau seithug. Sylweddolais nad oedd y meddyg teulu yn hollol siŵr beth i'w wneud pan gafodd Jayne atgyfeiriad i'r gwasanaeth iselder a gorbryder lleol. Ar yr un pryd, roedd y niwrolegydd eisiau gweld Jayne, ond roeddwn i'n gwybod na fyddai hi'n mynd. Gwnes i drio popeth, hyd yn oed gofyn a oedd hi'n bosib gweld niwrolegydd benywaidd.

Bu llwyddo i gofrestru Jayne a fi gyda'r un meddyg teulu yn help i symud pethau ymlaen a thrwy hynny, llwyddon ni i gael gafael ar niwrolegydd benywaidd. Drwy gydol yr apwyntiad, fodd bynnag, roedd Jayne yn mynnu dweud ei bod hi'n iawn, ei bod hi'n gwneud y gwaith tŷ, ac ar wahân i'w diabetes, doedd dim byd o'i le arni. Roeddwn i'n teimlo'n rhwystredig iawn, ac yn wir yn ddig, oherwydd roeddwn i'n teimlo y gallai hwn fod yn gyfle wedi'i golli. Ar ôl yr apwyntiad, ysgrifennodd y niwrolegydd lythyr yn awgrymu sgan DaT, os byddai Jayne am fynd! Oedd rhywun yn gwrando ar air o'r hyn roedd gen i i'w ddweud? Roedd y llythyr hefyd yn awgrymu mai'r cam nesaf fyddai asesiad ffurfiol o'i galluedd, ac ar ôl hyn, gwneud pethau ar sail lles pennaf, ac a fyddai modd rhoi diagnosis o ddementia i Jayne ai peidio. Yn y cyfamser, roeddwn i'n gobeithio y byddai Jayne yn cytuno i gael sgan DaT.

Roedd hyn bellach yn dechrau effeithio arna i ac ar gyflwr fy meddwl. Wrth i fi weld y dirywiad cyflym, y rhithdybiau, y credoau cyfeiliornus, y rhithweledigaethau, teimlai fel bod popeth yn cael ei anwybyddu neu ddim yn cael ei gymryd o ddifri. O fewn pythefnos i'r apwyntiad hwn, bu'n rhaid i Jayne fynd i'r ysbyty unwaith eto, y tro hwn i ysbyty seiciatryddol. Ar ôl taith hir a dirdynnol dros gyfnod o saith mlynedd, o'r diwedd cafodd diagnosis o glefyd Alzheimer neu ddementia gyda chyrff Lewy ei grybwyll.

SYLWEBAETH ARBENIGOL

Dr Jacqui Hussey, Seiciatrydd Henaint Ymgynghorol ac Ymgynghorydd Arweiniol ar gyfer y Clinig Cof yn Wokingham, Ymddiriedolaeth Gofal Iechyd Berkshire

Gall dementia dechreuad cynnar, sef dementia ymhlith pobl iau na 65 oed, gyflwyno nifer o heriau o ran diagnosis. Amcangyfrifir bod 42,325 o bobl â dementia dechreuad cynnar yn y Deyrnas Unedig (Alzheimer's Society 2014) ond mae gwasanaethau diagnostig a chymorth dementia traddodiadol wedi'u hanelu'n bennaf at bobl hŷn. Mae diagnosis amserol yn hanfodol i gael gafael ar y gefnogaeth angenrheidiol i addasu i fywyd gyda dementia dechreuad cynnar ac i ostwng lefelau straen gofalwyr (Bakker *et al.* 2010; Carter, Oyebode a Koopmans 2017).

Anghenion gwahanol pobl â dementia dechreuad cynnar

Gall datblygu dementia yn ifanc arwain at broblemau penodol. Mae pobl bron yn anochel yn torri eu horiau gwaith neu'n rhoi'r gorau i weithio, a hynny yn ei dro yn arwain at bryderon ariannol yn sgil amgylchiadau fel morgais sydd angen ei dalu neu blant dibynnol. Yn ogystal, mae goblygiadau seicolegol a chymdeithasol ac ystyriaethau perthynas i'r unigolyn â dementia dechreuad cynnar a'i bartner, sy'n wahanol i bobl sy'n cael diagnosis o ddementia yn hŷn. Nododd astudiaeth Needs in Young Onset Dementia (NeedYD) fod gan bobl iau â dementia lefelau uchel o anghenion nad ydyn nhw'n cael eu diwallu o ran ymgysylltu â gweithgareddau, cymdeithasu, perthnasoedd agos, trallod seicolegol a gwybodaeth. Mae hyn yn cynyddu'r risg o symptomau ymddygiadol a seicolegol dementia, fel cynnwrf a hwyliau isel (Bakker et al. 2010).

Cynhaliodd yr Angela Project arolwg ledled Lloegr, gan gyflwyno argymhellion allweddol o ran arferion gorau ar gyfer pobl â dementia dechreuad cynnar. Roedd yr argymhellion yn cynnwys darparu mynediad at wybodaeth a chymorth penodol am ddementia dechreuad cynnar, cymorth gyda gweithgareddau priodol-i-oedran a chymorth i gynnal iechyd corfforol a meddyliol cystal â phosib. (Stamou *et al.* 2019).

Oedi cyn cael diagnosis

Dangosodd yr astudiaeth INSPIRED ei bod yn cymryd 3.2 mlynedd ar gyfartaledd i gael diagnosis ar gyfer rhywun â dementia dechreuad cynnar, a hyd at 4.7 mlynedd i gael gwybod pa fath penodol o ddementia sydd ganddyn nhw (Draper *et al.* 2016).

Mae stori Jayne a Rob yn tynnu sylw at lawer o'r anawsterau y mae pobl â dementia dechreuad cynnar yn eu hwynebu. Yn gyntaf, mae diffyg cydnabyddiaeth yn aml bod rhywun o dan 65 oed, weithiau yn eu 30au, 40au neu 50au, yn gallu cael dementia. I'r lleygwr, mae'r term 'dementia' yn aml yn gysylltiedig â heneiddio, mynd yn fusgrell ac yn fregus. Yn yr un modd, o ran meddygon teulu a gweithwyr gofal iechyd proffesiynol, dydy dementia mewn person iau naill ai ddim ar eu meddyliau nhw neu mae'n isel ar restr o sawl diagnosis arall posib. Dydy hi ddim yn anghyffredin i symptomau cynnar gael eu priodoli i orbryder neu anhwylder straen wedi trawma, fel yn achos Jayne, neu i fod yn destun diagnosis cyfeiliornus o iselder neu salwch seiciatrig arall.

Yn ogystal, mae'n bosib y bydd pobl yn amharod i ofyn am help. Efallai nad ydyn nhw'n ymwybodol o rai o'u problemau gwybyddol neu nad ydyn nhw eisiau eu cydnabod oherwydd ofn y dyfodol. Efallai eu bod yn pryderu am yr effaith ar eu perthynas ac ar eu partner ac aelodau eraill o'r teulu, neu efallai eu bod hyd yn oed o'r farn nad oes dim byd y gellir ei wneud. Mae prosesau gwadu yn gallu amddiffyn unigolyn rhag gorbryder am ei salwch. Mae'r ffaith bod Jayne wedi gwrthod yn llwyr yn awgrymu ei bod yn gwadu ei symptomau. Er y gellid tybio y gall prosesau gwadu (anosognosia – diffyg dirnadaeth) mewn dementia amddiffyn unigolyn rhag gorbryder am ei salwch, doedd hyn ddim i'w weld yn wir yn achos Jayne. Gallai cyswllt â'i meddyg teulu ar y pwynt hwn fod wedi rhoi cyfle i Jayne a Rob gael cwnsela cyn cael diagnosis.

Cymhlethdod diagnostig

Mae pobl iau yn fwy tebygol o ymgyflwyno gyda symptomau anarferol a/neu fod â math prinnach o ddementia. O ganlyniad, mae meddygon teulu yn aml yn ansicr ynglŷn ag i ble y dylen nhw atgyfeirio pobl iau pan maen nhw'n amau bod dementia arnyn nhw. Ar ben hynny, prin yw'r gwasanaethau penodedig yn y Deyrnas Unedig sy'n cael eu comisiynu i ddarparu gwasanaethau diagnostig dementia dechreuad cynnar ac ôl-ofal sy'n briodol i oedran.

Mewn pobl hŷn, mae symptomau dementia yn fwy tebygol o fod oherwydd dementia (gweler Pennod 2), ond mewn pobl iau mae hi hyd yn oed yn fwy hanfodol peidio â methu achosion 'cildroadwy' – *reversible* – symptomau gwybyddol, sy'n gallu cael yr effaith o ymestyn y cyfnod ymchwilio. Pan fydd anawsterau gwybyddol yn codi mewn pobl iau, mae'n bwysig diystyru rhesymau awto-imiwn, metabolaidd a genetig. Rhaid bob tro ystyried cyflyrau prinnach fel atroffi cortigol cefn yr ymennydd, dementia blaenarleisiol a dementia amrywiolyn iaith, a'r cyflyrau Parkinson-Plus honedig, fel dirywiad isgortigol. Mae 80 y cant o bobl yn ymgyflwyno gyda symptomau anwybyddol. O ganlyniad, heb lwybr cyfeirio wedi'i gydlynu, mae pobl yn cael eu hatgyfeirio i wahanol lefydd, fel gwasanaethau niwroleg, rhiwmatoleg, optegwyr, gwasanaethau iechyd meddwl a chlinigau cof.

Yn y pen draw, pan awgrymwyd amodau fel atroffi cortigol cefn yr ymennydd a dirywiad isgortigol i Rob a Jayne, chawson nhw ddim unrhyw fath o esboniad bod y clefydau hyn yn is-fathau o ddementia. Adroddodd yr Angela Project (Stamou *et al.* 2019) y gellid gwella'r profiad o gael diagnosis drwy newid sut mae clinigwyr yn defnyddio iaith.

Mae mynd ar drywydd diagnosis o is-fath o ddementia yn ddealladwy ac yn rhywbeth i'w ddisgwyl. Fodd bynnag, yn sgil diffyg llwybr atgyfeirio wedi'i gydlynu a gwasanaethau cydgysylltiedig i gyflawni hyn, a dull llai nag ymarferol yn achos Jayne, doedd gan Rob fawr ddim dealltwriaeth o symptomau Jayne, ac roedd o'n methu â chael gafael ar gefnogaeth nac ar ddilysu priodol. Yn bwysicach na dim, chafodd Rob ddim gwybodaeth am sut i ymdopi. Yn anffodus, mae hwn yn brofiad cyffredin i ofalwyr teuluol pobl iau â dementia.

Safbwynt gofalwr

Pan fydd pobl ifanc yn cael dementia, mae'r goblygiadau seicolegol a chymdeithasol iddyn nhw a'u gofalwyr teuluol yn niferus. Dyma'r cyfnod yn eu bywydau pan fydden nhw fel arfer yn brysur gyda'u bywyd gwaith a'u bywyd teuluol. Mae 50 y cant o bartneriaid unigolion â dementia yn rhoi'r gorau i weithio, a gall hynny arwain at newidiadau mewn hwyliau, straen ar y gofalwyr a theimladau o fod wedi'u hynysu. Gall diffyg cefnogaeth a diffyg gwybodaeth am y dulliau diagnosis a thriniaeth achosi i brofiad unig fod yn un mwy ynysig byth. Mae hefyd yn werth cofio y gall y gofalwr teuluol dan sylw fod yn blentyn i'r unigolyn â dementia dechreuad cynnar neu'n rhiant iddo.

Yn y dyddiau cynnar, roedd Jayne yn amharod i ofyn am gymorth, ac roedd Rob a gweithwyr proffesiynol fel ei gilydd eisiau parchu ei hannibyniaeth a'i dewisiadau. Serch hynny, drwy gydol ei salwch, roedd angen asesu ac ailasesu galluedd meddyliol Jayne. Os nad oedd ganddi ddealltwriaeth na dirnadaeth o'i salwch, roedd cyfleoedd o hyd i fynd i'r afael â symptomau penodol o ddementia, megis ei hanawsterau cysgu a'i meddyliau rhithdybiol, a hynny'n annibynnol o sicrhau diagnosis. Byddai Rob, a oedd wedi gorfod ad-drefnu a thorri ei oriau gwaith i ddod yn ofalwr llawn amser, wedi elwa ar addysg a chefnogaeth. Gallai hynny fod wedi gwella lles Jayne a Rob fel ei gilydd.

Roedd gofalwyr teuluol a holwyd fel rhan o'r Angela Project (Stamou *et al.* 2019) yn dweud bod eisiau gwybodaeth benodol am ddementia dechreuad cynnar arnyn nhw, cyngor wedi'i dargedu ar sut i ymdopi â dementia dechreuad cynnar, a chefnogaeth i fyw eu bywydau y tu allan i'w rôl fel gofalwyr, fel bod mewn gwaith a theimlo'n rhan o bethau. Yn achos Rob, ni chafodd fanteisio ar y rhain oherwydd y llwybr hir a rhwystredig i sicrhau diagnosis o ddementia i Jayne, ynghyd â'i orbryder a'i ddiffyg ymwybyddiaeth o ba gymorth oedd ar gael.

Pa gefnogaeth allai fod wedi helpu?

Mae'n bwysig bod gofalwyr teuluol yn cael cynnig cymorth yn eu rhinwedd eu hunain ac yn cael eu cyfeirio at wasanaethau gofal cymdeithasol ar gyfer asesiad gofalwr. Gallai gwybodaeth ac addysg am glystyrau symptomau Jayne fod wedi helpu Rob ac aelodau eraill o'r teulu i barhau i'w chefnogi hi. Gallai Rob fod wedi elwa ar gael ei gyfeirio at gefnogaeth leol fel ymgynghorydd gofal dementia neu at wasanaeth Nyrsio Admiral. Yn ogystal, gallai fod wedi cael gwybodaeth am fathau o gymorth, er enghraifft: budd-daliadau ariannol (sy'n wahanol i bobl dan 65 oed), Atwrneiaeth Arhosol, cymorth gan elusennau lleol, a sefydliadau cenedlaethol fel Alzheimer's Society a Dementia UK sy'n cynnal y Rhwydwaith Dementia Dechreuad Cynnar a Chymorth Dementia Prin. Gyda'r cyngor a'r gefnogaeth arbenigol hon, gallai profiad Rob a Jayne o fyw gydag effeithiau dementia dechreuad cynnar fod wedi bod yn wahanol iawn.

CYNGOR NYRS ADMIRAL

Fiona Chaabane, Nyrs Admiral Ymgynghorol/Nyrs Glinigol Arbenigol mewn Dementia Dechreuad Cynnar a Chlefyd Huntington, Ymddiriedolaeth Sefydledig GIG Ysbyty Prifysgol Southampton

Cael diagnosis

Mae'n debyg ei bod yn deg dweud nad oes neb yn disgwyl cael diagnosis o ddementia yn ifanc.

Y grŵp mwyaf sy'n cael ei effeithio gan ddementia yw pobl dros 65 oed, ac mae amlder a nifer yr achosion yn cynyddu gyda'r degawdau (h.y. mae canran y bobl yn eu 80au sy'n cael eu heffeithio yn fwy na'r ganran o bobl yn eu 70au). Does dim newidiadau sydyn pan fyddwn ni'n troi'n 65 oed; dim ond llinell derfyn weinyddol a oedd yn arfer gwahanu'r boblogaeth weithio oddi wrth y boblogaeth a oedd wedi ymddeol ydy hyn.

O ran gofal dementia, mae gwasanaethau meddygol a gofal cymdeithasol yn canolbwyntio ar y maes lle mae'r galw mwyaf, sef anghenion pobl hŷn. Pan fydd dementia'n effeithio ar bobl iau, mae'n bosib y daw'n amlwg nad yw'r gwasanaethau sydd ar gael yn briodol i'w hoedran, nad ydyn nhw'n mynd i'r afael â'u hymgyflwyniad neu eu hanghenion penodol, a'u bod yn anodd cael gafael arnyn nhw. Yn ogystal, mae'n bosib y bydd yr arbenigedd clinigol angenrheidiol i ymchwilio i berson iau â phroblemau gwybyddol yn fwy prin ac weithiau ddim ond mewn canolfannau arbenigol y bydd ar gael. Yn eironig, felly, mae canolfannau arbenigol (clinigau niwroleg wybyddol) yn datblygu arbenigedd sylweddol o ran darparu diagnosis o ddementia mewn pobl iau, ond efallai na fydd yn bosib cael mynediad atyn nhw mewn ffordd amserol.

Newid gweithrediad gwybyddol

Mae rhai newidiadau mewn gweithredu gwybyddol (y ffordd y mae'r ymennydd yn datrys pethau, y gallu i gofio, cadw atgofion newydd, prosesu gwybodaeth, ffurfio barn, rhesymoli ac ati) yn effeithio ar bawb wrth iddyn nhw heneiddio. Rydyn ni'n sylwi nad ydyn ni mor graff yn feddyliol ag roedden ni'n arfer bod, a bod angen ychydig rhagor o amser i wneud y pethau roedden ni'n arfer eu gwneud heb unrhyw betruso. Dyma yw heneiddio arferol ac mae'n digwydd fel rhan o 'draul naturiol' i'r rhan fwyaf o bobl. I rai, fodd bynnag, gall newid parhaus a chynyddol mewn gweithredu gwybyddol fod yn arwydd o salwch fel dementia. Mae nifer o bethau'n achosi newid gwybyddol, a bydd adolygiad gan feddyg teulu yn arwain at ymchwilio i'r achos hwnnw yn dibynnu ar eu canfyddiadau cychwynnol.

Cyn cael diagnosis, bydd person iau o bosib yn sylwi ar anawsterau wrth ymdopi â bywyd o ddydd i ddydd, yn sôn yn aml am broblemau ymdopi yn y gwaith, ond efallai'n beio hynny ar flinder, straen, baich cyfrifoldebau neu hwyliau isel. Y cam cyntaf felly yw gwirio nad oes gan yr unigolion gyflwr sy'n bosib ei drin, fel anemia, iselder/hwyliau isel neu gyflwr awto-imiwn neu anhwylder thyroid a allai arwain at symptomau tebyg i'r rhai sydd i'w gweld mewn dementia. Yn eironig, ieuenga'n byd yw'r unigolyn ar y pwynt hwn, hira'n byd bydd y rhestr o gyflyrau a allai fod yn achosi'r symptomau mae angen eu diystyru. Mae hyn yn esbonio'n rhannol pam mae'n aml yn cymryd rhagor o amser i bennu diagnosis mewn person iau: mae angen cynnal rhagor o ymchwiliadau a defnyddio dulliau amrywiol o ddelweddu'r ymennydd (e.e. sganiau CT, MRI, SPECT neu PET) ac asesiad niwroseicolegol (lle mae niwroseicolegydd yn asesu sut mae rhannau gwahanol yr ymennydd yn gweithredu i gynorthwyo diagnosis). I rai, efallai bydd angen pigiad meingefnol. Mae hyn i gyd yn cymryd amser, ac yn gallu golygu mynd i glinigau sydd ymhellach i ffwrdd o'r ardal leol neu gael profion delweddu a sgrinio sydd ddim ar gael yn y rhan fwyaf o ysbytai. Yr ymchwilio ychwanegol hwn a'r cymhlethdod ynghlwm wrtho sy'n cynyddu'r cyfnod cyn diagnosis sy'n cael ei grybwyll mor aml.

Gall fod yn anodd adnabod dementia dechreuad cynnar yn y rhan fwyaf o achosion, ac mewn grŵp oedran lle nad yw dementia yn cael ei amau, mae'n anodd ystyried bod hyn yn bosibilrwydd. Mae problemau gwybyddol yn gyffredin mewn bywyd o ddydd i ddydd, ond yr hyn sy'n gwneud y profiadau hyn yn wahanol yw cyd-destun yr anawsterau hyn a pha mor hir maen nhw'n amlwg. Yn eironig, mae dementia fel arfer yn araf iawn yn datgelu ei hun, a gall yr hyn sy'n ymddangos yn achosion ynysig i ddechrau cynyddu o ran amlder, cymhlethdod ac effaith gydag amser. Mae teuluoedd yn aml yn disgrifio pethau a ddigwyddodd flynyddoedd cyn cael y diagnosis, pethau a oedd yn ymddangos yn rhyfedd ond yn ddibwys ar y pryd. Ddim ond yn ddiweddarach, wrth edrych yn ôl ar ôl cael y diagnosis, mae'r digwyddiadau hyn yn dod yn fwy arwyddocaol.

Mae sawl dimensiwn i gael diagnosis o ddementia dechreuad cynnar – does dim un prawf unigol sy'n gallu cadarnhau neu eithrio diagnosis o'r fath yn llwyr. Mae diagnosis cywir yn dibynnu ar ganlyniad sgrinio, asesu gwybyddol a chorfforol, ymchwiliadau, ymgyflwyniad yr unigolyn, stori'r teulu ac arbenigedd clinigol perthnasol. Yr holl agweddau hyn, wrth eu casglu ynghyd, sy'n helpu i lunio'r darlun o gyflwr sydd yn gallu datgelu'r diagnosis, yn dibynnu ar adeg yr ymchwiliad. Hyd yn oed cyn diagnosis, mae newid gwybyddol yn gallu cael effaith enfawr ar yr unigolyn, ar fywyd teuluol ac ar fywyd gwaith, ac effeithio ar berthnasoedd, cyllid, cyfrifoldebau a rolau. Bydd angen cymorth ar yr unigolyn sydd wedi'i effeithio ac ar bawb o'i gwmpas i addasu i alluoedd ac anghenion newidiol yr unigolyn wrth i'r gwaith ymchwilio fynd rhagddo.

Stori Jayne a Rob

Yn achos Jayne, cafodd ei symptomau eu priodoli i effaith damwain, a'r ffaith iddi brofi elfen o anhwylder straen wedi trawma. Mae tybio hynny yn gwbl resymol o dan yr amgylchiadau – ond ar ôl cyfnod o amser heb unrhyw welliant a phryder cynyddol am ei gweithrediad gwybyddol, roedd rhaid ymchwilio i achos yr anawsterau cynyddol. Mae angen triniaeth ar gyfer hwyliau isel neu orbryder i leddfu'r symptomau hynny ond hefyd er mwyn barnu'n well sut mae hi'n gweithredu mewn gwirionedd, heb i'r symptomau hynny guddio galluoedd. Ond os nad oes ymateb i driniaeth, fodd bynnag, byddai'n rhesymol amau mai rhywbeth arall yw'r achos.

Y gred yw bod atroffi cortigol cefn yr ymennydd (PCA: *posterior cortical atrophy*) – a gafodd lawer iawn o sylw gan yr awdur Terry Pratchett ar ôl iddo ddatblygu'r cyflwr – yn cael ei achosi naill ai gan batholeg clefyd Alzheimer neu ddementia gyda chyrff Lewy. Mae'n adlewyrchu newidiadau i'r ymennydd sy'n dechrau yng nghefn yr ymennydd lle mae prosesu gweledol yn digwydd. Yn aml, mae cleifion â PCA yn sôn wrth eu hoptegydd am ddiffygion ar eu golwg, sydd ddim yn gwella gyda phresgripsiwn sbectol newydd. Fodd bynnag, mae'r newidiadau'n benodol ac yn cynnwys gallu gweld rhai lliwiau'n unig, methu â gweld pethau sy'n dryloyw (e.e. drysau gwydr), cael anhawster canolbwyntio ar bwynt penodol a hynny'n arwain at daro i mewn i bethau a bod yn 'drwsgl', methu â 'gweld' gwrthrychau sy'n amlwg i eraill, a phrofi anawsterau gweledol-gofodol (e.e. methu â darllen testun oherwydd bod y llythrennau yn edrych fel petaen nhw'n symud o hyd). Er bod yr anawsterau hyn yn ymddangos fel petaen nhw'n gysylltiedig â'r gallu i weld, y gwir yw eu bod ynghlwm wrth anhawster yr ymennydd i ddehongli'r hyn y mae'n ei weld yn gywir. Wrth i'r cyflwr ddatblygu ac wrth i fwy o symptomau ddod i'r amlwg, mae clinigwr yn dod i ddeall pa fath o batholeg sy'n achosi'r broblem, a daw'r is-fath o ddementia yn fwy clir. Ar sail hynny, mae'n bosib rheoli symptomau mewn ffordd benodol iawn.

Mae Rob yn disgrifio'n glir iawn anawsterau Jayne yn dilyn ei damwain, ynghyd â sut daeth ei hanawsterau gwybyddol yn fwy amlwg ac amrywiol gydag amser. Mae Rob hefyd yn disgrifio sut byddai Jayne yn 'gwadu' ei bod hi'n cael anawsterau. Gyda chyflyrau niwroddirywiol, fel yr esboniodd Dr Hussey, nid yw'n anghyffredin ar ryw bwynt i'r unigolyn fod heb ymwybyddiaeth o gwbl o'r dirywiad yn ei alluoedd, ei anawsterau a'i effaith ar eraill. Dyma yw 'anosognosia', sy'n nodwedd graidd o sawl ffurf ar ddementia. Ni fydd gan yr unigolyn unrhyw ymwybyddiaeth bod dim byd o'i le. Mae hyn yn rhwystredig iawn i bawb sy'n gysylltiedig â'r sefyllfa, a gall effeithio ar berthynas lle mae'r naill yn meddwl bod y llall yn gorymateb, a'r llall yn meddwl bod yr unigolyn naill ai ddim yn ymateb yn ddigonol i sefyllfa neu'n ei hanwybyddu'n llwyr.

Rôl Nyrs Admiral

Rôl Nyrs Admiral yw cefnogi pobl â dementia a'u teuluoedd i ddelio â'r newidiadau i fywydau sy'n dod gyda dementia ac addasu iddyn nhw. Mae teuluoedd yn aml yn dweud eu bod nhw'n methu dod o hyd i neb a oedd yn deall ac yn gyfarwydd â'r stori roedden nhw'n ei hadrodd. Mae Nyrsys Admiral yn arbenigwyr ar y cyflyrau niferus hyn ac ar glefydau prin mewn pobl iau, ac maen nhw wedi clywed y math yma o stori droeon o'r blaen. Gallan nhw helpu i ddarparu cefnogaeth emosiynol, cyngor ymarferol a monitro parhaus drwy gydol y salwch, gan gynnwys yn y cyfnod cyn diagnosis, pan fydd angen mawr am gymorth – fel sy'n glir o stori Rob. Gall Nyrs Admiral weithio ochr yn ochr â'r claf a'r teulu i'w helpu i ddod i delerau â diagnosis o ddementia a chynnig arweiniad a chyngor arbenigol ar reoli symptomau a sut i ymdopi. Maen nhw yno ar gyfer y teulu cyfan, agwedd ar ofal sy'n aml yn cael ei hanwybyddu. Mae gallu'r unigolyn â dementia i weithredu'n dda yn gwbl ddibynnol ar y rhai o'i gwmpas a'r gefnogaeth a'r cymorth ymarferol maen nhw'n eu rhoi. Mae'n debyg felly ei bod hi'n hanfodol bod aelodau'r teulu, sydd weithiau'n cynnwys plant ifanc, rhieni a brodyr a chwiorydd, yn manteisio ar gymorth Nyrs Admiral i lywio llwybr dementia a'u helpu i gydlynu gofal.

Gyda dementia prin, mae'n bosib y bydd diagnosis yn esgor ar oblygiadau genetig i aelodau eraill o'r teulu – ac mae hynny'n gallu bod yn anodd iawn dod i delerau ag o neu i fynd i'r afael ag o, yn enwedig pan fydd rhieni'n gofyn a oedden nhw wedi cyfrannu at y clefyd yn enetig. Efallai y bydd brodyr a chwiorydd yn gofyn a ydyn nhw eu hunain mewn perygl. Mae effeithiau trallod yn ymestyn yn eang. Bydd Nyrsys Admiral yn gyfarwydd â'r cwestiynau sydd gan deulu y mae dementia yn effeithio arnyn nhw. Gan ddefnyddio eu gwybodaeth a'u profiad arbenigol, ynghyd â phrofiad cyffredin pobl eraill yn yr un sefyllfa, gallan nhw weithio gyda'r unigolyn a'r teulu i gynnig cyngor arbenigol, dealltwriaeth, arweiniad, cefnogaeth ac amser i wrando, eirioli ac ymateb. Gall gofal a chyngor seiliedig ar dystiolaeth gynnig rhywfaint o oleuni yng nghanol tywyllwch y storm. Mae gwasanaeth Nyrsio Admiral yn cydnabod hyn a'i nod yw cynghori a helpu o safbwynt o empathi, gwybodaeth, tystiolaeth a gallu.

CYFEIRIADAU

Alzheimer's Society (2014) *Dementia UK Update*. Cyrchwyd ar 9/1/2025 yn https://www.alzheimers.org.uk/sites/default/files/migrate/downloads/dementia_uk_update.pdf

Bakker, C., de Vugt, M.E., Vernooij-Dassen, M., van Vliet, D. *et al.* (2010) 'Needs in early onset dementia: A qualitative case from the NeedYD study.' *American Journal of Alzheimer's Disease and Other Dementias 25*, 8, 634–640. doi:10.1177/1533317510385811.

Carter, J.E., Oyebode, J.R. a Koopmans, R.T.C.M. (2018) 'Young-onset dementia and the need for specialist care: A national and international perspective.' *Aging and Mental Health 22*, 4, 468–473. doi:10.1080/13607863.2016.1257563.

Draper, B., Cations, M., White, F., Trollor, J. *et al.* (2016) 'Time to diagnosis in young-onset dementia and its determinants: The INSPIRED study.' *International Journal of Geriatric Psychiatry 31*, 11, 1217–1224. doi:10.1002/gps.4430.

Stamou, V., La Fontaine, J., Gage, H., Jones, B. *et al.* (2019) 'Services for people with young onset dementia: The "Angela" project national UK survey of service use and satisfaction.' *International Journal of Geriatric Medicine 36*, 3, 411–422. doi:10.1002/gps.5437.

ADNODDAU A DEUNYDD DARLLEN YCHWANEGOL

Rare Dementia Support

Gwasanaethau cymorth arbenigol i bobl sydd wedi eu heffeithio gan ddiagnosis o ddementia prin. Maen nhw wedi'u lleoli yng Ngholeg Prifysgol Llundain ac yn darparu cyfarfodydd addysgol a chymorth wedi'u teilwra i gyflyrau penodol, cylchlythyrau a chyngor dros y ffôn neu ar-lein.

www.raredementiasupport.org

Dementia UK

DEMENTIA DECHREUAD CYNNAR

www.dementiauk.org/about-dementia/young-onset-dementia/about-young-onset-dementia

PENNOD 4

'Cynnal annibyniaeth ac ymreolaeth'

CYDBWYSO'R RISGIAU

WENDY A SARAH MITCHELL

Wendy

Cefais ddiagnosis o ddementia ar 31 Gorffennaf 2014. Does gen i ddim llawer o gof tymor byr erbyn hyn, ond wna i fyth anghofio'r dyddiad hwnnw oherwydd newidiodd fy mywyd. Ar y pryd, roeddwn i'n byw yn hapus ar fy mhen fy hun yng Nghaerefrog ac yn gweithio'n llawn amser yn y GIG. Roeddwn i'n ddigon diniwed i feddwl y byddai gwasanaethau ar waith i gynnig help a chyngor, yn ariannol ac emosiynol. Roedd gen i forgais, ac roeddwn i'n byw ar fy mhen fy hun, ond doedd dim help ar gael. Wyddwn i ddim am yr heriau fyddai'n codi o ran llety.

Ar ôl suddo i iselder gan deimlo bod y gwasanaethau nad oedden nhw'n bodoli wedi troi cefn arna i, dechreuais sylweddoli mai fi fyddai'r unig berson fyddai'n fy helpu i a fy nwy ferch. Ces fy ngorfodi i ymddeol yn gynnar ac arweiniodd hynny at dipyn o gyfyng gyngor. Bu'n rhaid i fi werthu fy nhŷ a symud i ardal ratach lle gallwn brynu tŷ am arian parod, i bob pwrpas – doedd neb yn mynd i gynnig morgais i fi, na gadael i fi gadw fy nghartref presennol. Ces fy ngorfodi i symud o'r cartref roeddwn wedi tybio fyddai'n gartref oes i mi yng Nghaerefrog i bentref tawelach yn nwyrain Swydd Efrog.

Mae llawer rhagor i ddementia na dim ond y cof – gall effeithio ar gymaint o'n synhwyrau eraill hefyd. Un o'r synhwyrau cyntaf i gael ei effeithio ganddo oedd fy nghlyw. Roedd synau uchel yn brifo fy nghlustiau, yn llythrennol. Mae awdiolegwyr bellach yn dechrau sylweddoli bod nifer o bobl â dementia yn datblygu hyperacwsis, fel sydd gan blant ag awtistiaeth.

Yn syml, mae'n golygu sensitifrwydd i ansawdd tôn rhai synau. Ond mae modd datrys hynny drwy osod gwarchodwyr clust sy'n hidlo'r dôn benodol honno. Bues i ar restr aros yn disgwyl amdanyn nhw am ddwy flynedd cyn eu cael nhw, ac maen nhw wedi trawsnewid fy mywyd pan ydw i allan hwnt ac yma. Felly roedd symud i fyw i bentref tawel yn ateb delfrydol.

Doedd fy merched a minnau ddim yn sylweddoli ar y pryd nad oedd gen i'r gallu i ddewis tŷ priodol. Roeddwn i wastad wedi edrych ymlaen at symud yn y gorffennol, a meddwl am brosiectau adnewyddu a gwneud y gwaith i gyd fy hun. Yn sydyn, dewisais dŷ oherwydd y ffenestr fawr a oedd yn edrych allan ar gae bychan, gan anwybyddu'r ddwy ardd roedd angen eu cynnal, y grisiau at y drws ffrynt ac yng nghefn y tŷ, a'r tair llofft ddiangen. Ond dyna'r sefyllfa dwi ynddi, a dwi'n addasu wrth i ddementia daflu ei heriau tuag ata i.

Wrth symud, roeddwn i heb ddeall pa mor anodd byddai cynefino â thŷ newydd a dysgu lle roeddwn i'n byw. Dwi'n byw mewn rhes o bedwar tŷ sy'n union yr un fath, felly roedd angen gwneud fy un i edrych yn wahanol i'r lleill. Gosodais ddwy deilsen blodau gleision o boptu'r drws, a dwi rŵan yn gwybod yn union pa un ydy fy nhŷ i. Dwi'n deall sut mae pobl yn mynd yn ddryslyd ac yn bryderus pan maen nhw'n symud i gartref gofal – pob dim o'u cwmpas yn anghyfarwydd, lle cwbl ddieithr a phethau'n wahanol i fel roedden nhw.

Mae gen i gegin fach â dau ddrws ynddi, ac roedd hynny'n fy nrysu i'n lân. Allwn i yn fy myw â chofio i ble roedd y drysau'n arwain, felly byddwn i'n treulio oesoedd yn cerdded mewn cylchoedd. Yr ateb syml oedd tynnu'r drysau – a dwi rŵan yn gallu gweld yn union i ble maen nhw'n arwain heb ddrysu o gwbl. Mae drysau yn aml yn broblem i bobl â dementia. Mae'n well gan rai ohonyn nhw eu cadw nhw ar gau er mwyn teimlo'n ddiogel, ond mae'n well gan eraill eu cadw nhw ar agor. Pawb at y peth y bo.

Dwi ddim yn gweld cypyrddau'r gegin na'r cypyrddau dillad yn fy ystafell wely – maen nhw'n ymdoddi'n rhan o'r waliau, felly dwi'n anghofio bod pethau y tu ôl iddyn nhw. Pan symudais i mewn i'r tŷ, byddai fy merched yn gofyn pam oeddwn i'n gwisgo'r un dillad bob dydd, a minnau'n mynnu fy mod i heb ddadbacio fy nillad i gyd, mae'n rhaid, oherwydd roeddwn i'n methu dod o hyd iddyn nhw. Ond y gwir oedd, roeddwn i'n methu gweld drysau'r cwpwrdd dillad felly anghofiais eu bod nhw yno. Roedd rhai pobl yn dweud y dylwn i gael cypyrddau â drysau clir, ond maen nhw'n ddrud a hefyd yn edrych yn flêr os nad ydych chi'n eu cadw nhw'n hynod daclus. Fy ateb i oedd tynnu lluniau o gynnwys y cypyrddau a'r cypyrddau dillad a'u gludo nhw ar y drysau. Mae'r lluniau'n denu fy sylw ac yn fy atgoffa bod pethau y tu mewn i'r cypyrddau.

Mae technoleg yn chwarae rhan enfawr yn fy mywyd erbyn hyn, ac yn fy ngalluogi i aros yn annibynnol. Doeddwn i erioed wedi defnyddio technoleg cyn cael diagnosis o ddementia. Mae gen i ffrind newydd sbon yn 'Alexa'. Mae hi'n tanio goleuadau'r llawr uchaf cyn i fi ddringo'r grisiau i fynd i'r gwely. Roeddwn i'n arfer syrthio'n aml yn y tywyllwch. Mae 'Alexa' yn fy atgoffa i wneud pethau penodol ar adegau penodol ac yn gallu fy nhawelu ar ddyddiau gwael drwy chwarae cerddoriaeth, a dweud pa ddydd o'r wythnos ydy hi. Mae hi hyd yn oed yn gallu rhoi'r tegell i ferwi.

Mae'n fantais fy mod i'n byw ar fy mhen fy hun. Mae'n swnio'n rhyfedd, dwi'n gwybod, ond mae byw ar fy mhen fy hun yn golygu nad oes neb arall yno i symud pethau o gwmpas. Petai rhywun arall yn symud rhywbeth, fyddai o ddim yn bodoli i fi mwyach neu byddwn i'n drysu petawn i'n dod o hyd iddo mewn lle gwahanol. Mae cysondeb a threfn yn ofnadwy o bwysig i fi. Yn bwysicach fyth, mae hefyd yn golygu bod yn rhaid i fi ddod o hyd i ffordd i ddal ati i fyw ar fy mhen fy hun, er fy mod i'n gwybod bod y merched ddim ond yn un neges WhatsApp oddi wrtha i...

Sarah

Dwi'n clywed meibion neu ferched yn sôn am eu profiadau weithiau, ac mae'n ymddangos bod y rolau wedi cyfnewid yn llwyr: maen nhw wedi dod yn rhieni. Ond dydw i ddim yn teimlo felly. Yn sicr, dwi wedi gorfod dod yn fwy cyfrifol a bod ar gael i Mam, ond er mwyn ei helpu hi i fyw'n annibynnol mae hynny, nid i fyw'n ddibynnol. Dwi wedi cynnig symud i fyw ati cyn hyn, ond dwi'n falch iddi wrthod. Byddwn i wedi'i gwneud hi'n fwy dibynnol drwy wneud pethau drosti.

Dwi wedi gorfod rhoi'r gorau i boeni amdani. Ryw ddwy flynedd yn ôl, daeth cyfle i ni fynd i'r Eidal am bedwar diwrnod. Roedden ni'n dwy yn annerch cynhadledd ar ddementia ac yna cawsom gyfle i dreulio rhywfaint o amser yn crwydro'r wlad. Aeth Molly, ein tywysydd hyfryd, â ni am dro ar hyd llwybr creigiog i olygfan syfrdanol. Mae dementia wedi effeithio ar gerddediad Mam, ac mae hi mewn mwy o berygl o gwympo na'r rhan fwyaf o bobl. Buodd Mam bron â baglu unwaith, ond llwyddodd i aros ar ei thraed a dal ati i gerdded. Dywedodd Molly rhywbeth am fy agwedd ddidaro, a fy mod i heb ruthro i afael yn Mam bob tro roedd hi'n gwneud rhyw symudiad sydyn. Er mwyn gwneud hynny, dwi wedi gorfod peidio â meddwl o gwbl am beth allai ddigwydd. Roeddwn i'n arfer poeni'n gyson am beth fyddai'n digwydd petai'n torri asgwrn, yn taro ei phen neu waeth. Y gwir amdani yw, petawn i'n sefyll wrth ei hochr hi drwy'r adeg ac yn ei thrin fel plentyn bach, fyddai hi ddim yn cael unrhyw fwynhad o fynd am dro. Felly dwi'n gadael iddi. Os yw'n mynd i ddigwydd, bydd *yn* digwydd. Cyn belled â'i bod hi'n fodlon ei byd, mae'n werth ei wneud. Rhaid i fi gyfaddef, dwi weithiau yn cerdded ar y blaen fel nad ydw i'n gallu gweld y bagliadau bach...

Dwi'n ysgrifennu o safbwynt merch sydd wedi byw gyda mam sy'n ffyrnig o annibynnol. Mae perthynas pawb yn wahanol. Mae'n bosib bod eich anwylyd wedi dibynnu arnoch chi am rai pethau erioed. Os yw hyn yn wir, dydw i ddim yn awgrymu eich bod yn newid eich ffordd chi o wneud pethau. Ond mae'n werth cadw un cwestiwn mewn cof: fyddwn i wedi gwneud hyn beth bynnag, neu ydw i'n newid fy ymddygiad oherwydd y dementia? I unrhyw un sydd ar ddechrau'r daith hon, byddwn i'n awgrymu camu'n ôl a pheidio â neidio i mewn i helpu. Roedd gwneud hynny wedi golygu cryn ymdrech i fi, yn feddyliol yn ogystal ag yn gorfforol. Doedd o ddim yn digwydd yn reddfol. Pan fyddwch chi'n caru rhywun ac yn gwybod y gallwch chi wneud rhywbeth, rydych chi eisiau ei wneud o! Ond y gwir plaen amdani yw mai'r peth mwyaf cariadus gallwch chi ei wneud yw helpu rhywun i ddal gafael ar ei synnwyr o'i hunan drwy adael iddo neu iddi fod yn nhw eu hunain.

SYLWEBAETH ARBENIGOL

Yr Athro Julian C. Hughes, Athro Anrhydeddus, Ysgol Feddygol Bryste, Sefydliad Gwyddorau Iechyd Poblogaethau Bryste, Prifysgol Bryste, ac Athro Gwadd, Canolfan Ymchwil Polisi, Moeseg a Gwyddorau Bywyd, Prifysgol Newcastle

Ydyn ni'n dymuno ymreolaeth?

Mae'r syniad o barch tuag at ymreolaeth yn achosi problemau. Mae'n bosib mai'r man cychwyn yw cydnabod bod ymreolaeth weithiau'n cael ei hystyried yn egwyddor allweddol moeseg. Ym myd moeseg feddygol, neu foeseg glinigol a bod yn fanwl gywir (er mwyn nodi nad i feddygon yn unig y mae materion moesegol yn codi), mae pobl yn sôn am y pedair egwyddor (Beauchamp a Childress 2013). Maen nhw'n egwyddorion defnyddiol hefyd, o safbwynt gwneud penderfyniadau moesegol dydd i ddydd o'r math y mae Wendy a Sarah wedi gorfod eu hwynebu. Yr egwyddorion yw: parch at ymreolaeth, buddioldra (gwneud daioni), anfaleistra (peidio â gwneud niwed) a chyfiawnder (bod yn deg ac yn gyfiawn). Ond y teimlad yn aml yw bod parch at ymreolaeth yn bwysicach na'r egwyddorion eraill. Mae hyn oherwydd bod hawl yr unigolyn i fod yn gyfrifol am ei dynged ei hun, mewn cymdeithasau democrataidd eangfrydig o leiaf, yn ymddangos yn hollbwysig. Wedi'r cyfan, ystyr ymreolaeth yw'r gallu i reoli chi eich hun.

Mae straeon Wendy a Sarah eisoes wedi dangos sut mae parchu ymreolaeth a buddioldra neu anfaleistra yn gallu gwrthdaro fel egwyddorion. Mae Wendy yn tueddu i gerdded heb gymorth. Wrth gwrs, mae Sarah yn poeni y dylai wneud daioni i'w mam ac osgoi niwed iddi. Byddai'r ddau awydd hyn yn achosi iddi fod eisiau helpu ei mam i gerdded dros dir garw. Ond heb gael cais i wneud hynny, byddai gwneud hynny yn dangos diffyg parch at allu Wendy i benderfynu drosti'i hun, i ddangos ymreolaeth. O ganlyniad, mae Sarah yn gwneud y penderfyniad i barchu ymreolaeth ei mam. Dydy hi ddim eisiau trin ei mam fel plentyn. Wrth gwrs, petai Wendy yn blentyn iddi, mae'n ddigon posib y byddai Sarah yn penderfynu gafael yn ei llaw hyd yn oed petai hi'n gwrthwynebu. Er hynny, ar ryw bwynt, mae'n rhaid parchu ymreolaeth y plentyn hefyd, ac (fel y mae Sarah yn ei awgrymu o ran pobl hŷn) mae'n bosib y bydd rhieni gwahanol yn gwneud penderfyniadau gwahanol ynghylch pryd y dylai hyn ddigwydd. Mae parch at ymreolaeth person yn rhan o gynhysgaeth parchu urddas, annibyniaeth, rhyddid, cydraddoldeb ac, yn gyffredinol, hawliau unigolyn fel bod dynol.

Popeth yn iawn felly. Ond a bod yn onest, dydy popeth ddim yn iawn! Neu ddim yn hollol iawn beth bynnag. Dwi eisoes wedi dweud bod dau beth (o leiaf) yn bod a allai fod yn chwithig. Y cyntaf oedd hwn: mae hawl yr unigolyn i fod yn gyfrifol am ei dynged ei hun yn ymddangos yn hollbwysig; a'r ail beth oedd yr hyn ddywedais i am barch at ymreolaeth, a'i fod yn rhan o barchu hawliau person yn gyffredinol. Dwi'n dal i fod eisiau dweud bod parch at ymreolaeth yn bwysig iawn. Mae Wendy yn enghraifft dda o hynny. Fyddai hi ddim eisiau i'w merched ruthro i'r adwy a rheoli pob agwedd ar ei bywyd, a fydden nhw ddim yn dymuno gwneud hynny chwaith. Byddai Wendy yn gorfod bod yn dra gofalus am bob un dim. Fyddai dim lle i'r math o deimlad o ffynnu rydyn ni i gyd yn ei fwynhau pan fyddwn wedi ymdopi â phethau ac wedi gwneud ein penderfyniadau ein hunain.

Serch hynny, dydy hi ddim yn gwbl glir y dylai'r hawl i fod yn gyfrifol am eich tynged eich hun fod yn drech na phob dim arall bob amser. Beth os yw unigolyn yn dechrau gwneud y pethau mae am eu gwneud ond bod hynny'n peryglu pobl eraill? Beth os yw rhywun sy'n byw gyda diagnosis o ddementia wrth ei fodd yn cerdded ond yn dechrau mynd ar goll? Fel mae Wendy wedi'i weld, gall gynnal ei hannibyniaeth drwy ddefnyddio technoleg, ac mae angen i ni barchu ei phenderfyniad ymreolaethol i wneud hynny. Gallai unigolyn sy'n mynd ar goll hefyd ddefnyddio technoleg i leihau'r siawns o niwed. Ond beth os yw'n dechrau croesi'r ffordd heb edrych? Ar ryw adeg, bydd diogelwch a lles eraill yn dechrau mynd yn drech.

Beth am yr hyn ddywedais i am hawliau'r person yn fwy cyffredinol? Wel, mae gan bawb hawliau o ran ein hurddas. Os ydw i'n dechrau gwlychu a baeddu fy hun, er enghraifft, fy mhenderfyniad i am ychydig fydd pryd rydw i'n cael fy newid. Ond rywbryd, mae'n bosib y bydd fy urddas yn mynnu bod eraill yn cymryd yr awenau. Efallai mai fy ngreddf i fyddai peidio â mynnu cael fy newid. Ond er bod parchu'r tueddiad hwn yn *rhan* o fy hawl i barch fel bod dynol, mae mwy i'r stori na hynny. Mae gen i hawl hefyd i gael fy nghadw yn lân ac yn ddiogel rhag heintiau, a gallai parchu fy urddas olygu rhoi'r flaenoriaeth i ofal a rhoi llai o bwys ar fy ymreolaeth i.

Dyma'r pwynt – nid ymreolaeth yw'r unig garreg ar y traeth. Yn fwy na hynny, anaml iawn y bydd gan neb ymreolaeth lwyr. Gallwn i feddwl fy mod i'n rhydd i eistedd yma a theipio ar fy nghyfrifiadur. Ond i wneud hynny, mae angen trydan. Hefyd mae angen bwyd a diod arna i yn ystod y dydd. Yn sicr, wnaeth y fanana wnes i ei bwyta amser cinio ddim tyfu yn fy ngardd! Y gwir yw, does neb yn gwbl annibynnol. Mewn gwirionedd, y ffaith amdani yw ein bod ni'n ddibynnol. Gallwn ddweud hyd yn oed, er mwyn arfer ein hymreolaeth, ein bod ni'n aml yn gorfod derbyn ein dibyniaeth (ar y bobl, er enghraifft, sy'n darparu'r trydan ac sy'n tyfu ac yn cludo'r bananas). Mewn llyfr ardderchog ar y pwnc hwn, awgrymodd George Agich (2003) ei bod hi bron yn bosib ystyried ymreolaeth a dibyniaeth fel dwy ochr i'r un geiniog. Mae fy ymreolaeth i yn aml yn dibynnu ar bethau eraill neu bobl eraill; ar y llaw arall, mewn byd delfrydol, mae fy nibyniaeth yn dal i ganiatáu lle i barch tuag at fy ymreolaeth.

Un ffordd o'i chwmpas hi yw sôn yn lle hynny am ymreolaeth 'berthynol' (Mackenzie a Stoljar 2000). Mae hyn yn cydnabod bod ein penderfyniadau ymreolaethol fel arfer yn cynnwys perthynas ag eraill. Maen nhw naill ai'n dibynnu ar bobl eraill, neu'n effeithio ar bobl eraill. Mae penderfyniadau Wendy – ynglŷn â lle mae hi'n byw, er enghraifft – yn effeithio ar fywydau ei merched. Mae penderfyniad Sarah i gamu'n ôl a pheidio ag ymyrryd ym mywyd ei mam yn effeithio ar Wendy ac o bosib ar aelodau eraill o'r teulu (e.e. petai hi'n cwympo a thorri asgwrn). Mae ymyriadau gan weithwyr iechyd a gofal cymdeithasol proffesiynol hefyd yn effeithio ar y teulu cyfan (ac o brofiad anffodus Wendy, mae'r un peth yn wir am ddiffyg ymyriadau). Y pwynt yw hyn: mae ein penderfyniadau ymreolaethol yn cael eu gwneud yng nghyd-destun perthynas ag eraill. Felly mae'r syniad o ymreolaeth berthynol yn gwneud llawer o synnwyr.

Un pryder am hyn yw nad yw ymreolaeth 'berthynol' yn ymreolaeth go iawn. Gallai rhai ddweud nad yw'n ddim byd ond esgus i eraill ddod yn rhan o bethau. Byddai'n bosib awgrymu neu feddwl nad yw Wendy yn gallu gwneud penderfyniad heb gynnwys Sarah. Mae'n anochel bod ymreolaeth berthynol yn cynnwys y teulu; ond gan ein bod 'mewn perthynas' â nifer o bobl eraill, gallai hyn olygu bod pawb a'i fam yn cymryd rhan yn ein penderfyniadau. Gallai parch at ymreolaeth *berthynol* Wendy olygu bod beth mae Wendy ei eisiau yn cael ei anwybyddu ar draul beth mae pawb arall ei eisiau. Mae angen i ni ofalu bod Wendy yn ganolog i bopeth. Ond mae'n anodd wedyn gwneud cyfiawnder â'r ffaith bod Wendy, fel pawb arall, yn ddibynnol ar eraill. Mae dementia yn amlygu'r gwirionedd hwn yn fwy fyth.

Felly beth sydd i'w wneud? Wel, dwi'n meddwl bod rhaid i ni weld ein hunain fel pobl go iawn – neu, yn well fyth, fel unigolion go iawn. Mae personoldeb yn awgrymu'r statws moesegol a chyfreithiol sydd gan bobl go iawn *ddim ond oherwydd* eu bod nhw'n fodau dynol. Yn gryno, ein hanesion personol, ein cefndiroedd teuluoedd a chymdeithas, y systemau cyfreithiol rydyn ni'n byw oddi mewn iddyn nhw, daearyddiaeth a gwirioneddau economaidd sy'n effeithio arnon ni, ein credoau moesegol a chrefyddol, ac ati – dyma sy'n ein gwneud ni yn berson, a dyma nodweddion personoldeb. Rydyn ni hefyd yn gyrff, a'r potensial yn ein cyrff yn amrywiol iawn, ac mae ein cyrff yn gallu mynd yn sâl, yn dost. Rydyn ni'n ymdopi â salwch ar sail yr adnoddau (corfforol, seicolegol, cymdeithasol ac ysbrydol) sydd ar gael i ni (h.y. yn y cyd-destunau cymdeithasol, diwylliannol a hanesyddol rydyn ni'n byw ynddyn nhw). Mae ein hamgylchiadau yn gwella ein gallu i wneud pethau neu yn ei gyfyngu ac mae ein hymreolaeth yn dibynnu'n llwyr arnyn nhw.

Os yw hyn i gyd yn swnio ychydig yn ddamcaniaethol, dylid nodi ei fod yn disgrifio'n berffaith y sefyllfa sy'n wynebu Wendy a Sarah. Mae hanes Wendy (mae hi wedi'i lleoli ynddo) yn un o annibyniaeth. Fel unigolyn, mae'n gwneud ei phenderfyniadau ei hun, ond mae ganddi gefnogaeth ei theulu. Mae hi'n byw yng nghyd-destun ei merched gofalgar. Maen nhw'n bryderus, ond yn parchu i ba raddau mae hi'n dymuno arfer ei galluedd ymreolaethol. Wrth gwrs, mae Sarah a'i chwaer wedi'u lleoli hefyd, ac mae gan y ddwy eu hanes eu hunain, eu gwerthoedd, eu pryderon ac ati, sy'n anochel yn rhyngweithio â lleoliad Wendy. Mae Wendy ei hun yn cydnabod ei dibyniaeth gynyddol (mae hi'n gwybod faint mae hi'n dibynnu ar 'Alexa', yn ogystal ag ar y triciau mae hi wedi'u dysgu i'w helpu i gofio beth sydd yn ei chypyrddau a'i chypyrddau dillad). Mae cyflwr ei chorff – o ran ei chlyw, ei golwg neu ei thueddiad i syrthio – hefyd yn cael ei gydnabod. Ar bob pwynt, ac yn enwedig os oes angen penderfynu, mae'r cyd-destun cyfan yn rhan o'r drefn. Dydy hyn ddim yn golygu bod eraill yn cymryd yr awenau oddi ar Wendy – ddim o gwbl. Ond mae Wendy a Sarah yn cydnabod cymhlethdod y penderfyniadau a'r risgiau sy'n dod i'r amlwg, ac yn eu hwynebu. Ar ben hynny, does dim awgrym bod pobl eraill yn gorfod ymlynu wrth y cyfaddawdau y mae Wendy a Sarah wedi'u cyd-drafod (nid o reidrwydd yn agored, ond yn gynnil). Rydyn ni i gyd yn wahanol – yn gorfforol, yn seicolegol, yn gymdeithasol ac yn ysbrydol. Mae gan bawb werthoedd gwahanol. Mae'r llwybrau rydyn ni'n eu dewis, y risgiau rydyn ni'n eu cymryd a'r ffyrdd rydyn ni'n parchu ymreolaeth i gyd wedi'u gwreiddio'n wahanol, ac mae angen medrusrwydd a chynildeb i fynd i'r afael â nhw wrth i ni wynebu sefyllfaoedd go iawn.

CYNGOR NYRS ADMIRAL

Lucy Chamberlain, Nyrs Admiral, y Lleng Brydeinig Frenhinol

Mae cymaint o beryglon posib yn codi wrth i ni fyw ein bywydau bob dydd, i'r graddau ein bod ni yn ein hisymwybod yn asesu risg bob munud o'r dydd – croesi'r ffordd, defnyddio offer cegin ac ati. Rydyn ni'n fodlon wynebu'r risgiau bach hyn yn gyson oherwydd ein bod ni'n gwybod y gallwn ni eu rheoli, ac maen nhw'n rhoi ansawdd bywyd ehangach i ni. Fel arfer, rydyn ni'n tybio bod y bobl o'n cwmpas ni'n gallu rheoli'r risgiau hynny hefyd, ond os yw dementia yn cael ei daflu i'r pair, gall deimlo'n anodd cael y cydbwysedd yn iawn rhwng galluogi pobl i aros yn annibynnol a chymryd y risgiau cyffredinol hynny ar y naill law a'r teimlad bod angen eu hamddiffyn rhag niwed ar y llaw arall.

Cyn cael y diagnosis, bydd y rhan fwyaf o bobl â dementia wedi bod yn byw bywydau llawn ac annibynnol, ac efallai na fydd neb o'u cwmpas wedi bod yn poeni am unrhyw 'risgiau'. Mae hynny'n golygu nad ydyn ni weithiau'n sylwi pan fydd sgiliau'n newid neu'n pylu, ac yna gall argyfwng ddigwydd, fel dioddef sgâm ariannol, damwain neu anaf, a gall hynny fod yn dorcalonnus i ofalwyr teuluol wrth feddwl y byddai wedi bod yn bosib osgoi hynny. Fodd bynnag, gall cymryd cyfrifoldeb am y broses o wneud penderfyniadau a cheisio dileu unrhyw risgiau arwain at deimladau o atgasedd ar ran yr unigolyn â dementia, gan waethygu ansawdd ei fywyd a chyflymu'r broses o golli sgiliau a dirywio (Rapaport *et al.* 2020).

Felly sut rydyn ni'n sicrhau'r cydbwysedd iawn? 'Cymryd risgiau positif' yw'r dull sy'n ein galluogi i bwyso a mesur risgiau canfyddedig o niwed i'r person (wrth wneud rhywbeth) yn erbyn y risgiau canfyddedig ynghlwm wrth yr effaith negyddol ar ansawdd ei fywyd, ei annibyniaeth a'i hawliau (wrth beidio â gwneud rhywbeth). Mae hyn yn golygu'r angen i ni ystyried yng nghwmni'r unigolyn â dementia, teuluoedd, ffrindiau, a hyd yn oed cymdogion a gwasanaethau lleol, er mwyn gallu deall unrhyw broblemau posib, a sut gallwn ni weithio gyda'n gilydd i'w goresgyn (Morgan ac Andrews 2016). Mae'n werth gwneud Atwrneiaeth Arhosol (LPA: *Lasting Power of Attorney*) eiddo a materion ariannol gyda phobl y gellir ymddiried ynddyn nhw, a thrafod cyllid cyn gynted â phosib, yn ogystal ag Atwrneiaeth Arhosol Iechyd a Lles lle mae pawb yn cael y cyfle i archwilio dymuniadau a theimladau'r unigolyn, gan gynnig tawelwch meddwl i'r unigolyn â dementia y byddan nhw'n cael eu dilyn (gweler Pennod 5).

Mae nifer o ddatblygiadau technolegol wedi gwneud bywyd yn haws i bawb ac mae'n hawdd eu haddasu. Er enghraifft, mae unigolyn â dementia yn gallu dal ati i reoli ei gerdyn debyd a'i arian yn ddiogel, ond gydag amddiffyniad person enwebedig (plentyn mewn oed, efallai) yn cael ei ychwanegu at y cyfrif i gadw llygad ar weithgaredd bancio a gweithredu rhybudd os yw'n teimlo bod rhywbeth o'i le.

Mae dewis helaeth o gyfarpar ar gael erbyn hyn i liniaru'r risgiau pan fydd unigolyn â dementia yn byw ar ei ben ei hun. Mae modd defnyddio dyfeisiau sy'n monitro agweddau penodol ar y cartref, megis synwyryddion i ganfod tapiau sy'n gorlifo a'u diffodd, neu sy'n diffodd y cyflenwad nwy os yw llosgwr yn cael ei adael heb ei danio. Mae larymau ar gael ar gyfer drysau i dynnu sylw os ydyn nhw'n cael eu hagor, dyfeisiau tracio sy'n gallu helpu i ddod o hyd i bobl pan fyddan nhw ar goll, synwyryddion syrthio sy'n cael eu gwisgo, systemau meddyginiaethau awtomataidd, synwyryddion goleuo a hyd yn oed systemau teledu cylch cyfyng mewn tai â'r gallu i wylio lluniau ar ffôn clyfar. Gall pob un o'r rhain helpu unigolyn â dementia i fyw mor annibynnol â phosib ac aros yn ddiogel. Mae syniadau llai technolegol eu naws yn cynnwys defnyddio lluniau – fel yn achos Wendy – neu arwyddion a hysbysiadau ar gypyrddau, drysau a chypyrddau dillad; calendrau; clociau cof; byrddau atgoffa; hysbysiadau a larymau atgoffa.

Mae gwybod pryd i weithredu'r cymhorthion a'r addasiadau hyn yn allweddol i ofal sy'n canolbwyntio ar yr unigolyn. I rai pobl â dementia, bydd defnyddio'r dulliau hyn yn teimlo'n rhy ymwthiol, yn enwedig os nad ydyn nhw'n rhan ganolog o'r trafodaethau am ffyrdd posib o'u defnyddio, neu os ydyn nhw'n cael eu rhoi ar waith yn rhy fuan. I eraill, maen nhw'n gallu bod yn ffordd dda i'r unigolyn â dementia barhau i fyw'n annibynnol, gan eu bod yn sicrhau aelodau o'r teulu y byddan nhw'n cael gwybod os oes angen help pan nad ydyn nhw yno. Bydd adolygu a thrafod yn rheolaidd y cynlluniau i ddefnyddio'r cyfarpar yn helpu i addasu defnyddio cymhorthion o'r fath a'u diweddaru yn ôl yr angen. Efallai na fydd rhai o'r cymhorthion hyn yr un mor ddefnyddiol gydag amser, felly mae'n bwysig adolygu'r cyfan o bryd i'w gilydd.

REFERENCES

Agich, G.J. (2003) *Dependence and Autonomy in Old Age: An Ethical Framework for Long-Term Care*. Caergrawnt: Cambridge University Press.

Beauchamp, T.L. a Childress, J.F. (2013) *Principles of Biomedical Ethics* (7th edition). Rhydychen ac Efrog Newydd: Oxford University Press.

Hughes, J.C. (2011) *Thinking through Dementia*. Rhydychen: Oxford University Press.

Mackenzie, C. a Stoljar, N. (goln.) (2000) *Relational Autonomy: Feminist Essays on Autonomy, Agency and the Social Self*. Efrog Newydd: Oxford University Press.

Morgan, S. ac Andrews, N. (2016) 'Positive risk-taking: From rhetoric to reality.' *The Journal of Mental Health Training, Education and Practice 11*, 2, 122–132. doi:10.1108/JMHTEP-09-2015-0045.

Rapaport, P., Burton, A., Leverton, M. *et al.* (2020) '"I just keep thinking that I don't want to rely on people." A qualitative study of how people living with dementia achieve and maintain independence at home: Stakeholder perspectives.' *BMC Geriatrics 20*, 5. doi:10.1186/s12877-019-1406-6.

ADNODDAU A DEUNYDD DARLLEN YCHWANEGOL

Technoleg gynorthwyol

Mae'n bosib dod o hyd i'r rhan fwyaf o gyfarpar drwy chwilio ar-lein am 'dementia assistive technology'. Fodd bynnag, mae'n aml yn fuddiol trafod y mathau gwahanol o gyfarpar â'r rhai sy'n deall sut i'w defnyddio, pa mor ymarferol ydyn nhw a faint maen nhw'n costio. Bydd nifer o adrannau gwasanaethau cymdeithasol yn gallu cynnig cyngor ar ba dechnoleg gynorthwyol sydd ar gael yn eich ardal neu'n gallu'ch cyfeirio at ffynonellau cymorth.

Alzheimer's Society

BETH YW TECHNOLEG GYNORTHWYOL?

www.alzheimers.org.uk/get-support/staying-independent/what-assistive-technology

BARN YR ALZHEIMER'S SOCIETY AR DECHNOLEG GYNORTHWYOL

www.alzheimers.org.uk/about-us/policy-and-influencing/what-we-think/assistive-technology

PENNOD 5

'Mae cynllunio ymlaen llaw mor llethol'

CYNLLUNIO GOFAL YMLAEN LLAW

Marion Small (ffugenw)

Priododd David a fi ar ôl carwriaeth fer. Roedd ein teuluoedd ni'n dau yn dweud na fyddai'r berthynas yn para, ein bod ni'n rhy ifanc ac nad oedden ni'n adnabod ein gilydd yn ddigon da. Wel, dyma ni, wedi dathlu ein pen blwydd priodas aur yn ddiweddar ac yn dal mor agos ag erioed. Rydyn ni wedi profi bod eu pryderon nhw i gyd yn ddi-sail. Cawson ni hefyd dri o blant hyfryd: Amanda, Louise a Clifford. Er mawr dristwch, bu farw Louise o lid yr ymennydd pan oedd yn 13 oed. Cafodd hyn effaith ddinistriol ar y teulu, ac rydyn ni'n dal i weld ei cholli hi'n ofnadwy, Ond mae bywyd yn mynd yn ei flaen, medden nhw. Os galla i ddweud hyn, ar ôl colled mor ddinistriol, rydyn ni'n dau wedi bod yn ffodus i gael iechyd. Roedden ni'n edrych ymlaen at ymddeol, ar ôl i ni'n dau dreulio'r rhan fwyaf o'n bywyd gwaith yn dysgu. Ond yn anffodus, dechreuodd David gael problemau â'i gof tua dwy flynedd ar ôl ei ymddeoliad hirddisgwyliedig. Fel athro mathemateg, roedd yn amlwg yn un da gyda rhifau, a bu'n rheoli ein cyfrifon ar y cyd, ein cronfeydd pensiwn ac ati yn dda iawn i ddechrau. Roeddwn i bob amser wedi gadael materion ariannol y teulu iddo fe; byddwn i wastad yn dweud, 'Does dim pwynt i ni'n dau ymdrechu i wneud yr un pethau!' Yn rhyfedd iawn, dechreuodd anghofio ambell daliad (roedd hyn yn gwbl groes i'w natur oherwydd roedd e'n casáu meddwl ei fod mewn dyled i neb) neu weithiau byddai'n ceisio talu eto.

Roedden ni'n dau yn ymwybodol bod rhywbeth o'i le ac aethon ni i weld ein meddyg teulu gyda'n gilydd. Roedden ni dau gyda'r un meddyg teulu ers blynyddoedd. Wrth glywed straeon eraill mae'n rhaid ein bod ni ymhlith y rhai lwcus. Sylweddolodd y meddyg fod ymddygiad David yn anarferol a chafodd ei atgyfeirio'n fuan iawn am asesiad cof. Ar ôl tri mis o brofion ac apwyntiadau, cafodd David ddiagnosis o ddementia cymysg – clefyd Alzheimer a dementia fasgwlar – gan seiciatrydd y clinig cof yn ein hysbyty lleol. Dywedodd y seiciatrydd ei fod yn rhyddhau David o'i ofal gan ei fod wedi cwblhau ei brofion ac wedi rhoi ei ddiagnosis iddo. Un o'r pethau olaf a ddywedodd oedd bod angen i ni feddwl am gynllunio ymlaen llaw ar gyfer gofal David yn y dyfodol, a rhoddodd daflen fer i ni yn sôn am atwrneiaeth arhosol; roedd dau fath, yn ôl pob tebyg, felly pa un fyddai orau i ni?

Mae gwraig Ed, ffrind i ni, yn byw gyda dementia, a soniodd am sut roedden nhw'n cael cymorth i ddatblygu cynllun gofal ymlaen llaw i nodi dymuniadau gofal ei wraig yn y dyfodol. Serch hynny, doedden ni ddim yn siŵr a oedd hynny'r un fath ag Atwrneiaeth Arhosol – does bosib na fyddai'r seiciatrydd wedi dweud hynny? Mae'n debyg bod gan Ed weithiwr proffesiynol sy'n cyfarfod ag ef a'i wraig i'w helpu gyda hyn. Ydy hwn yn wasanaeth sydd ar gael i bawb sydd â diagnosis o ddementia? Rydw i'n methu cael unrhyw fath o synnwyr ynglŷn â hyn. Mae David a minnau wedi drysu'n lân ynglŷn â beth mae hyn i gyd yn ei olygu a sut i fynd ati i wneud y gwaith cynllunio ymlaen llaw hwn. Rydyn ni eisiau gwneud yn siŵr ein bod ni wedi meddwl am bob dim wrth symud ymlaen gan nad ydyn ni eisiau gorfod dibynnu ar y plant – mae ganddyn nhw eu bywydau eu hunain. Mae'r cyfan mor llethol.

SYLWEBAETH ARBENIGOL

Karen Harrison Dening, Pennaeth Ymchwil a Chyhoeddiadau, Dementia UK, ac Athro Nyrsio Dementia, Prifysgol De Montfort, Caerlŷr

Beth yw cynllunio gofal ymlaen llaw a pham mae hyn yn bwysig i bobl â dementia?

Mae cynllunio gofal ymlaen llaw (ACP: *advanced care planning*) yn bodoli ers amser maith, er ei fod yn cael ei ddefnyddio yn fwy cyffredin gyda chlefydau eraill sy'n cyfyngu ar fywyd, fel canser. Proses yw hi o gyfathrebu a pharatoi ar gyfer eich gofal a'ch triniaeth yn y dyfodol, neu o wneud penderfyniadau am eich gofal a'ch triniaeth yn y dyfodol, a gall gynnwys dogfennaeth ar gyfer hynny neu beidio. Mae ACP wedi'i gynllunio ar gyfer cyfnod pan fydd gan yr unigolyn y galluedd i ystyried ei ddymuniadau a'i ddewisiadau ac i wneud penderfyniadau am ofal a thriniaeth cyn i'r adeg ddod pan na fydd ganddo'r galluedd i wneud hynny. Mae manteision posib ACP yn cynnwys gofal diwedd oes o ansawdd uwch, cydymffurfio gwell â dymuniadau diwedd oes unigolyn, yn ogystal â lleihau'r straen, y gorbryder a'r iselder ymhlith aelodau'r teulu y mae yn eu gadael.

Mae datblygu ACP fel arfer yn cynnwys pobl sy'n bwysig i'r unigolyn â dementia, fel aelodau o'r teulu, ffrindiau a'u tîm iechyd a/neu ofal cymdeithasol ar y pryd. Yn ddelfrydol, nid sgwrs neu broses am un tro yn unig yw trafodaethau ACP ond sawl sgwrs, sgyrsiau a fydd yn codi fwy nac unwaith a sgyrsiau sy'n datblygu, am ddymuniadau a dewisiadau yn y dyfodol. Mae ACP yn rhoi cyfle i bobl â dementia sôn am eu gwerthoedd, myfyrio ar bob math o bethau, hyd yn oed ystyr a chanlyniadau sefyllfaoedd sy'n gysylltiedig â salwch difrifol posib ar ben eu dementia yn y dyfodol, fel niwmonia neu strôc.

Galluedd i benderfynu ynghylch gofal

Dydyn ni ddim yn meddwl am y dyfodol yn aml, yn enwedig yng nghanol prysurdeb ein bywydau. Mae diagnosis fel dementia yn aml yn gwneud i bobl oedi ac ystyried effaith bosib hyn ar eu dyfodol. Mae'n bosib y bydd pobl â dementia a'u teuluoedd, fel unrhyw un arall sy'n cael diagnosis o gyflwr sy'n cyfyngu ar fywyd, yn dymuno sicrhau bod popeth mewn trefn o'r adeg y byddan nhw'n cael y diagnosis. Bydd angen amser a chefnogaeth ar eraill i addasu, ond eisiau cael gwybodaeth am i bwy y gallan nhw ofyn unrhyw gwestiynau neu godi eu pryderon pan fyddan nhw'n barod i wneud hynny.

Mae gwybod beth mae unigolyn yn ei ddymuno ac yn ei ffafrio, pan nad oes ganddo'r galluedd mwyach neu pan na fydd yn gallu mynegi hynny, yn rhoi canllawiau clir i weithwyr iechyd a gofal cymdeithasol proffesiynol, ac yn tawelu meddyliau teuluoedd, wrth wynebu gorfod gwneud penderfyniadau a allai fod yn anodd ar ran yr unigolyn â dementia. Maen nhw wedyn yn gallu bod yn hyderus y bydd y penderfyniadau hyn yn arwain at ofal a thriniaeth sy'n unol â dymuniadau a dewisiadau'r unigolyn.

Pryd i ddechrau cynllun gofal ymlaen llaw

Dylai pobl â dementia gael y cynnig i gael sgyrsiau am gynllunio gofal ymlaen llaw cyn gynted â phosib ar ôl eu diagnosis, neu yng nghamau cynharach y salwch, a chael help i gael y sgyrsiau hyn. Fodd bynnag, mae'n bosib y bydd hi'n anodd i nifer o weithwyr gofal iechyd proffesiynol gynnal sgyrsiau am ofal diwedd oes a chynllunio gofal ymlaen llaw. Mae'n rhy hawdd rhoi taflen wybodaeth neu 'gyfeirio' unigolyn at wasanaeth arall os nad yw'r profiad na'r hyder gennych i ddechrau'r broses hon – ac mae'n bosib mai dyma ddigwyddodd yn achos seiciatrydd David.

Does dim rhaid i ACP fod yn ddogfen ysgrifenedig, er mai dyma'r ffordd fwyaf diogel o sicrhau bod dymuniadau a dewisiadau'r unigolyn ar eu mwyaf hysbys; fodd bynnag, mae cael trafodaeth agored a gonest am yr hyn maen nhw ei eisiau a ddim ei eisiau o ran gofal yn y dyfodol yn dal i fod o werth.

Gadewch i ni ystyried rhai o'r termau a ddefnyddir

Mae nifer o dermau yn cael eu defnyddio, a gall hynny fod yn ddryslyd i bobl â dementia a'u teuluoedd o ran beth mae pob un yn ei gynnig. Yn gyffredinol, mae tair prif elfen i gynllunio gofal ymlaen llaw:

- datganiadau am anghenion a dymuniadau yn y dyfodol
- penderfyniad ymlaen llaw i wrthod triniaeth (ADRT: *advance decision to refuse treatment*)
- Atwrneiaeth Arhosol (LPA: *Lasting Power of Attorney*) – ac mae dau fath: lles personol ac ariannol.

Fel y gwelodd Marion a David, gall fod yn rhywbeth sy'n anodd dechrau meddwl amdano a'i drafod, yn enwedig pan nad ydych chi'n hollol siŵr beth yw ACP, ble i ddechrau arni neu ble i gael help. Mae'n bosib bod y rhan fwyaf o bobl eisoes wedi meddwl am rai o'r pethau y gallai ACP eu cynnwys, ac mae'n bosib y byddan nhw hyd yn oed wedi sôn am y pethau hyn â'u teulu, eu ffrindiau a'u gofalwyr.

Datganiadau ymlaen llaw am anghenion a dymuniadau yn y dyfodol

Mae datganiad ymlaen llaw yn esbonio eich dymuniadau, eich safbwyntiau a'ch dewisiadau ar gyfer y dyfodol. Gallai datganiad ymlaen llaw gynnwys lle rydych chi'n dymuno byw a chael gofal wrth i chi agosáu at ddiwedd eich oes, neu'r math o ofal a chymorth rydych chi'n dymuno ei gael. Gallai gynnwys pethau eraill hefyd, fel pwy byddech chi'n dymuno i ofalu am anifail anwes neu weithgareddau cymdeithasol y byddech yn dymuno parhau i'w gwneud (gweler yr adran Nyrs Admiral isod am ragor o fanylion).

Petaech yn penderfynu ysgrifennu eich datganiad ymlaen llaw, penderfynwch ar y lle gorau i'w gadw fel y gall pobl gael gafael arno pan fydd ei angen – er enghraifft, eich meddyg teulu, perthnasau neu ffrindiau. Lle bo'n bosib, dylid cydymffurfio â'r dymuniadau hyn; byddai'n rhaid bod rhesymau da dros beidio â gwneud hynny. Os oes rhesymau pam nad yw hi'n bosib bodloni dymuniadau a dewisiadau unigolyn, yna dylid gwneud penderfyniad lles pennaf i gofnodi'r rheswm neu resymau. Fel rhan o'r gyfraith (Deddf Galluedd Meddyliol), rhaid i'r gweithiwr gofal iechyd proffesiynol sy'n gyfrifol am ofal yr unigolyn â dementia neu berson penodedig wneud penderfyniadau am eich triniaeth a'ch gofal yn seiliedig ar yr hyn maen nhw'n ei gredu sydd er eich lles pennaf.

Yn aml, bydd pobl yn dweud wrth eraill eu bod eisiau aros yn eu cartref yn hytrach na symud i gartref gofal, ond efallai na fydd yn bosib cadw at hynny bob amser. Er enghraifft, mae'n bosib na fydd aros yn ei gartref o'r lles pennaf i unigolyn, am amryw o resymau, gan gynnwys bod ei ofalwr teuluol yn methu gofalu amdano gartref mwyach, hyd yn oed gyda chymorth. Mae'n well os yw dymuniadau a dewisiadau unigolyn yn cael eu trafod yn eang o'r dechrau'n deg. Felly, pan fydd sefyllfaoedd a allai fod yn anodd yn codi, megis pan fydd symud i gartref gofal yn fwyaf priodol, mae'n bosib gwneud penderfyniad lles pennaf gan ystyried dymuniadau'r person a chydnabod y cyd-destun presennol.

Penderfyniad ymlaen llaw i wrthod triniaeth

Mae penderfyniad ymlaen llaw i wrthod triniaeth (ADRT) yn sicrhau, mewn sefyllfa benodol (sydd wedi'i disgrifio a'i chofnodi yn flaenorol), nad yw'r person yn cael ei orfodi i gael triniaeth nad oedd yn dymuno'i chael. Os yw'r ddogfen wedi'i geirio'n gywir, mae'n bosib gwrthod triniaethau, *ond* yn ôl y gyfraith, dydych chi ddim yn cael *gofyn* am driniaethau. Mae triniaethau y gellir eu gwrthod yn cynnwys triniaeth sy'n cynnal bywyd, hyd yn oed os yw gwrthod yn prysuro marwolaeth – er enghraifft, gwrthod dadebru cardiaidd mewn rhai amgylchiadau.

Mae penderfyniadau ymlaen llaw i wrthod triniaeth yn gyfreithiol rwymol. Rhaid iddyn nhw fodloni rhai amodau, megis pa driniaethau ac o dan ba amgylchiadau (gweler yr adran 'Adnoddau a deunydd darllen ychwanegol' ar ddiwedd y bennod hon am ragor o arweiniad) i'w gwneud yn ddilys. O fod wedi ei ysgrifennu'n gywir, mae'n ofynnol i feddygon ei ddilyn. Ddim ond pan fydd yr unigolyn yn methu gwneud penderfynu drosto'i hun ac ar adeg pan fo angen y bydd y ddogfen ADRT yn dod i rym.

Atwrneiaeth Arhosol

Dogfen gyfreithiol yw Atwrneiaeth Arhosol (LPA) sy'n rhoi'r awdurdod i oedolyn arall wneud penderfyniadau penodol ar ran unigolyn, os yw'n methu gwneud hynny drosto'i hun. Mae dau fath o atwrneiaeth arhosol: un ar gyfer eiddo a chyllid a'r llall ar gyfer iechyd a lles. Mae gan y ddau fath ei ffurflen ei hun, a gellir eu cwblhau ar-lein neu ar ffurf copi caled (gweler yr adran 'Adnoddau a deunydd darllen ychwanegol' ar ddiwedd y bennod hon). Pa un bynnag rydych chi'n ei dewis, mae angen argraffu, llofnodi a chofrestru'r ffurflen gyda'r Swyddfa'r Gwarcheidwad Cyhoeddus i ddod yn ddilys. Fel gyda chynllun gofal ymlaen llaw a phenderfyniad ymlaen llaw i wrthod triniaeth, ddim ond pan fydd gan yr unigolyn y gallu i wneud hynny y mae modd datblygu atwrneiaeth arhosol.

Os yw Atwrneiaeth Barhaus (EPA: *Enduring Power of Attorney*) sydd wedi ei llunio cyn y newid i atwrneiaeth arhosol), wedi'i llenwi'n gywir, mae'n dal i fod yn ddilys os yw wedi'i chofrestru'n briodol. Fodd bynnag, mae atwrneiaeth barhaus ddim ond yn cynnwys eiddo a phenderfyniadau ariannol, nid yw'n cynnwys iechyd a lles. Does dim rhaid i Marion a David ofyn am gyngor cyfreithiol, na defnyddio cyfreithiwr, er mwyn trefnu atwrneiaeth arhosol – mae nifer o bobl yn llenwi'r ffurflen eu hunain, oherwydd bod canllawiau cynhwysfawr ynghlwm wrth y ffurflenni.

Mae'n bosib gwneud newidiadau ar hyd y daith i'r holl ddogfennau hyn tra mae'r galluedd gan yr unigolyn i newid unrhyw beth, ond maen nhw'n cael eu gweithredu pan fydd yr unigolyn yn colli galluedd.

Pwy all ein helpu i gynllunio ymlaen llaw?

Mae'r cyfnod yn syth ar ôl cael diagnosis yn adeg bwysig iawn i deuluoedd sydd wedi eu heffeithio gan ddementia, o ran cael help i wynebu bywyd gyda'r diagnosis a beth gallai hynny ei olygu, gan gynnwys y prognosis ac anghenion posib yn y dyfodol. Gall y sgyrsiau hyn fod yn anodd i deuluoedd a gweithwyr proffesiynol, ac mae'n bwysig cydbwyso'r sgyrsiau anodd hyn ag agwedd obeithiol o optimistiaeth realistig bod modd rheoli'r clefyd.

Mae ymchwilwyr wedi pwysleisio'r angen i un darparwr gofal iechyd ymgymryd â rôl ganolog wrth hwyluso cynllunio gofal ymlaen llaw i deuluoedd sydd wedi eu heffeithio gan ddementia. Mae hyn hefyd yn cael ei argymell ym mholisi a chanllawiau'r Deyrnas Unedig (Sefydliad Cenedlaethol dros Ragoriaeth mewn Iechyd a Gofal (NICE) 2018). Gall gweithwyr proffesiynol mewn sawl maes helpu person sydd â diagnosis o ddementia a'u teuluoedd i ddechrau cynllunio gofal ymlaen llaw, fel Nyrsys Admiral (nyrsys dementia arbenigol). Efallai y bydd y gwasanaeth a wnaeth y diagnosis – er enghraifft, clinig cof, clinig niwroleg neu'ch meddyg teulu – yn gallu rhoi gwybodaeth am ba wasanaethau lleol sydd ar gael.

CYNGOR NYRS ADMIRAL

Angela Moore, Nyrs Admiral Ymgynghorol, Dementia UK, a **Maggie Fay**, Nyrs Admiral, Cyngor Sir Rutland

Pan gewch chi ddiagnosis o gyflwr cynyddol sy'n cyfyngu ar fywyd, fel dementia, mae'n bosib y byddwch yn dod i gysylltiad â nifer o weithwyr iechyd a gofal cymdeithasol proffesiynol sy'n gallu cynnig gwybodaeth a chyngor i chi am feddwl a chynllunio ar gyfer eich gofal yn y dyfodol. Er ein bod ni yn y bennod hon yn trafod cynllunio gofal ymlaen llaw mewn o ran gofal dementia, mae'n bwysig cydnabod y gall unrhyw un ohonom ddatblygu ein cynllun gofal ymlaen llaw ein hunain.

Mae teimlo wedi'ch llethu ac yn amharod i gwestiynu'r gefnogaeth neu'r cyngor sy'n cael ei gynnig i chi, yn beth eithaf arferol, fel y gwelwn yn stori Marion a David. Hefyd, fel gofalwr teuluol, gall meddyliau a theimladau Marion am ystyried cynllunio ymlaen llaw fod yn wahanol i agwedd David neu agweddau aelodau eraill o'r teulu. Gall safbwynt rhywun ar benderfyniadau ynghylch gofal yn y dyfodol amrywio hefyd yn sgil pethau eraill, megis profiadau bywyd blaenorol, profiadau o farwolaeth aelodau eraill o'r teulu dros y blynyddoedd, credoau ysbrydol ac ati. Gallai'r sgyrsiau hyn fod yn llai cyfforddus i rai nag i eraill. Yn aml, mae trafodaethau o'r fath yn haws os bydd gweithiwr proffesiynol yno i'w helpu neu i'w hwyluso. Gall y gweithiwr esbonio'r derminoleg a defnyddio'r geiriau cywir a dewis yr amser a'r lleoliad iawn i ddechrau'r sgwrs. Yn achos Marion, lle da i ddechrau byddai meddwl am yr hyn mae hi'n ei ddymuno a'i ffafrio, pa ofal a thriniaeth y byddai hi'n eu hoffi ai peidio, a phwy y byddai'n dymuno iddo siarad ar ei rhan petai'n methu gwneud hynny yn y dyfodol. Mae'n bosib y bydd nifer o gyplau wedi cael sgyrsiau amrywiol drwy gydol eu perthynas am y dyfodol os ydyn nhw'n mynd yn sâl, ond efallai na fyddan nhw wedi gwneud unrhyw benderfyniadau pendant. Efallai y byddan nhw wedi gweld drama ar y teledu lle mae cymeriad yn profi cyflwr iechyd neu farwolaeth boenus, ac efallai y byddan nhw wedi dweud, 'Dwi ddim eisiau i hynny ddigwydd i fi', er enghraifft.

Pryd mae'r adeg orau i feddwl am gynllun gofal ymlaen llaw?

Bydd meddwl pryd i ddechrau cynllunio gofal ymlaen llaw yn wahanol i bawb. Bydd nifer o bobl eisoes wedi meddwl am eu dymuniadau a'u dewisiadau yn y dyfodol wrth baratoi ewyllys neu wrth gynllunio angladd.

Fodd bynnag, i raddau helaeth, penderfyniadau yw'r rhain sy'n cael eu gwneud cyn i chi farw am yr hyn rydych chi eisiau iddo ddigwydd i'ch eiddo neu i'ch corff ar ôl i chi farw. Mae cynllun gofal ymlaen llaw yn ymwneud yn fwy â'r hyn rydych chi eisiau i ddigwydd i chi tra ydych chi'n dal i fod yn fyw ond yn methu â phenderfynu drosoch chi eich hun. Dydy hi ddim yn anarferol i bobl fod yn wynebu argyfwng iechyd cyn dechrau ystyried cynllun gofal ymlaen llaw. Efallai y bydd gweithwyr iechyd proffesiynol yn gofyn iddyn nhw wneud penderfyniadau am eu gofal nawr neu yn y dyfodol, ond gall hynny fod yn anodd i berson â dementia, yn enwedig os yw wedi colli'r galluedd i wneud hynny, neu i aelod o'r teulu sy'n ansicr ynghylch dymuniadau'r unigolyn. Yn ddelfrydol, mae angen dechrau trafod cynllun gofal ymlaen llaw tra mae'r un â dementia yn dal i allu rhannu ei feddyliau a'i ddymuniadau.

Pwy ddylai lunio'r cynllun gofal ymlaen llaw – yr un sydd â dementia, y gofalwr teuluol neu'r ddau?

Yn ddelfrydol, dylid cefnogi'r un sydd â dementia i ystyried ei ddymuniadau a'i ddewisiadau yn y dyfodol mor gynnar ar ôl y diagnosis â phosib. Fodd bynnag, mae'r rhan fwyaf o bobl â dementia yn gwneud eu cynlluniau mewn partneriaeth â'r bobl sydd agosaf atyn nhw gyda chefnogaeth unrhyw weithwyr gofal iechyd proffesiynol sydd mewn cysylltiad â nhw – er enghraifft, Nyrs Admiral, meddyg teulu neu weithiwr cymdeithasol. Os yw'n well gan yr unigolyn â dementia fod rhywun arall yn cymryd yr awenau, dydy hynny ddim yn anarferol a does dim byd o'i le ar hynny chwaith. Yn achos Marion, gallai hi ystyried aelodau eraill o'r teulu a allai ei chefnogi; efallai fod ganddi berthynas agos â'i phlentyn hynaf, Amanda. Efallai y bydd Amanda yn teimlo'n fwy hyderus i allu cefnogi neu ddechrau sgwrs o'r fath â'i thad, gan roi hwb i Marion fagu'r hyder i sbarduno neu arwain sgyrsiau yn y dyfodol. Yn aml, pan fydd trafodaethau o'r fath yn cael eu cynnal â nifer o aelodau o'r teulu gyda'i gilydd, daw ymdeimlad o eglurder a dealltwriaeth gynyddol o ddymuniadau'r unigolyn â dementia.

Sut rydw i'n dechrau?

Mae'n debyg bod David yn barod i gael sgwrs am ei ofal yn y dyfodol, ond gall fod yn beth newydd a rhyfedd i rai ei ystyried, felly mae'n bwysig rhoi pob cyfle iddyn nhw wneud hynny. Meddyliwch am ba adeg o'r dydd sydd orau i ddechrau'r sgwrs – dewiswch adeg pan fydd yr unigolyn â dementia ar ei orau, yn fwyaf effro ac yn lleiaf tebygol o fod yn drallodus. Dewiswch le sy'n gyfforddus a chyfarwydd, heb ddim byd i dynnu sylw. I lawer, y man mwyaf cyfforddus yw'r cartref; does dim angen cynnal sgyrsiau am gynllunio gofal ymlaen llaw mewn lleoliad clinigol. Gofalwch bob amser fod yr unigolyn yn cael y cyfle gorau posib i ddweud ei ddweud, felly gwnewch yn siŵr ei fod yn gyfforddus ac yn fodlon (ddim mewn poen, ddim yn oer, ddim eisiau bwyd ac ati), ac os yw'n gwisgo cymorth clyw, gwnewch yn siŵr ei fod yn gweithio'n dda.

Mae eich ystum chi yn bwysig hefyd. Gwnewch yn siŵr fod gennych chi gyswllt llygad da; bydd hyn yn eich galluogi i chwilio am unrhyw arwyddion dieiriau o anghysur neu drallod, fel newidiadau i fynegiant wyneb ac iaith y corff. Bydd y rhain yn arwyddion bod angen i chi stopio a symud ymlaen at rywbeth gwahanol iawn. Gofalwch fod yr unigolyn yn gallu'ch clywed chi'n siarad a pheidiwch â rhuthro'r sgwrs. Mae modd cynnal trafodaethau o'r fath dros sawl diwrnod neu wythnos er mwyn peidio â blino'r unigolyn. Mae bob amser yn werth chweil gwirio eich bod chi wedi deall ei ddymuniadau. Bydd ailadrodd yr hyn mae wedi'i ddweud gan newid y geiriad rhyw fymryn yn ffordd dda o wneud hyn, er enghraifft, 'Felly, dwi'n credu eich bod chi'n dweud bod...' Bydd hyn hefyd yn helpu'r unigolyn i adolygu'r hyn mae newydd ei ddweud wrth ei glywed yn cael ei ail-ddweud.

Gall yr iaith sy'n cael ei defnyddio effeithio ar ymateb yr unigolyn â dementia, felly mae angen osgoi jargon diangen neu derminoleg iechyd. Defnyddiwch eirfa sy'n gyfarwydd i'r unigolyn – ar y dechrau, mae'n bosib y bydd angen esbonio'r term 'cynllunio gofal ymlaen llaw' hyd yn oed. Er bod mwy i gynllunio gofal ymlaen llaw na thrafod marw yn unig, mae'n bosib y byddwch chi eisiau ystyried sut mae'r unigolyn wedi disgrifio marwolaeth a marw yn y gorffennol. Mae hyn yn eithaf pwysig. Efallai nad ydych chi'n defnyddio ymadroddion fel 'wedi'n gadael ni' neu 'huno', ond eu bod nhw'n eiriau neu ymadroddion y mae'r unigolyn â dementia wedi'u defnyddio yn y gorffennol.

Meddwl am anghenion ysbrydol

Wrth gynllunio ar gyfer y dyfodol, mae rhai pobl eisiau ystyried eu hanghenion ysbrydol. Bydd y rhain yn wahanol i bawb, a does dim rhaid iddyn nhw fod yn gysylltiedig â chrefydd. Mae hyn yn gyfle i drafod gwerthoedd a chredoau unigol yr unigolyn, beth sy'n bwysig iddo, ac yn ei alluogi i archwilio ei obeithion a'i ofnau am y dyfodol. Gall y cyfle i drafod anghenion ysbrydol a/neu grefyddol gynnig tawelwch meddwl neu ymdeimlad o les a heddwch.

A oes rhaid iddi fod yn ddogfen ysgrifenedig?

Gall cofnod ysgrifenedig o'r cynllun gofal ymlaen llaw ddarparu gwybodaeth ddefnyddiol iawn i eraill sy'n gysylltiedig â gofal yr unigolyn â dementia, nawr ac yn y dyfodol, fel aelodau o'r teulu neu'r tîm iechyd a gofal cymdeithasol. Bydd yn ffordd o'u helpu i ddarparu gwell cefnogaeth oherwydd byddan nhw'n deall yn iawn ddymuniadau a nodau gofal yr unigolyn i'r dyfodol. Gallai'r cynllun fod yn ddogfen bapur neu'n ddogfen ddigidol sy'n cael ei chadw yng nghofnodion gofal iechyd yr unigolyn. Ond mae'n bwysig bod y cynllun gofal ymlaen llaw yn cael ei rannu â phawb sy'n ymwneud â gofal yr unigolyn â dementia er mwyn gallu ei ddilyn mewn argyfwng.

Beth os nad yw'r unigolyn â dementia eisiau trafod y mater?

Does dim byd o'i le ar beidio â bod eisiau trafod dymuniadau gofal yn y dyfodol, dydy cynllunio gofal ymlaen llaw ddim yn orfodol. I rai, bydd meddwl am ddiwedd oes yn frawychus ac yn anodd, a gall meddwl ymlaen fod yn anodd. Mae'n bosib bod Marion a David wedi sôn wrth basio mewn sgyrsiau blaenorol am bethau y bydden nhw'n hoffi eu gweld yn digwydd, ac fel arall. Weithiau, mae modd defnyddio enghreifftiau o'r fath i sbarduno neu ehangu sgwrs. Cofiwch fod cynllunio gofal ymlaen llaw yn aml yn broses raddol sy'n esblygu gydag amser.

Beth galla i eu cynnwys mewn cynllun gofal ymlaen llaw?

Does dim un ffordd iawn o wneud pethau, a does dim dechrau na diwedd go iawn chwaith, ond gall cymryd y cam cyntaf hwnnw deimlo fel rhwystr i'w oresgyn. Mae nifer o ganllawiau a thempledi ar gael wrth i chi ddechrau meddwl am beth i'w gynnwys mewn cynllun gofal ymlaen llaw. Mae credoau a gwerthoedd craidd unigolyn yn aml yn lle da i ddechrau; gall meddwl am yr hyn sydd bwysicaf i'r unigolyn wrth ddefnyddio un o'r adnoddau isod helpu i ddechrau'r broses. Dyma rai pethau i feddwl amdanyn nhw:

- Yn sgil diagnosis o ddementia, beth sy'n bwysig i chi (unigolyn â dementia a/neu ofalwr teuluol)? Beth rydych chi'n ei ofni, beth yw eich dymuniadau, beth hoffech chi o ran gofal? Beth fyddai marwolaeth dda i chi?
- Meddyliwch am brofiadau bywyd blaenorol a marwolaethau aelodau eraill o'r teulu. Ydyn nhw'n eich helpu wrth i chi ystyried eich dymuniadau iechyd a gofal yn y dyfodol?

- Gall sôn am farwolaeth, marw a phrofedigaeth fod yn anodd i rai. Gall deimlo'n lletchwith neu'n anghyfforddus, ac weithiau, fyddwch chi ddim yn gwybod yn iawn beth i'w ddweud. Herio tabŵ marwolaeth a marw sydd wrth wraidd ymgyrch Dying Matters (gweler yr adran 'Adnoddau a deunydd darllen ychwanegol' ar ddiwedd y bennod hon).
- Meddyliwch am ba driniaethau a gofal y byddech chi am eu cael a pheidio â'u cael os ewch chi'n sâl yn y dyfodol – os byddwch chi'n datblygu canser, neu'n cael trawiad ar y galon neu strôc, er enghraifft.
- Ble mae'r unigolyn â dementia eisiau cael gofal? Ble byddai'n well ganddo farw?
- I ba raddau rydych chi'n deall cyflwr dementia? Meddyliwch am yr hyn rydych chi'n ei wybod eisoes a beth hoffech chi ei wybod. Efallai y bydd angen i chi ofyn cwestiynau i'ch tîm iechyd a gofal cymdeithasol, meddyg teulu neu Nyrs Admiral am beth gallech ei ddisgwyl wrth i'r dementia ddatblygu a sut gallwch chi gynllunio ymlaen llaw.
- Wrth feddwl am farwolaeth a marw, rydyn ni'n aml yn poeni am y rhai sy'n cael eu gadael ar ôl. Beth byddech chi ei eisiau iddyn nhw?
- Gofynnwch unrhyw bryd am gefnogaeth gan weithwyr proffesiynol sydd â phrofiad o gefnogi sgyrsiau am gynllunio gofal ymlaen llaw.
- Yn anad dim, byddwch yn garedig â chi'ch hun a chymerwch eich amser i gynllunio.

Crynodeb

Mae cynllunio gofal ymlaen llaw yn ein helpu i feddwl ymlaen a chael ymdeimlad o reolaeth dros y gofal yr hoffen ni ei gael, neu beidio â'i gael os ydyn ni'n mynd yn sâl ac yn methu â mynegi hynny ar y pryd. Bydd cynllun o'r fath hefyd yn rhoi gwybodaeth sy'n helpu'r rhai sydd o amgylch yr unigolyn â dementia i'w gefnogi yn unol â'i ddymuniadau a'i ddewisiadau wrth agosáu at y diwedd. Gall cynllunio gofal ymlaen llaw helpu'r unigolyn i fyw'n dda a marw'n dda yn y fan lle mae'n dymuno marw, a sicrhau bod y gofal yn gyson â'i werthoedd, ei nodau a'i ddewisiadau. Fodd bynnag, mae'n bwysig cydnabod bod unigolion â dementia weithiau eisiau gwneud penderfyniadau sy'n annoeth ym marn gofalwyr; dydy hynny ddim yn golygu eu bod nhw'n anghywir. Mae'n bwysig hefyd fod gofalwyr teuluol yn meddwl am bwy all eu cefnogi i reoli eu teimladau eu hunain yn ystod y broses hon.

CYFEIRIADAU

Y Sefydliad Cenedlaethol dros Ragoriaeth mewn Iechyd a Gofal (NICE) (2018) 'Dementia: assessment, management and support for people living with dementia and their carers.' Canllaw NICE [NG97]. Cyrchwyd 13/1/2025 ar www.nice.org.uk/guidance/ng97.

ADNODDAU A DEUNYDD DARLLEN YCHWANEGOL

Canllaw'r GIG

CYNLLUNIAU GOFAL YMLAEN LLAW AC AT Y DYFODOL

https://gweithrediaeth.gig.cymru/swyddogaethau/rhwydweithiau-a-chynllunio/gofal-lliniarol-a-diwedd-oes/geithwyr-proffesiynol/gofal-ymlaen-llaw-ac-at-y-dyfodol/

Dying Matters

Mae ymgyrch Dying Matters yn gweithio i greu diwylliant agored lle mae'n hawdd sôn am farwolaeth, marw a phrofedigaeth.

www.hospiceuk.org/our-campaigns/dying-matters

Dementia UK

CANLLAW CYNLLUNIO GOFAL YMLAEN LLAW A THEMPLED AR GYFER DATBLYGU CYNLLUN GOFAL YMLAEN LLAW I CHI'CH HUN

https://biap.gig.cymru/amdanom-ni/rhaglenni/fy-mywyd-fy-nymuniadau/

www.dementiauk.org/get-support/legal-and-financial-information/advance-care-planning

Penderfyniadau Ymlaen Llaw i Wrthod Triniaeth

https://biap.gig.cymru/amdanom-ni/rhaglenni/fy-mywyd-fy-nymuniadau/

www.nhs.uk/conditions/end-of-life-care/advance-decision-to-refuse-treatment

Atwrneiaeth Arhosol

Swyddfa'r Gwarcheidwad Cyhoeddus: Mae llyfryn am ddim ar gael yn trafod y ddau fath o Atwrneiaeth Arhosol. Mae ffurflenni a gwybodaeth am Atwrneiaeth Arhosol ar gael i'w lawrlwytho.

https://www.gov.uk/atwrneiaeth

PENNOD 6

'Unwaith iddo gael diagnosis, roedd yn rhaid i'r merched gredu'

PELLTER A GWADU DEMENTIA

Gina Hyde (ffugenw)

Dechreuais boeni gyntaf ar ôl i fi a'r gŵr ymddeol. Roedd pethau rhyfedd yn dechrau digwydd. Trodd pryder am ymddygiad fy ngŵr yn boeni, ac mi wnes i drio ymddiried yn fy merched. Fodd bynnag, roedden nhw o hyd yn dweud mai pethau eraill, gan feio heneiddio, oedd y rheswm dros y newidiadau yn eu tad, ond doedd o ddim ond yn ganol oed. O ran y newidiadau yn fy ngŵr, roedd ganddo ddiffyg empathi, roedd o'n mynd yn anniddig ac yn flin ynglŷn â phob dim, roedd o'n felodramatig ac yn mynnu fy rheoli i. Doedd ein merched ni ddim yn byw gartref erbyn hyn, felly dim ond fy ngair i oedd ganddyn nhw o ran beth oedd yn digwydd i'w tad. Doedden nhw ddim yn fy nghredu i.

Dri mis cyn iddo o'r diwedd gael diagnosis o ddementia blaenarleisiol amrywiolyn ymddygiadol (BvFTD – *Behavioural variant Frontotemperal Dementia*), dywedodd fy merch hynaf wrtha i, 'Dydy Dad ddim mor ddrwg â hynny, Mam.' Ar ôl iddo gael diagnosis, roedd yn *rhaid* i'r merched gredu ei fod yn sâl, ac roedd esboniad bellach i'r pethau rhyfedd roedden nhw wedi eu gweld. Ond eto, roedden nhw'n dal i fod fel petaen nhw ddim yn credu'r hyn roeddwn i'n ei ddweud wrthyn nhw. Roedd fy ngŵr a minnau wedi cael blynyddoedd o briodas gecrus ac annheg, ond yn sydyn, doedd hi ddim yn iawn i fi gecru efo fo oherwydd ei fod o'n sâl, ac yn fwy fyth oherwydd bod dementia arno. Wedyn daeth beio'r dementia yn 'iawn' ac iddyn nhw ddweud, 'Mae o'n edrych yn *iawn* i fi' os byddwn i byth yn trio siarad efo nhw am y peth.

Roedd y merched yn ymddwyn mewn ffordd gefnogol, gan ddweud pethau fel 'Alla i ddim hyd yn oed ddychmygu pa mor anodd ydy hyn', ond roedden nhw fel petaen nhw'n hel enghreifftiau o bethau roeddwn i'n eu gwneud yn anghywir. Roedden ni wastad wedi cael y math o berthynas lle roedd y merched yn teimlo'n rhydd i droi ata i a thrafod pob math o bethau. Fodd bynnag, gydag amser, dechreuodd y tair ohonyn nhw feirniadu agweddau gwahanol ar fy ngofal. Symudodd y pwyslais o 'gefnogi Mam' i 'Dad druan'. Roedd hyn ar ôl i'w tad fy nharo i ar ôl i fi ddweud wrtho am beidio â chicio cŵn ei fam.

Torrodd hynny fy nghalon i, yn enwedig ar ben yr holl feirniadu blaenorol. Doedd y merched ddim yn credu fy mod i'n trio'n ddigon caled i gadw eu tad gartref. Roedden nhw fel petaen nhw'n credu fy mod i'n mynd i'w roi o mewn cartref cyn eu bod *nhw'n* meddwl bod angen i hynny ddigwydd. Yn y pen draw, roedd yn rhaid i fi ei roi mewn cartref gofal ac effaith hynny oedd gwneud i'r merched wadu'n fwy fyth bod pethau wedi mynd mor wael. I'r graddau bod un ferch yn teimlo y dylai fod mewn cartref o fewn cyrraedd i'r holl deulu, nid un a oedd â phrofiad o reoli preswylwyr ag ymddygiadau BvFTD. Ar ôl iddo symud i'r cartref, daeth nifer o sylwadau cyhuddgar eu naws, fel, 'Rwyt ti'n defnyddio dy straen di fel esgus i'w daflu i gartref', 'Roeddet ti'n gas wrtho fo', 'Dwyt ti byth yn gwrando ar ein cyngor ni', a 'Dylet ti fod wedi cymryd cyffuriau gwrthiselder o'r dechrau os oeddet ti'n cael anhawster ymdopi efo Dad.'

Doedd ganddyn nhw ddim owns o ffydd ynof fi, fy nghrebwyll i na fy nghymhellion, a doedden nhw ddim yn deall o gwbl yr ymddygiadau roeddwn i'n byw efo nhw. Doedd ganddyn nhw ddim ffydd y byddwn i'n dal ati i fod yn gyfrifol, i wneud y peth iawn ac i gadw eu tad gartref gyhyd ag y gallwn i. Crefais arnyn nhw i ymddiried ynof i. Dywedais fod gen i flynyddoedd o fod yn gyfrifol ac yn dosturiol, o fod yn gariadus ac o helpu eu tad – pam oedden nhw'n fy amau i mwya' sydyn? Distawrwydd. Gwnaethon nhw i fi deimlo nad oeddwn i'n gwneud gwaith da wrth ofalu am eu tad. Doedden nhw ddim yn deall yr hyn roeddwn i'n mynd drwyddo, a'r unig beth bydden nhw'n ei ddweud oedd, 'Alla i ddim hyd yn oed ddychmygu.' Gwnaethon nhw ambell awgrym dros y blynyddoedd, ond anaml iawn y byddwn i'n cymryd sylw oherwydd eu bod nhw'n awgrymiadau anymarferol i ni. Canlyniad hynny oedd encilio oddi wrtha i fwy fyth. Doedden nhw ddim yn deall yn union sut brofiad oedd byw efo'u tad, oherwydd pan fydden nhw'n galw heibio, roedd rhagor o bobl yno i helpu bob tro. Doedd dim rhaid iddyn nhw ildio i'w ofynion fel roedd yn rhaid i fi. Wnaethon nhw erioed gynnig mynd â fo allan na'i wahodd i'w cartrefi nhw.

Beth amser ar ôl i fy ngŵr fynd i'r cartref gofal, derbyniodd y merched hynny a dechrau ymddwyn fel petai eu perthynas nhw â fi yn ôl i'r arferol, a'r holl annifyrrwch yn y gorffennol. Gwnaethon ni ailafael mewn perthynas debyg i'r un cyn BvFTD, ond roedd bellach yn arwynebol, heb unrhyw sôn am broblemau'r gorffennol. Roedd eu diffyg tosturi tuag ata i, a'u diffyg cefnogaeth, yn torri fy nghalon a dydy pethau ddim fel roedden nhw mewn gwirionedd, hyd y dydd heddiw.

SYLWEBAETH ARBENIGOL

Dr Rheinhard Guss, Seicolegydd Clinigol Ymgynghorol, Niwroseicolegydd Clinigol

Gwadu fel dull o ymdopi

Cafodd gwadu fel dull o ymdopi yn wyneb gorbryder ysgubol ei awgrymu a'i ddisgrifio gyntaf gan Sigmund Freud ar ddiwedd y 19eg ganrif. Ers hynny, mae wedi cael ei ddatblygu'n bennaf yn y maes seicdreiddiol (sy'n golygu bod y ffocws ar y meddwl isymwybodol yn hytrach na'r meddwl ymwybodol). Mae ein hymennydd yn anhygoel yn y ffordd mae'n gweithredu, yn meddu ar y gallu i ddefnyddio hidlwyr awtomatig i gefnogi pethau rydyn ni'n eu hoffi a'u credu, amdanom ni ein hunain ac am y byd y tu allan. Mae unrhyw beth sy'n tynnu'n groes i hynny yn fwy tebygol o gael ei ddiystyru neu ei anwybyddu. Er enghraifft, mae pobl sy'n smygu yn gwybod ei fod yn ddrwg i'w hiechyd, ond oherwydd eu bod nhw'n hoffi effaith smygu, mae'r ymennydd yn hidlo'r meddyliau negyddol hyn. Mae gwadu yn un o'r 'mecanweithiau amddiffyn' isymwybodol rydyn ni'n eu defnyddio i osgoi gorbryder a phoen emosiynol, ac i sicrhau ein bod ni'n 'dderbyniol' i eraill.

Yn aml, rydyn ni'n gweld y bobl sydd â dementia arnyn nhw yn gwadu'r peth eu hunain. Gall hyn arwain at wrthdaro â phartneriaid a theuluoedd wrth i'r unigolyn fynnu bod popeth yn iawn ac nad oes problem yn bod, a hynny'n arwain at wrthod cydweithredu â diagnosis neu â chymorth a gofal. Fodd bynnag, gall gofalwyr teuluol hefyd orfod delio ag aelodau eraill o'r teulu sy'n gwadu'r sefyllfa – aelodau sydd efallai'n teimlo'r un braw a thrawma wrth geisio cydnabod presenoldeb dementia mewn anwylyd.

Stigma a dementia

Er gwaethaf ymdrechion strategaethau dementia nifer o wledydd i fynd i'r afael â'r stigma a'r allgáu cymdeithasol sy'n gysylltiedig â dementia, mae'r gair ei hun yn parhau i ennyn ofn, a dim ond canser sydd wir yn ennyn yr un math o ofn. Gwelwyd mai dyma'r cyflwr meddygol y mae pobl dros 50 oed yn ei ofni fwyaf bellach (Alzheimer's Society 2016). Er bod modd trin rhagor o fathau o ganser bellach a bod mwy a mwy yn goroesi dros yr 50 mlynedd diwethaf, dydy'r un peth ddim yn wir am ddementia. Ac er bod nifer o enghreifftiau erbyn hyn o bobl yn byw bywydau egnïol a chyflawn er gwaethaf diagnosis o ddementia, mae pobl yn dal i feddwl am y clefyd fel 'dedfryd o farwolaeth', o 'golli eu meddwl', o 'lithro'n araf i anghofio popeth amdanoch chi'ch hun a'ch hanes.' Y delweddau amlycaf a geir yw'r rhai o gyfnodau hwyr dementia, o ddiymadferthedd ac anallu di-urddas i ofalu am eich anghenion mwyaf sylfaenol. Mae'r agwedd gyffredinol hon tuag at ddementia yn gwneud y syniad o gael diagnosis yn arbennig o frawychus, felly mae'n arbennig o debygol y bydd mecanweithiau amddiffyn fel gwadu yn cael eu sbarduno.

Yn aml yn y straeon sy'n cael eu rhannu gan deuluoedd am hanes y teulu, mae ffactor arall i'w weld sy'n ychwanegu at y canfyddiad o ddementia fel bygythiad amhosib ei brosesu. Felly mae'n rhaid ei wadu er mwyn gallu parhau i ymdopi. Yn aml, clywir sôn am berthynas a oedd wedi dioddef dan law systemau gofal a oedd yn cam-drin cleientiaid, yn ddidostur neu'n esgeulus, pa un a oedd y systemau hyn ar gyfer pobl hŷn, pobl ag anawsterau iechyd meddwl neu, yn benodol, pobl a dementia arnyn nhw. Byddai pobl ag anawsterau sydd erbyn hyn yn arwyddion clir o ddementia sy'n datblygu, pobl a oedd yn cael eu hystyried yn analluog i ofalu amdanyn nhw eu hunain, yn cael eu hanfon i dlotai neu 'wardiau cefn' yr ysbyty meddwl lleol, lle bydden nhw'n marw maes o law. Mae systemau iechyd a gofal cymdeithasol, er gwaethaf eu problemau parhaus, wedi gwella'n arw erbyn hyn, ond mae'r argraffiadau a'r agweddau sy'n creu ac yn hybu delweddau mor ddirdynnol yn cael eu datblygu'n gynnar iawn mewn bywyd. Yn aml iawn, does neb yn meddwl amdanyn nhw'n ymwybodol, ac mae hynny'n cynyddu'r tebygolrwydd o droi at wadu er mwyn gallu ymdopi.

Pryderu am etifeddu dementia

Agwedd arall ar ddementia sy'n aml yn porthi pryder a mecanweithiau amddiffyn mewn teuluoedd yw'r canfyddiad parhaus o ddementia fel salwch etifeddol sy'n gysylltiedig â geneteg. Ond y gwir amdani yw bod canran yr achosion o ddementia sydd wedi eu hetifeddu'n uniongyrchol yn fychan iawn, iawn. Prin y bydd clefyd Alzheimer, y math mwyaf cyffredin o ddementia, byth yn cael ei etifeddu, ond, mae'r cwestiwn am ddementia ymhlith perthnasau yn dal i gael ei ofyn mewn cyfweliadau diagnostig, gan ychwanegu at yr argraff bod modd ei drosglwyddo mewn teuluoedd. Mae gan ddementia blaenarleisiol amrywiolyn ymddygiadol, fel yn yr achos hwn, gyfran uwch o drosglwyddiad genetig, er bod hyn hefyd yn fwy tebygol ar oedran iau. Oherwydd y syniad ei bod hi'n bosib etifeddu dementia, gall perthnasau – yn enwedig plant neu wyrion – fod yn arbennig o bryderus y byddan nhw'n profi yn y dyfodol yr hyn maen nhw'n ei weld yn eu rhieni, neu eu rhieni hwythau. Po fwyaf brawychus yw hynny iddyn nhw, y mwyaf tebygol yw hi y byddan nhw'n defnyddio gwadu i ymdopi â'r syniadau atgas hyn.

Pellter aelodau'r teulu

Gall byw gryn bellter i ffwrdd o'r person sydd wedi cael diagnosis o ddementia ychwanegu at wadu ymysg ffrindiau neu berthnasau nad ydyn nhw'n gweld yr unigolyn yn aml, neu sy'n ei weld am gyfnod cymharol fyr, neu ddim ond yn siarad ag o ar y ffôn. Mae sgyrsiau ffôn â rhieni sy'n byw yn bell i ffwrdd, fel yn achos Gina, yn aml yn dilyn sgript gyfarwydd y mae'r cyfranogwyr wedi'i datblygu dros gyfnod hir. Gall cael patrwm rheolaidd o bwy sy'n siarad gyntaf, y cwestiynau sy'n cael eu gofyn a'r pynciau sy'n cael eu trafod fod yn ddefnyddiol iawn i'r unigolyn â dementia weithredu ar ei orau, ond fydd y llall ddim yn profi unrhyw newidiadau penodol a allai fod yn gysylltiedig â dementia.

Er y bydd y partner neu'r gofalwr yn y cartref, wrth gwrs, yn profi'r sefyllfaoedd anodd neu'r cyfnodau heriol gyda'r unigolyn â dementia, fydd perthnasau sy'n byw i ffwrdd ddim fel arfer yn dyst iddyn nhw. Felly mae'n rhaid iddyn nhw gymryd gair y gofalwr. Bydd pobl â dementia yn aml yn ymgyflwyno'n dda iawn drwy gydol ymweliad gan blentyn mewn oed, ffrind neu berthynas. Gall hynny fod yn anodd i ofalwyr teuluol, gan wneud iddyn nhw deimlo bod yr unigolyn yn 'perfformio' ar gyfer yr achlysur ac yn cadw'r anawsterau ar gyfer adegau pan nad oes help ychwanegol ar gael. Dydy'r duedd i ymddwyn ar ein gorau yn ystod achlysuron cymdeithasol, a phwyso ar ein holl gronfeydd wrth gefn, ddim yn unigryw i bobl â dementia. Mae'n dechneg ddynol gyffredinol i gynnal ein clymau cymdeithasol. Er na fydd yn cael ei defnyddio'n aml i dwyllo ymwelwyr yn ymwybodol am unrhyw anawsterau sy'n gysylltiedig â dementia, mae'n rhoi gofalwyr teuluol mewn sefyllfa anodd fodd bynnag, yn enwedig wrth wynebu ffrindiau neu berthnasau sy'n gwadu bod dim byd o'i le, neu a allai fod yn chwilio am gysur a rhyw fath o dystiolaeth i leddfu eu pryderon eu hunain neu deimladau o euogrwydd.

Yn achos Gina, dull arall fyddai mabwysiadu'r persbectif systemig mae ymarferwyr therapi teulu yn ei ddefnyddio. Rydyn ni'n gwybod bod dyfodiad dementia yn tueddu i ddod â phopeth i'r wyneb o fewn teulu, gan amlygu unrhyw anawsterau mewn perthnasoedd teuluol a chyfathrebu sydd wedi bodoli yn y drefn hon erioed. Gall hynny fod yn waeth fyth wrth wynebu dementia blaenarleisiol (FTD), sy'n tueddu i effeithio ar ganfyddiad a mynegiant emosiynol ac agweddau mwy cynnil ar gyfathrebu. Rydyn ni bellach yn sylweddoli bod FTD yn aml yn cynyddu'n arafach o lawer nag y mae'r gwerslyfrau hŷn yn ei awgrymu. O ganlyniad, mae tuedd iddo effeithio ar gyfathrebu teuluol a rhyngweithio mewn ffordd slei, yn aml dros gyfnod o flynyddoedd, cyn i ddiagnosis ddod i'r amlwg. Mae hyn yn ei gwneud hi'n anodd i aelodau'r teulu wahaniaethu rhwng 'y person roedden nhw'n arfer ei adnabod' a'r 'person mae dementia wedi ei newid.'

Mae gan bob perthynas briodasol a theuluol ei hanes ei hun, ac yma mae Gina yn disgrifio 'priodas gecrus' ac yn dweud bod y berthynas yn 'annheg'. Gall perthnasoedd teuluol fod yn gymhleth ac mae'n bosib y bydd ambell riant yn troi at eu plant i gael cefnogaeth ac i ddeall ymddygiad eu priod, y rhiant arall. Yn yr achos hwn, roedd Gina yn ceisio cytundeb a chefnogaeth gan ei merched o ran y cecru gyda'i gŵr, a fyddai wedi gwaethygu wrth i BvFTD ei wneud yn llai goddefol neu'n llai parod i gyfaddawdu. Mae hefyd yn bosib edrych ar ddyfodiad y dementia yng nghyd-destun cam yn natblygiad y teulu: yn yr enghraifft hon, digwyddodd tua'r adeg pan adawodd y merched eu cartref, dechrau byw'n annibynnol a symud i ffwrdd i fyw. Mae'n bosib bod yr angen wedi bod yno erioed i'r merched ymbellhau a gadael y rhieni i barhau â'u 'cecru', gan feddwl eto efallai am ba un o'r ddau oedd â'r angen mwyaf am gefnogaeth a chymorth gyda'r brwydrau am y llaw uchaf yn y briodas. Canlyniad hynny oedd y fam yn teimlo wedi'i brifo a bod eu merched wedi cefnu arni, ac yn galaru am yr agosatrwydd a'r gefnogaeth a gollwyd.

Crynodeb

O ystyried sut mae'r sefyllfa deuluol yng nghyd-destun dyfodiad dementia yn newid, gall problemau sylfaenol o'r fath gynyddu. Mae hynny'n gwneud i'r canlyniadau emosiynol a'r berthynas rhwng aelodau'r teulu waethygu. Gall y canlyniadau hirdymor ddod yn gymaint rhan o'r sefyllfa fel bod angen help ychwanegol ar deuluoedd er mwyn eu goresgyn a dod o hyd i ddull adeiladol o gyd-fyw â dementia, neu i alaru a gwella ar ôl i'r unigolyn â dementia farw.

CYNGOR NYRS ADMIRAL

Tom Rose, Arweinydd Clinigol Nyrsio Admiral, Hosbis St Barnabas, Lincoln

Teimladau ynysig gofalwyr

Mae Gina yn disgrifio sefyllfa heriol iawn pan ddechreuodd ymddygiad ei gŵr newid. Roedd yn rhaid iddi ymdopi â'i hymatebion a'i meddyliau ei hun am beth oedd yn digwydd, ond ar ben hynny roedd yn rhaid iddi ddelio ag emosiynau heriol ei merched. Mae Gina yn sôn am y berthynas agos rhyngddi hi a'i merched ar un adeg, pan mae'n hawdd dychmygu iddi gynnig cefnogaeth emosiynol iddyn nhw. Pan ddaeth hi'n adeg iddi hi fod ag angen eu cefnogaeth emosiynol *nhw*, doedd Gina ddim o'r farn ei bod wedi'i chael, a dechreuodd deimlo'n fwyfwy ynysig ac wedi ymddieithrio oddi wrth ei theulu ehangach. Ar ben cyhuddiadau ei merched nad oedd hi'n ymdrechu'n ddigon caled i wneud eu tad yn iach, mae'n rhaid bod hynny wedi achosi gofid mawr i Gina. Mae gofalwyr teuluol yn aml yn disgwyl i bobl eraill fod yn gefnogol iddyn nhw ac i fod o'u plaid nhw, ac eto mae nifer o ofalwyr teuluol (81 y cant) yn dweud eu bod yn teimlo'n ynysig ac ar eu pennau eu hunain oherwydd eu rôl gofalu, ac yn poeni am effaith eu rôl gofalu ar berthnasoedd teuluol (Carers UK 2021).

Wrth edrych ar y sefyllfa o safbwynt Nyrs Admiral, mae'n amlwg bod angen cymorth ar Gina yn y sefyllfa mae hi ynddi. Mae angen help arni i ddeall y newidiadau mae hi'n eu gweld yn ei gŵr. Gall rhoi help cynnar i ofalwyr teuluol unigolyn â dementia helpu i osgoi rhai o'r risgiau iechyd sy'n effeithio ar ofalwyr teuluol, fel iselder. Gall ymyrraeth amserol roi hwb i wytnwch gofalwr teuluol yn y dyfodol drwy lunio cynlluniau a datblygu cefnogaeth gryfach, boed hynny yn y cartref neu wrth ystyried opsiynau eraill, fel gofal seibiant. Byddai hefyd yn cynyddu'r cyfle i Gina ddal gafael ar ei chysylltiadau cymdeithasol a chydio yn ei pherthynas â'i merched.

Heriau teuluol

Dydy teimladau o wadu ac osgoi, fel yn achos merched Gina, ddim yn anghyffredin. Gall aelodau'r teulu deimlo colled cyn marwolaeth gorfforol yr unigolyn â dementia (gweler Pennod 7). Mae Gina yn disgrifio sut roedd hi'n anodd i'w merched dderbyn ac addasu i ddiagnosis eu tad, a sut roedden nhw'n gwrthod credu'r hyn roedd hi'n ei ddweud wrthyn nhw. Byddai Nyrs Admiral wedi gallu helpu yn y sefyllfa hon drwy archwilio faint roedd pob aelod o'r teulu yn deall am y newidiadau yn yr unigolyn â dementia a sut roedd hyn yn effeithio ar eu perthynas.

Mae teimlo fel petaech chi'n sefyll ar dywod symudol o hyd yn ychwanegu at yr argraff o ddiffyg dealltwriaeth gan y rhai o'n cwmpas, a gall y teimladau o ansicrwydd, gorbryder a rhwystredigaeth sy'n dod yn sgil hynny fod yn llethol. Gall deall newidiadau o'r fath helpu teuluoedd sydd wedi eu heffeithio gan ddementia i gynnal perthnasoedd. Agwedd hanfodol yn hyn o beth hefyd yw'r angen i gefnogi gŵr Gina i fynegi ei safbwyntiau am berthnasoedd teuluol. Sut mae'n ystyried ei rôl a'i gyfrifoldebau yn y teulu wrth iddyn nhw newid, o'r gorffennol i'r presennol ac ymlaen i'r dyfodol?

Newidiadau mewn perthnasoedd a rolau

Mae ein perthynas ag eraill yn helpu i lywio ein hargraff o sefyllfaoedd a'r heriau sy'n dod yn eu sgil. Yn achos pobl nad ydyn nhw'n chwarae rhan reolaidd iawn yng ngofal unigolyn â dementia a thrwy hynny'n gallu gweld a thrafod unrhyw newidiadau, mae Reinhard wedi crybwyll bod hyn yn aml yn gallu achosi cynnen gyda gofalwyr teuluol rheolaidd a chreu gwrthdaro. Mae dweud bod unigolyn â dementia 'yn ymddwyn ar ei orau' pan fydd pobl eraill yn ymweld yn sylw digon cyffredin gan y gofalwr agosaf. Mae hyn yn rhannol wir, i'r graddau fod gŵr Gina yn ceisio cynnal fformat hanesyddol ei berthynas â'i ferched, lle mae rhai ffiniau neu ymddygiadau disgwyliedig yn cael eu cynnal. Mae hyn yn wahanol i'w berthynas â'i wraig, sydd, er yn fwy anwadal, hefyd yn caniatáu rhagor o ryddid iddo fynegi ei feddyliau a'i deimladau yn agored.

Mae perthnasoedd yn newid wrth i ddementia ddatblygu: mae un person yn aml yn ymgymryd â rhan helaeth o'r rôl gofalu, felly mae'n rhaid 'aildrafod' y berthynas, boed yn berthynas gŵr a gwraig neu'n berthynas rhiant/plentyn. Mae sut mae pobl yn delio â'r newid hwn ac yn wynebu colled yn gallu effeithio ar ddyfodol perthynas. Weithiau, bydd perthnasoedd teuluol yn dod o dan straen ac yn chwalu, yn enwedig os oes anghytundeb ynglŷn â'r ffordd orau ymlaen. Weithiau bydd disgwyliadau o fewn teuluoedd ynglŷn â dyletswydd deuluol i ofalu, neu deimlad fod gofyn am gymorth allanol yn rhyw fath o fethiant moesol. Fel mae Reinhard wedi'i awgrymu, mae'n swnio fel petai hi'n anodd i ferched Gina ddod i delerau â'r newidiadau yn eu tad. Dydy hi ddim yn glir a oedd hi'n anodd iddyn nhw ddeall neu dderbyn y diagnosis, ond gall ofn colli rhywbeth fod yn sbardun pwerus o ran teimladau a gweithredoedd. Yn hytrach na chefnogi Gina, roedd y merched fel petaen nhw'n chwilio am reswm arall a llai trallodus fyddai'n esbonio'r newidiadau yn eu tad. Effaith hynny arweiniodd at Gina yn teimlo bod ei merched yn ei beio am rywbeth a oedd y tu hwnt i reolaeth neb.

Perthnasoedd yn y gorffennol

Mae Gina yn cyfeirio at ei pherthynas gythryblus â'i gŵr dros y blynyddoedd. Mae'n sôn am ddelio ag ymddygiadau sydd bellach yn bosib i'w maddau oherwydd diagnosis o ddementia, er bod hynny mewn gwirionedd yn barhad o broblemau blaenorol yn eu perthynas. Mae'n gofyn pam y dylai hi bellach orfod derbyn elfennau anodd o'u perthynas, a hynny am fod dementia arno. Mae Gina yn llygad ei lle yn yr ystyr na ddylid cymryd yn ganiataol mai dementia unigolyn sy'n gyfrifol am anawsterau o'r fath. Mae'n bosib nad dementia unigolyn sy'n gyfrifol am rai o'r anawsterau (cysgodi diagnostig yw'r enw ar hyn). Er y gall dementia gyfrannu atyn nhw, mae personoliaeth, hanes a pherthnasoedd blaenorol unigolyn i gyd yn ffactorau i'w hystyried. Yn hanesyddol, roedd perthynas briodasol Gina a'i gŵr wedi bod yn gymhleth ac yn gecrus ar adegau, a dyma sy'n parhau yn eu perthynas nawr.

Camgymeriad yw cymryd yn ganiataol bod unigolyn sydd wedi cael diagnosis o ddementia, ond yn y camau cynnar o hyd, yn methu ystyried a myfyrio ar ei berthynas â'r bobl o'i gwmpas. Gallai fod yn fuddiol treulio amser gyda Gina a'i gŵr yn edrych ar y berthynas a oedd ganddyn nhw, gan ystyried beth oedd y cryfderau a beth oedd wedi achosi cynnen. Byddai hyn yn caniatáu trafodaeth ynglŷn â sut mae presenoldeb dementia wedi newid eu perthynas ac yn gofyn rhai cwestiynau a fyddai'n archwilio argraffiadau'r ddau ac yn eu rhannu. Ar ôl ymddeol ac ar ôl y diagnosis, a oedd eu gwerthoedd a'u hargraffiadau yr un peth i bob pwrpas? Oedd Gina yn teimlo bod baich gofal yn ormod i'w reoli mewn perthynas anodd neu oedd hi'n gweld hyn fel ffordd o ddangos ei chariad tuag at ei gŵr? Oedd ei gŵr yn gweld cefnogaeth Gina fel rheidrwydd yn sgil eu perthynas, neu'n sefyllfa roedd y ddau yn ei hwynebu er nad oedd yr un ohonyn nhw wedi gofyn amdani? Pa werth roedd ei gŵr yn ei roi ar gefnogaeth Gina? O ran presenoldeb BvFTD, pa heriau oedd yno iddo wrth geisio deall a mynegi hynny? Mae'r rhain i gyd yn gwestiynau i'w harchwilio fel rhan o gwnsela perthynas.

Cydbwysedd perthynas

Mae dementia wedi newid cydbwysedd y berthynas i Gina, ei gŵr a'u merched. Efallai fod merched Gina yn methu gweld effaith gofalu ar eu mam a faint yn union o gefnogaeth a gofal roedd eu hangen ar eu tad. Efallai fod y diffyg dealltwriaeth hwn wedi rhwystro sgwrs fwy gonest am anghenion eu mam fel gofalwr ac anghenion eu tad yn sgil ei ddementia.

Dydy hi ddim yn anghyffredin i bobl sydd â BvFTD arddangos arwyddion o apathi neu ddiffyg pryder am bobl a digwyddiadau o'u cwmpas. Ar ben diffyg ymatal o ran ymddygiad ac iaith, gallai hyn waethygu'r anawsterau a oedd eisoes yn bodoli yn eu perthynas.

Gall ymresymu a barnu fynd yn anoddach wrth i ddementia fynd rhagddo. Fodd bynnag, dydy hyn ddim yn golygu bod rhaid i ofalwyr teuluol dderbyn gelyniaeth a heriau yn dawel heb y cyfle i fynegi barn na chwilio am ffyrdd o liniaru hyn. Wrth i ddementia ei gŵr ddatblygu ac wrth i'w anghenion newid, mae'n bwysig deall beth yw anghenion Gina, ei hargraffiadau hi ar ei rôl gofalu a sut mae hi'n mynd i ddal ati i gynnig cefnogaeth i'w gŵr. Bydd galluogi Gina i archwilio'r berthynas â'i gŵr, yn y gorffennol a'r presennol, gan gynnwys ystyried pa mor dderbyniol yw ymddygiadau a sut mae hi wedi delio â hynny yn y gorffennol, yn caniatáu iddi roi strategaethau ar waith a gosod ffiniau yn y berthynas sydd ganddyn nhw nawr.

CYFEIRIADAU

Alzheimer's Society (2016) 'Over half of people fear dementia diagnosis, 62 per cent think it means "life is over".' Cyrchwyd ar 13/1/2025 yn https://www.alzheimers.org.uk/news/2024-11-22/over-half-people-fear-dementia-diagnosis-62-cent-think-it-means-life-over.

Carers UK (2021) '10 facts about loneliness and caring in the UK for Loneliness Awareness Week.' Cyrchwyd ar 13/1/2025 yn https://www.carersuk.org/news/10-facts-about-loneliness-and-caring-in-the-uk-for-loneliness-awareness-week/.

ADNODDAU A DEUNYDD DARLLEN YCHWANEGOL

Sass, C., Griffiths, A.W., Shoesmith, E., Charura, D. a Nicholson, P. (2021) 'Delivering effective counselling for people with dementia and their families: Opportunities and challenges.' *Counselling and Psychotherapy Research* 22, 1, 175–186. doi:10.1002/capr.12421.

Dementia UK

AR ÔL DIAGNOSIS O DDEMENTIA: NEWIDIADAU MEWN PERTHNASOEDD A ROLAU

www.dementiauk.org/wp-content/uploads/dementia-uk-changing-relationships-roles.pdf

AR ÔL DIAGNOSIS O DDEMENTIA: DEALL A HERIO STIGMA A GWAHANIAETHU

www.dementiauk.org/wp-content/uploads/dementia-uk-understanding-and-challenging-stigma-discrimination.pdf

Living Together with Dementia

Mae rhaglen Tavistock Relationships, 'Living Together with Dementia', yn ceisio gwella ansawdd byw ac iechyd meddwl cyplau sy'n byw gyda dementia.

https://tavistockrelationships.org/blogs-and-resources/supporting-couples-with-dementia

PENNOD 7

'Dwi'n teimlo 'mod i'n colli arni'

GALAR LLETHOL

Christine Reddall

Cafodd fy merch hynaf, Anna, ddiagnosis o ddementia blaenarleisiol amrywiad ymddygiadol (BvFTD: *behavioural variant of frontotemporal dementia*) yn 37 oed. Aeth 12 mis heibio cyn i ni gael y diagnosis cywir. Mae hi'n briod â dau fab ifanc ond oherwydd ei phroblemau ymddygiad difrifol, mae hi'n methu byw gartref mwyach. Roedd hi'n byw gyda fi a fy ngŵr am gyfnod, ond roedd ei gŵr yn teimlo y byddai'n well petai hi'n mynd i gartref nyrsio. Dwi'n ymweld â hi bron bob dydd ac mae'r boen o'i gwylio hi'n dirywio yn annioddefol. Dwi'n teimlo fel petawn i yng nghanol cwmwl du enfawr. Roeddwn i'n disgwyl teimlo'n drist, ond gydag amser, dwi'n teimlo'n waeth ac yn waeth. Roedden ni wedi cael gwybod y gallai hi fyw rhwng dwy a phum mlynedd arall gyda'r cyflwr, ond roedd y meddygon yn methu â bod yn fwy manwl. Mae dwy flynedd wedi bod erbyn hyn ers iddi gael ei diagnosis ac mae'r newidiadau ynddi yn enfawr. Mae'n union fel petai'r clefyd yn pigo ar ei hymennydd; mae mwy a mwy ohoni yn diflannu. Pan dwi'n dechrau meddwl fy mod i wedi gweld y gwaethaf, mae rhyw symptom erchyll arall yn ymddangos.

Dydy'r rhan fwyaf o bobl ddim eisiau gweld eu hanwyliaid yn marw a dwi'n casáu fy hun am ddweud y fath beth, ond hoffwn i petai Anna yn marw. Dwi'n teimlo'n ofnadwy o euog am deimlo fel hyn, ond dwi'n methu dioddef ei gweld hi'n mynd drwy hyn. Dwi'n teimlo wedi fy llethu'n llwyr a dwi wir ddim yn deall pam nad ydw i'n ymdopi'n well. Dwi'n teimlo mor unig, er bod teulu a ffrindiau o fy nghwmpas i. Dwi'n teimlo'n unig y tu mewn.

Mae cymaint o bethau dwi heb hyd yn oed sôn amdanyn nhw wrth fy nheulu oherwydd eu bod nhw'n frawychus ac yn destun embaras. Mae ymddygiad Anna mor rhyfedd, dydw i ddim yn credu bod fy ffrindiau wir yn fy nghredu i pan dwi'n dweud wrthyn nhw. Dwi'n gwybod ei bod hi'n anodd iddyn nhw ofyn i fi sut mae hi, dwi'n gallu clywed hynny yn eu lleisiau. Mae nifer o aelodau'r teulu wedi rhoi'r gorau i ymweld ag Anna oherwydd eu bod nhw'n methu ymdopi â'i gweld hi fel y mae hi.

Dwi'n teimlo fy mod i'n colli arni. Mae fy mhrosesau meddwl dros y lle i gyd a dwi'n cael anhawster canolbwyntio ar unrhyw beth. Dwi'n trio darllen neu wylio'r teledu ond dwi'n methu dilyn y plot. Dwi'n teimlo ar binnau drwy'r amser, fel petai rhywbeth ar fin digwydd, a dwi'n gaeth i fy ffôn symudol rhag ofn bod fy angen i ar Anna. Dwi'n mynd i banig os nad ydw i'n gallu gweld y ffôn. Dwi'n teimlo'n ofnus drwy'r amser, yn poeni bod rhywbeth yn mynd i ddigwydd i Anna a bydda i'n methu cyrraedd ati mewn pryd. Os ydw i'n mynd allan gyda ffrindiau, dwi'n teimlo'n ansicr. Y cyfan dwi eisiau ydy mynd adref rhag ofn i'r ffôn ganu.

Dydw i ddim fel arfer yn berson blin ac mae gen i barch mawr at staff cartrefi gofal, gan fy mod i'n gwybod nad yw eu gwaith nhw'n hawdd. Ond dwi'n dal i fod mor ddig ar adegau, yn enwedig os nad yw'r gofalwyr yn gwisgo Anna yn daclus, neu os ydyn nhw heb sychu ei hwyneb ar ôl iddi fwyta.

Dwi wedi blino, ond nid oherwydd diffyg cwsg yn unig; mae'n debycach i deimlad marwaidd cyson. Pan fydda i'n llwyddo i gysgu, dwi'n rhincian fy nannedd erbyn hyn, ac mae hynny'n cadw fy ngŵr yn effro hefyd. Dwi'n dioddef o ddiffyg traul ac yn gorfod codi o'r gwely i gymryd meddyginiaeth y rhan fwyaf o nosweithiau. Mae dagrau'n dod yn hawdd, hyd yn oed dros bethau bach gwirion. Roeddwn i mewn siop y diwrnod o'r blaen, yn trio dod o hyd i ddillad nos i Anna. Des i o hyd i byjamas neis, ond doedd ei maint hi ddim yno. Gofynnais i'r ferch a oedd ganddyn nhw faint mwy, a phan ddywedodd hi nad oedd, dechreuais i feichio crio. Dwi wedi dweud sut rydw i'n teimlo wrth y meddyg, ond y cyfan mae o'n ddweud ydy fy mod i'n galaru, a bod hyn i'w ddisgwyl.

SYLWEBAETH ARBENIGOL

Dr Kirsten Moore, Uwch Gymrawd Ymchwil, Sefydliad Ymchwil Heneiddio Cenedlaethol, Victoria, Awstralia

Y stori heb ei hadrodd am alar a cholled

Mae stori Christine yn disgrifio brwydr ddwys ac anodd gyda galar wrth ofalu am ei merch sydd â dementia. Mae galar yn gyffredinol; bydd pawb yn ei brofi rywbryd yn ein bywydau, ac mae'n ymateb naturiol i farwolaeth neu golled rhywun agos neu bwysig i ni. Er ein bod ni i gyd yn profi galar, ein diwylliant a'n crefydd sy'n ffurfio ein disgwyliadau a safonau am ein hymateb i alar. Fodd bynnag, mae galar hefyd yn brofiad unigol sydd mor unigryw â phob taith o fyw gyda dementia. Mae modd mynegi galar a'i brofi mewn sawl ffordd, a gall effeithio ar bob agwedd ar ein bywyd – yn emosiynol, yn gorfforol, yn gymdeithasol ac yn ysbrydol. I rai, gall ddinistrio'r ffordd rydyn ni'n meddwl y dylai ein byd fod – ac mae hynny'n gallu arwain at amau ein ffydd a'n credoau. Mae Christine yn tynnu sylw at natur amrywiol yr ymatebion hyn i alar, gan gynnwys yr effaith ar berthnasoedd cymdeithasol, colli cwsg, dicter, dryswch, unigrwydd, gorbryder, teimlo'n farwaidd ac yn ddagreuol. Mae hi'n tynnu sylw at symptomau corfforol gan gynnwys problemau treulio bwyd a rhincian dannedd.

Newidiadau yn ein ffordd o feddwl am alar

Yn y gorffennol, roedd damcaniaethau'n awgrymu bod galar yn cynnwys set o emosiynau fel tristwch, gwadu a dicter, a bod angen i chi weithio drwyddyn nhw er mwyn prosesu galar. Fodd bynnag, mae ein meddylfryd wedi newid, ac erbyn hyn mae galar yn aml yn cael ei ddisgrifio fel pendilio: yn newid rhwng emosiynau a phrofiadau sy'n mynd yn llai dwys ac yn digwydd yn llai aml wrth i amser fynd rhagddo. Gall pethau bach, fel ambell beth a gafodd ei grybwyll gan Christine, greu sbardun pwerus ar gyfer emosiynau dwys, a gall deimlo fel petaen nhw'n dod o nunlle. Mae'r rhan fwyaf o bobl yn dysgu addasu i golledion a rheoli eu galar gyda chefnogaeth eu teulu a'u ffrindiau, ac weithiau gyda chefnogaeth gan sefydliadau cymunedol a grwpiau crefyddol eraill. Gall rhai pobl sy'n cael anhawster ymdopi â'u galar elwa ar gymorth proffesiynol a chwnsela i'w helpu i brosesu eu meddyliau a'u teimladau.

Galar wrth ofalu am unigolyn â dementia

Mae rhwng 47 a 71 y cant o ofalwyr teuluol unigolion â dementia yn profi galar, a thua 20 y cant yn profi galar cymhleth sylweddol ar ôl marwolaeth eu perthynas (Chan *et al.* 2013). Yn ystod dementia, mae gofalwyr teuluol a ffrindiau yn aml yn teimlo bod dementia wedi creu newid sylweddol i'r unigolyn roedden nhw'n arfer ei adnabod. Gall nifer o golledion ddigwydd ar ôl diagnosis o ddementia. Gall llai o gyfathrebu, a'r unigolyn yn colli adnabod ar y gofalwr, newid natur eu perthynas yn sylweddol. Efallai y bydd cymar yn teimlo bod eu dyfodol gyda'i gilydd, a phethau fel ymddeol a mynd i deithio, wedi'u cymryd oddi arnyn nhw, ac mae plant mewn oed sy'n gofalu am riant yn aml yn egluro bod eu rolau wedi newid yn llwyr a'u bod nhw bellach yn warcheidwaid i'w rhieni. Mae pobl yn sôn am fethu â gallu rhannu problemau, hel atgofion na cheisio cyngor gan yr unigolyn â dementia. Gall cymar deimlo bod symud partner i gartref gofal yn dynodi diwedd eu priodas. Efallai y bydd gofalwyr teuluol hefyd yn profi colledion personol eraill wrth iddyn nhw roi'r gorau i weithio, cymdeithasu ac i'w diddordebau er mwyn cefnogi eu perthynas neu ffrind â dementia.

Gall galar mewn dementia fod yn gymhleth oherwydd natur dementia, gyda dirywiad graddol dros nifer o flynyddoedd. Efallai y bydd gofalwyr teuluol yn teimlo eu bod wedi dysgu derbyn un golled pan fyddan nhw'n wynebu rhywbeth newydd y mae angen addasu iddo. Gall hyn fod yn dreth ar y gofalwr, wrth deimlo nad oes seibiant o orfod addasu i golled. Gan fod y galar hwn yn digwydd yng nghyd-destun y galwadau ar amser gofalwyr, mae'n bosib na fyddan nhw'n teimlo bod ganddyn nhw'r amser na'r egni i brosesu emosiynau yng nghanol pwysau bywyd beunyddiol.

Wrth gynnal ein gwaith ymchwil, siaradwyd â 150 o ofalwyr teuluol pobl â dementia yng Nghymru a Lloegr (Moore *et al.* 2020). Daeth hi'n amlwg bod y rhai a oedd yn teimlo eu bod yn cael eu cefnogi gan eu rhwydwaith cymdeithasol er mwyn cynnal eu hiechyd yn profi llai o alar dwys na'r rhai a oedd yn teimlo nad oedden nhw'n cael cefnogaeth o'r fath. Daeth hi'n amlwg hefyd bod menywod yn profi lefelau uwch o alar na dynion. Doedd hi ddim yn syndod bod y rhai a soniodd fod agosatrwydd eu perthynas â'r unigolyn â dementia wedi dirywio ers y diagnosis o ddementia, hefyd yn dangos lefelau uwch o alar.

Cydnabod galar mewn dementia

Un o heriau cefnogi gofalwyr teuluol mewn galar yw nad yw eu rhwydwaith cymdeithasol o reidrwydd yn cydnabod eu bod nhw'n galaru, ac efallai nad ydyn nhw'n cynnig yr un gefnogaeth ag y bydden nhw petai marwolaeth wedi digwydd. Mae sôn am farwolaeth yn bwnc tabŵ, ac mae dementia hefyd yn destun stigma; mae dod o hyd i glust gefnogol yn gallu bod yn anodd. Efallai na fydd gofalwyr teuluol yn teimlo ei bod yn gymwys i alaru am rywun sy'n dal i fod yno o'r naill ddiwrnod i'r llall. Cyfeiriodd Kenneth Doka (1999) at y galar hwn fel galar *difreiniedig* – galar heb hawl iddo – gan nad yw pobl yn cydnabod bod colled wedi digwydd. Efallai na fydd gofalwyr teuluol eisiau dal ati i weld eu perthynas yn dirywio, a'u bod yn teimlo na fyddai eu perthynas erioed wedi dymuno byw gyda dementia datblygedig. Gall hynny arwain at deimladau o euogrwydd, gan ei fod yn mynd yn groes i ymdrechion i drysori a gwerthfawrogi bod eu perthynas yn dal yma gyda nhw. Mae'n bwysig cydnabod y teimladau cymhleth hyn a deall bod yr emosiynau hyn yn gyffredin ac yn rhesymol yng nghyd-destun dementia.

Galar, gofal diwedd oes a marwolaeth

Mae'r colledion sy'n cael eu profi drwy ddementia yn golygu bod gofalwyr teuluol nid yn unig yn rhagweld ac yn disgwyl colled ond yn profi colled ar y pryd. Fodd bynnag, gall galar yn sgil rhagweld colled ddigwydd oherwydd bod y gofalwr yn ansicr ynglŷn â sut bydd y dementia yn datblygu a pha mor ddifrifol bydd y sefyllfa. Byddai addysgu gofalwyr teuluol am gynnydd nodweddiadol dementia, a bod gofal o safon a symptomau'n cael eu rheoli er mwyn galluogi marwolaeth gyfforddus, yn debygol o helpu i leddfu eu hofnau a gwneud iddyn nhw deimlo'n fwy hyderus am y dyfodol. Gallai esbonio prognosis aneglur dementia i ofalwyr teuluol fod yn help i dderbyn yr ansicrwydd hwn a lleihau'r disgwyliadau o wybod pryd bydd hynny'n digwydd.

Gan fod gofalwyr teuluol yn prosesu eu galar wrth i ddementia'r unigolyn ddatblygu, mae nifer yn disgwyl y bydd marwolaeth yn rhyddhad. Er bod nifer o ofalwyr teuluol yn teimlo rhyddhad pan fydd eu perthynas yn marw, mae'n bosib hefyd y byddan nhw'n profi ton newydd o golled ac emosiynau. Mae'n bosib y bydd eu pwysigrwydd a'u rôl fel gofalwr wedi dod i ben, ond gallai agweddau eraill ar eu bywyd fod wedi cael eu rhoi o'r neilltu tra oedden nhw'n gofalu am eu perthynas.

Crynodeb

Gall y profiad o alar wrth ofalu am rywun â dementia fod yr un mor ddwys â galar ar ôl marwolaeth. Fodd bynnag, gall prosesu galar a cholled fod yn fwy heriol oherwydd hirhoedledd dementia, a gofalwyr teuluol neu eu rhwydweithiau cymorth heb adnabod galar. Yn aml, mae prosesu galar a cholled wedi'i blethu â theimladau o euogrwydd gan y gofalwr teuluol. Efallai y bydd hi'n anodd i ofalwyr teuluol ddod o hyd i'r cymorth cywir wrth ddelio â cholled a phryderon am y dyfodol. Mae'n bwysig i ofalwyr teuluol gydnabod eu teimladau o alar a cholled a dod o hyd i rywun sy'n gallu gwrando ar eu profiadau, cynnig sicrwydd, a dilysu eu teimladau.

CYNGOR NYRS ADMIRAL

Dr Jacqueline Crowther, Nyrs Admiral Llinell Gymorth

Mae Christine fel petai wedi'i llethu gan fôr o deimladau ac emosiynau gwahanol. Gydag amser, bydd Nyrs Admiral yn gallu helpu Christine i feddwl am y teimladau hyn a sicrhau rhyw fath o ddatrysiad personol iddi. Bydd hefyd yn ei helpu i dderbyn i ryw raddau yr hyn sy'n digwydd i'w merch oherwydd dementia.

Dilysu ymateb emosiynol gofalwr teuluol

Mae diagnosis o ddementia yn brofiad sy'n newid bywyd yr unigolyn ei hun a'r rheini o'i gwmpas, ac mae'n amlwg bod hynny'n wir yn achos Christine a'i merch. Gall y dull o gyflwyno'r diagnosis o ddementia a pha wybodaeth sy'n cael ei rhannu, effeithio ar allu pobl i symud ymlaen mewn ffordd gadarnhaol neu fel arall. Mae'n bwysig archwilio faint mae gofalwr teuluol yn gwybod am ddementia ac yn ei ddeall, ac yn achos Christine, yr is-fath o ddementia sy'n effeithio ar Anna. Gallai dysgu rhagor am hyn, am ffisioleg y cyflwr, ac am sut mae hynny bellach yn effeithio ar ymddygiad Anna, helpu Christine i ddeall y salwch yn well, i'w dderbyn, ac i gynllunio ar ei gyfer.

Mae dementia yn cael ei gydnabod fel salwch marwol, ond mae'n bosib bod nifer o deuluoedd heb gael gwybod hynny. Mae cynllunio gofal i'r dyfodol yn cael ei gydnabod fel ffordd o helpu teuluoedd sy'n byw gyda chyflyrau marwol sy'n cyfyngu ar fywyd, gan gynnwys dementia, i feddwl a chynllunio wrth i'r clefyd ddatblygu (gweler Pennod 5). Gall cymryd rhan yn y sgyrsiau pwysig hyn, a'u cofnodi nhw a chofnodi dymuniadau pobl, wneud gwahaniaeth wrth i bethau newid, ac wrth i'r unigolyn ddirywio ac agosáu at ddiwedd ei oes. Mae hefyd yn help gydag addasu a galar sy'n rhagweld colled.

Gwybod am ddementia a'i ddeall

Mae diagnosis o ddementia yn brofiad sy'n newid bywyd yr unigolyn ei hun a'r rheini o'i gwmpas, ac mae'n amlwg bod hynny'n wir yn achos Christine a'i merch. Gall y dull o gyflwyno'r diagnosis o ddementia a pha wybodaeth sy'n cael ei rhannu, effeithio ar allu pobl i symud ymlaen mewn ffordd gadarnhaol neu fel arall. Mae'n bwysig archwilio faint mae gofalwr teuluol yn gwybod am ddementia ac yn ei ddeall, ac yn achos Christine, yr is-fath o ddementia sy'n effeithio ar Anna. Gallai dysgu rhagor am hyn, am ffisioleg y cyflwr, ac am sut mae hynny bellach yn effeithio ar ymddygiad Anna, helpu Christine i ddeall y salwch yn well, i'w dderbyn, ac i gynllunio ar ei gyfer.

Mae dementia yn cael ei gydnabod fel salwch marwol, ond mae'n bosib bod nifer o deuluoedd heb gael gwybod hynny. Mae cynllunio gofal i'r dyfodol yn cael ei gydnabod fel ffordd o helpu teuluoedd sy'n byw gyda chyflyrau marwol sy'n cyfyngu ar fywyd, gan gynnwys dementia, i feddwl a chynllunio wrth i'r clefyd ddatblygu (gweler Pennod 5). Gall cymryd rhan yn y sgyrsiau pwysig hyn, a'u cofnodi nhw a chofnodi dymuniadau pobl, wneud gwahaniaeth wrth i bethau newid, ac wrth i'r unigolyn ddirywio ac agosáu at ddiwedd ei oes. Mae hefyd yn help gydag addasu a galar sy'n rhagweld colled.

Dod hyd i gefnogaeth

Mae Christine yn sôn am y ffaith bod rhai agweddau ar ymddygiad Anna yn codi cywilydd arni, a pha mor anodd yw hi iddi drafod hynny â theulu a ffrindiau. Dydy hyn ddim yn anarferol; mae'n bosib y bydd gofalwyr teuluol yn teimlo'n anghyfforddus yn rhannu teimladau ac emosiynau ag aelodau eraill o'r teulu, fel arfer rhag ofn iddyn nhw eu poeni neu eu cynhyrfu. Gall hynny arwain at bobl yn ymweld yn llai aml, sy'n gallu ychwanegu at deimladau o unigrwydd ac ymdeimlad bod popeth sy'n digwydd yn llethu gofalwyr. Mae teimlo'n unig yn y sefyllfa sydd ohoni yn anodd; fel y gwelwn yn achos Christine, mae'n cael effaith negyddol ar ei hiechyd meddwl hithau. Mae'n bwysig adnabod unrhyw gyfleoedd a phobl o'ch cwmpas a all gynnig amser a lle i sôn am y teimladau a'r emosiynau rydych chi'n eu profi. Mae cefnogaeth gan gyfeillion yn agwedd werthfawr ar ofal dementia, o ran yr unigolyn â'r diagnosis ac o ran gofalwyr teuluol. Gall cefnogaeth o'r fath helpu i leihau teimladau o unigrwydd, bod wedi ynysu, ac euogrwydd, ac mae nifer yn cael budd mawr o ddod i gysylltiad â phobl sy'n mynd drwy sefyllfaoedd tebyg.

Mae'n bwysig deall bod teimladau fel rhai Christine yn gwbl normal o dan amgylchiadau o'r fath. Byddai Nyrs Admiral yn eich cefnogi i sôn am eich ymdeimlad o alar, yn enwedig galar sy'n rhagweld colled, a'r ymdeimlad o golled sy'n codi'n aml pan fydd rhywun sy'n agos atoch yn cael diagnosis o ddementia. Mae'n bwysig cadw golwg ar eich iechyd meddwl eich hun a chysylltu â'ch meddyg teulu, os yw'n briodol, i sôn am sut rydych chi'n teimlo.

Hunanfeio

Yn aml, gall gofalwyr teuluol syrthio i'r fagl o feio eu hunain pan fydd pethau'n mynd o chwith, neu pan nad yw'r gofal maen nhw'n ei roi yn arwain at y canlyniadau y bydden nhw'n eu dymuno. Fel y gwelwn ni yn achos Christine, mae hi'n flin â hi'i hun wrth deimlo nad yw wedi delio ag un o anghenion Anna fel y byddai hi wedi'i ddymuno. Mae teimladau o fai o'r fath hefyd yn aml yn cael eu teimlo pan fydd gofalwr teuluol yn gorfod ildio gofal i ofalwyr ffurfiol. Pan fydd pobl â dementia yn symud i leoliad gofal llawn amser, mae'n bosib y bydd gofalwyr teuluol yn aml yn teimlo'n rhwystredig ac yn ddig pan na fydd yr unigolyn â dementia yn cael gofal fel y bydden nhw yn ei ddymuno, neu ofal fel y bydden nhw eu hunain eisiau ei gynnig, petaen nhw'n gallu (gweler Pennod 15 hefyd). Dydy gofalwyr teuluol ddim yn rhoi'r gorau i falio pan fydd pobl â dementia yn symud i ofal llawn amser; mae'n fwy o fater o'u rôl yn newid. Gall y trawsnewid hwn fod yn anodd iawn i rai, ac mae'n aml yn cymhlethu unrhyw deimladau o alar. Unwaith eto, byddai Nyrs Admiral yn cynnig cyfle i drafod teimladau o ddicter, gan eu normaleiddio a helpu gofalwyr teuluol i ddatblygu strategaethau i reoli neu osgoi'r teimladau negyddol a'u heffaith.

Teimlo'n ddiymadferth

Gallai teimlo'n ddiamydferth hefyd gyfrannu at deimladau o ddicter a rhwystredigaeth. Mae'n bwysig galluogi gofalwyr teuluol i sôn am y newid yn eu sefyllfa a'u teimladau wrth i newidiadau o'r fath ddigwydd. Mae gofalwyr teuluol yn cael budd os ydyn nhw'n trafod bod yn bartner gofal mewn rhyw ffordd gyda'r gofalwyr gofal ffurfiol yn y cyfleuster gofal. Mae hyn yn gwneud iddyn nhw deimlo bod ganddyn nhw ran yn y gofal a dylanwad arno. Yn achos Christine, gallai hynny gynnwys ei chyfraniad at ddatblygu cynllun gofal ar gyfer Anna. Gallai gweithgareddau i alluogi Christine i gadw cysylltiad â gofal Anna gynnwys pethau fel model gofal Namaste (Simard 2007) fel y gall Christine barhau i deimlo cysylltiad ag Anna (gweler Pennod 16). Cafodd Namaste ei ddatblygu fel ffordd o gefnogi a chyfathrebu â phobl â dementia dwys. Mae'n defnyddio gweithgareddau cyfathrebu sy'n cwmpasu'r holl synhwyrau ac yn galluogi ansawdd bywyd da a chysylltiadau cadarnhaol pan fydd cyfathrebu'n fwy heriol. Gallai gweithio gyda Christine i weld sut mae modd iddi dal ati i gysylltu ag Anna ei helpu i dderbyn rhai o'r newidiadau y mae hi'n eu gweld yn ei merch, mynd i'r afael ag ymdeimlad Christine o fod yn ddiymadferth a chael effaith gadarnhaol ar ei hiechyd meddwl.

Hunanofal

Mae angen amser iddyn nhw eu hunain ar ofalwyr teuluol. Mae bod yn ofalgar, yn garedig a thosturiol wrthoch chi'ch hun ar adegau mor anodd a heriol, yn hanfodol ar gyfer lles unrhyw ofalwr teuluol. Gyda'i gilydd, bydd modd i'r Nyrs Admiral a'r gofalwr teuluol nodi ffyrdd o wneud hyn, gan gynnwys canolbwyntio ar yr holl bethau mae modd dal ati i'w gwneud gyda'r unigolyn â dementia a chofio'r holl bethau maen nhw'n dal i'w gwneud ac yn eu gwneud yn dda.

I grynhoi, byddai Nyrs Admiral yn cefnogi Christine gan ddefnyddio dull person-ganolog, sensitif, cefnogol a chadarnhaol. Mae'n bwysig normaleiddio teimladau gofalwyr teuluol a rhoi caniatâd iddyn nhw eu profi a'u teimlo, hyd yn oed y teimladau negyddol. Mae'n bwysig bod gofalwyr teuluol yn gwybod bod y teimladau hyn yn gwbl normal ac yn ymateb cyffredin, ac y bydd dyddiau da a dyddiau drwg, fel yn achos Christine gydag Anna. Bydd Nyrs Admiral yn annog ac yn cefnogi Christine i ddod o hyd i ffordd i fynegi ei theimladau a'i hemosiynau. Bydd nodi cyfleoedd cadarnhaol wrth symud ymlaen yn galluogi gofalwyr teuluol i barhau i weld y llawenydd a'r cariad yn eu perthynas â'r unigolion â dementia, er bod hynny'n wahanol iawn i'r hyn roedd y naill na'r llall wedi ei ragweld.

CYFEIRIADAU

Chan, D., Livingston, G., Jones, L. a Sampson, E.L. (2013) 'Grief reactions in dementia carers: A systematic review.' *International Journal of Geriatric Psychiatry 28*, 1, 1–17. doi:10.1002/gps.3795.

Doka, K.J. (1999) 'Disenfranchised grief.' *Bereavement Care 18*, 3, 37–39. doi:10.1080/02682629908657467.

Moore, K.J., Crawley, S., Vickerstaff, V., Cooper, C., King, M. a Sampson, E.L. (2020) 'Is preparation for end of life associated with pre-death grief in caregivers of people with dementia?' *International Psychogeriatrics 32*, 6, 753–763. doi:10.1017/S1041610220000289.

Simard. J. (2007) *The End-of-Life Namaste Care Program for People with Dementia*. Towson, Maryland, UDA: Health Professions Press.

ADNODDAU A DEUNYDD DARLLEN YCHWANEGOL

James, O. (2008) *Contented Dementia: 24-Hour Wraparound Care for Lifelong Well-Being*. Llundain: Vermilion.

McCurry, S.M. (2006) *When a Family Member Has Dementia: Steps to Becoming a Resilient Caregiver*. Westport, Connecticut, UDA: Greenwood World Publishing.

Caring for family or friends with dementia: could these feelings be grief?

Datblygwyd yr animeiddiad hwn i hybu ymwybyddiaeth o'r galar y gall teulu a ffrindiau ei brofi wrth ofalu am rywun â dementia. Mae wedi cael ei ddatblygu ar gyfer cynulleidfa eang gan gynnwys perthnasau a ffrindiau sy'n ofalwyr, ynghyd â'u ffrindiau, rhwydweithiau teuluol a chymdeithasol, yn ogystal â gweithwyr gofal iechyd proffesiynol a'r rhai sy'n gweithio gyda pherthnasau a ffrindiau sy'n ofalwyr.

https://www.ucl.ac.uk/psychiatry/research/marie-curie-palliative-care-research-department/research/centre-dementia-palliative-care-23

Dementia UK

GALAR (GAN GYNNWYS GALAR SY'N RHAGWELD COLLED), PROFEDIGAETH A CHOLLED

www.dementiauk.org/get-support/family-and-carer-support/bereavement

Rare Dementia Support

Mae Rare Dementia Support ar gyfer pawb sydd wedi eu heffeithio gan ddementia prin neu sydd yn debygol o gael diagnosis o ddementia prin, ac mae'n cynnig gwybodaeth, cymorth pwrpasol a chysylltiad â phobl eraill sydd wedi'u heffeithio gan gyflyrau tebyg, mewn awyrgylch o gyd-ddealltwriaeth a pharch.

www.raredementiasupport.org

together in dementia everyday (tide)

Mudiad yw tide sy'n rhoi cyfle i chi gyfarfod â gofalwyr eraill, gwrando a rhannu profiadau, a lleddfu teimlo'n ynysig.

www.tide.uk.net

PENNOD 8

'Sut mae salwch corfforol yn effeithio ar bobl â dementia?'

DEALL DELIRIWM

Alfie Jones (ffugenw)

Dros y ddwy flynedd ddiwethaf, dwi wedi amau bod Dad yng nghyfnod cynnar dementia: mae'n anghofus, mae'n ailadrodd ei hun, ac mae'n drysu'n lân wrth ddefnyddio pethau fel teclyn y teledu, ei ffôn newydd ac unrhyw beth sydd y tu allan i'w drefn arferol. Mae'n byw ar ei ben ei hun, ond mae'n ymdopi'n eithaf da ar y cyfan. Oherwydd ei fod yn dod i ben yn weddol, dim ond dwywaith yr wythnos y mae angen i fi alw heibio i wneud yn siŵr bod ganddo fwyd yn y tŷ a'i fod yn ddiogel ac yn hapus.

Es i ar wyliau am ryw bythefnos, felly roeddwn i heb ymweld â Dad yn ôl fy arfer, ond roedd o'n mynnu nad oedd angen unrhyw help arno tra oeddwn i i ffwrdd. Pan gyrhaeddais yn ôl, galwais i'w weld, ac roedd yn ddryslyd ac yn gynhyrfus iawn, a'r lolfa a'r gegin mewn llanast go iawn. Pan ofynnais beth oedd wedi digwydd, roedd wedi ypsetio a dywedodd ei fod yn gallu gweld pryfed ym mhobman, a bod y lle'n llanast oherwydd ei fod yn trio cael gwared arnyn nhw. Edrychais o gwmpas y tŷ ond doedd dim golwg o bryfed o gwbl, ond roedd o'n dal i fynnu, 'Edrycha, maen nhw ym mhobman; mae'n rhaid bod rhywbeth yn bod ar dy lygaid di!'

Llwyddais i dawelu Dad, a rhoi paned o de a brechdan iddo wrth i fi dacluso. Ond wrth wneud ei frechdan, sylwais ei fod heb gyffwrdd â'r bwyd roeddwn i wedi'i brynu iddo cyn i fi fynd ar fy ngwyliau, ac roedd nifer o'r pethau heibio'u dyddiad. Sylwais hefyd ar bwll bach o bi-pi yn y cyntedd ger drws y toiled.

Doedd dim golwg da iawn ar Dad. Roedd yn chwyslyd ac yn edrych yn ofnus a'i broblemau cof yn waeth o lawer, ac roeddwn i'n teimlo mor euog am ei adael i ofalu am ei hun cyhyd. Roeddwn i'n poeni amdano go iawn, ond doedd gen i ddim syniad beth i'w wneud. Dechreuais feddwl tybed a oedd hyn yn arwydd bod ei ddementia yn gwaethygu. Roeddwn i'n teimlo'n euog fy mod i heb fynd â Dad am asesiad ynghynt, pan wnes i ddechrau teimlo bod rhywbeth o'i le – ac roedd hynny ar ben teimlo'n euog am ei adael i ymdopi ar ei ben ei hun gyhyd.

Ces i gyngor gan ffrind i ffonio llinell gymorth dementia Nyrsio Admiral, a chynghorodd y nyrs fi i gysylltu â'r meddyg teulu, rhag ofn bod problem iechyd corfforol yn achosi'r newid sydyn yn ymddygiad Dad.

SYLWEBAETH ARBENIGOL

Yr Athro Rowan H. Harwood, Geriatregydd Ymgynghorol, Prifysgol Nottingham/Ymddiriedolaeth GIG Ysbytai Prifysgol Nottingham

Yn anffodus, mae pethau annisgwyl yn digwydd, pethau'n mynd o chwith ac argyfyngau yn gyffredin i bobl â dementia. Maen nhw mewn perygl o fod yn fregus oherwydd salwch corfforol, syrthio a cholli galluoedd arferol, sgileffeithiau cyffuriau presgripsiwn, trallod meddyliol, newidiadau o ran cymorth teuluol, cymorth cymdeithasol arferol, neu yn yr amgylchedd neu ei leoliad. Pan fydd argyfwng yn codi, mae'n rhaid i'r teulu, y staff gofal cymdeithasol a'r gweithwyr gofal iechyd proffesiynol geisio rhoi bys ar beth sy'n ei achosi, a beth i'w wneud. Yn aml bydd sawl peth yn codi ar unwaith. Fel arfer, bydd angen cymorth ychwanegol gan deuluoedd neu gan weithwyr iechyd proffesiynol a gofal cymdeithasol, diagnosis a thriniaeth gan feddyg teulu, neu bydd angen i'r unigolyn fynd i'r ysbyty.

Deliriwm

Deliriwm yw'r enw ar ddryswch sy'n codi'n sydyn neu'n gwaethygu oherwydd salwch corfforol, anaf, llawdriniaeth, cyffuriau neu roi'r gorau i gyffuriau. Mae 'sydyn' yn golygu cyfnod o oriau neu ddyddiau. Mae 'dryswch' yn golygu bod y cof, y llif meddwl a'r lleferydd yn waeth na'r arfer. Mae'n bosib y bydd yr unigolyn yn mwydro neu'n gwibio o'r naill bwnc i'r llall. Elfen allweddol yw diffyg canolbwyntio – mae hynny'n golygu unrhyw beth o gysgu neu fod yn gysglyd i analluu i ganolbwyntio a'r sylw'n crwydro. Mae deliriwm yn anwadal; mae'n amrywio o'r naill funud i'r llall neu o'r naill awr i'r llall. Mae'n aml yn waeth yn y nos.

Mae'n bosib y bydd rhithdybiau neu rithweledigaethau hefyd. Credoau cyfeiliornus yw rhithdybiau, sy'n cael eu credu'n gadarn a dydy hi ddim yn bosib eu cywiro drwy esboniad neu resymu (gweler Pennod 10 hefyd). Mae paranoia ac erledigaeth yn aml yn rhan o natur rhithdybiau mewn deliriwm, fel cred bod yr unigolyn mewn perygl neu'n mynd i gael ei niweidio. Mae'n real iawn i'r sawl sy'n ei gredu, ac yn aml yn ingol a brawychus. Bydd rhithdybiau yn achosi cynnwrf, gwrthwynebiad neu ymddygiad ymosodol yn aml, a hynny fel arfer ar ffurf hunanamddiffyn. Mae rhithweledigaethau yn ymwneud â gweld pethau, sydd â ffurf fel arfer, yn cynnwys anifeiliaid neu bobl sy'n symud, ond maen nhw hefyd yn gallu bod yn rhyfedd neu'n annelwig. Weithiau, gall rhithweledigaethau amlygu eu hunain fel teimladau annymunol ar y croen neu glywed lleisiau sy'n cynnig sylwebaeth neu'n rhoi cyfarwyddiadau. Mae emosiynau eithafol yn bosib, fel gorbryder, iselder, braw neu ddicter. Gall yr unigolyn fod yn oddefol ac yn fewnblyg, neu'n aflonydd a chynhyrfus, neu gall amrywio rhwng y naill begwn a'r llall. Efallai y byddan nhw'n gwlychu eu hunain neu'n ansicr ar eu traed. Mae deliriwm yn amrywiol iawn ac yn newid, felly bydd adegau da ac adegau gwaeth yn bosib. Gall canlyniadau corfforol unrhyw salwch gwaelodol gymhlethu'r darlun hefyd.

Beth sy'n achosi deliriwm?

Gall unrhyw salwch dan haul fwy neu lai achosi deliriwm. Heintiau yw'r achos mwyaf cyffredin, o annwyd neu haint ar y frest i lid yr ymennydd neu heintiau mewnol difrifol eraill. Yn aml, mae dryswch gwaeth na'r arfer yn cael ei briodoli i haint ar y llwybr wrinol; er bod hyn yn bosib, mae diagnosis o haint wrinol yn digwydd yn rhy aml ac oherwydd hyn mae perygl i ni fethu'r achos go iawn, gan gamddefnyddio gwrthfiotigau. Yr ail achos mwyaf cyffredin yw cyffuriau presgripsiwn (neu weithiau gyffuriau adloniadol): yn enwedig cyffuriau o natur morffin (opioidau), cyffuriau clefyd Parkinson neu gyffuriau eraill sy'n effeithio ar y system nerfol. Mae rhoi'r gorau i gymryd cyffuriau, gan gynnwys alcohol, opioidau a bensodiasepinau, hefyd yn gallu achosi deliriwm. Mae gan bob cyffur fân sgileffeithiau sy'n gallu crynhoi, a gall peth mor fach â chymryd nifer o gyffuriau ar yr un pryd achosi problemau sy'n cronni, heb i ni allu beio un cyffur penodol. Mae'r rhestr hir o achosion posib hefyd yn cynnwys strôc, trawiad ar y galon a methiant y galon, torasgwrn a chlefyd yr ysgyfaint. Mae hyd yn oed cyflyrau fel rhwymedd, poen a diffyg cwsg yn gysylltiedig â deliriwm, a gallan nhw fod yn achosion uniongyrchol eu hunain.

Diagnosis o ddeliriwm

Mae dwy ran i ddiagnosis: adnabod bod deliriwm yn bresennol neu'n bosib; yna dod o hyd i'r achos. Gall adnabod deliriwm yn ddibynadwy fod yn anodd, hyd yn oed i feddygon a nyrsys profiadol, oherwydd ei fod mor amrywiol. Does gan lawer o feddygon a nyrsys ddim arbenigedd mewn deliriwm, felly weithiau mae'n cael ei anwybyddu neu ei gamddehongli. Gall adnabod yr achos fod yr un mor anodd – mewn dros hanner yr achosion, mae sawl achos posib, ac mewn hyd at chwarter o achosion, does dim salwch pendant i'w feio er gwaethaf chwilio trylwyr. Gall hynny arwain at rwystredigaeth i bawb.

Mae diagnosis yn dibynnu ar adroddiad cadarn o'r hyn sydd wedi digwydd a'r hyn sydd wedi newid, ac mae hynny'n aml yn dibynnu ar aelod o'r teulu neu ar ofalwr proffesiynol. Mae cyffuriau newydd, neu gyffuriau a fu'n cael eu cymryd tan yn ddiweddar, yn cael eu hadnabod fel rhan o'r broses asesu. Bydd y meddyg neu'r nyrs yn cynnal prawf sylw, weithiau gan ddefnyddio prawf fel adrodd dyddiau'r wythnos am yn ôl. Mae'n bosib y byddan nhw'n cynnal prawf cof a holi am rithdybiau a rhithweledigaethau, ond mae hyn yn waith arbenigol ac mae'n gorfod digwydd mewn ffordd gynnil, oherwydd efallai na fydd pobl sy'n pryderu am eu diogelwch yn fodlon datgelu eu meddyliau. Bydd y meddyg neu'r nyrs wedyn yn mynd ati i geisio dod o hyd i'r achos neu'r achosion, gan ddefnyddio symptomau, archwiliad a phrofion gwaed ac wrin, archwiliadau pelydr X neu brofion eraill, yn ôl yr angen. Mae'n bosib y bydd angen i'r unigolyn fynd i'r ysbyty, ac mae hynny ynddo'i hun yn drafferthus a gall achosi trallod. Yn aml, problemau ymarferol gydag ymddygiadau peryglus neu anghydweithredol, neu ddirywiad mewn gallu corfforol fel cerdded, syrthio neu beidio â gwlychu neu faeddu sy'n gwneud aros gartref yn amhosib.

Trin deliriwm

Mae triniaeth yn cynnwys dod o hyd i'r achos sylfaenol a'i drin. Mae deliriwm weithiau'n digwydd am gyfnod byr ac mae'n cael ei ddatrys yn gyflym. Yn anffodus, gall hefyd fod yn gyflwr araf sy'n cymryd misoedd lawer i wella. O ganlyniad, mae hi hefyd yn bwysig rhoi digon o amser i rywun adfer, a cheisio osgoi gwneud penderfyniadau mawr, fel symud i gartref gofal, yn rhy fuan. Mae'n rhaid i ni hefyd geisio amddiffyn yr unigolyn rhag cymhlethdodau, megis anafiadau yn sgil syrthio, diffyg maeth, dolur gwasgu, gwendid a cholli galluoedd oherwydd segurdod. Mae'n bosib defnyddio cyffuriau gwrthseicotig i reoli rhithdybiau a rhithweledigaethau, ond dydyn nhw ddim bob amser yn effeithiol. Weithiau (wrth roi'r gorau i yfed alcohol, er enghraifft, neu wrth i ddeliriwm gymhlethu clefyd Parkinson neu ddementia gyda chyrff Lewy) gall defnyddio bensodiasepinau, fel *lorazepam*, fod yn fuddiol.

Mewn rhyw un o bob pump o achosion, dydy triniaeth ddim yn llwyddo i ddatrys deliriwm. Mae peth gwaith ymchwil yn dangos y gallai ysbeidiau o ddeliriwm wneud dementia yn waeth (Pereira *et al.* 2021).

Mae deliriwm yn arwydd o salwch difrifol. Y ffactorau risg mwyaf yw oedran, dementia blaenorol, salwch difrifol ac anafiadau (fel torri clun). Ni fydd hyd at hanner y bobl sydd â deliriwm yn byw am fwy na chwe mis, ac mae deliriwm yn gyffredin iawn ymhlith pobl sy'n marw. Fodd bynnag, mae nifer o bobl yn gwella, ac yn adfer i iechyd meddwl llwyr neu i'r lefel o ddryswch cyn i'r deliriwm daro. Mae rhithdybiau, rhithweledigaethau ac emosiynau bregus fel arfer yn setlo neu'n darfod.

Heddiw, rydyn ni'n rhoi llawer o bwyslais ar atal deliriwm. Mae hyn yn cynnwys unrhyw beth i hybu iechyd corfforol cyffredinol, gan gynnwys brechu, meddyginiaeth ataliol ar gyfer y galon neu esgyrn ac atal syrthio. Mae'n rhaid i ni fod yn ofalus iawn wrth roi presgripsiynau, gan geisio osgoi rhestr o gyffuriau risg uchel, a gostwng nifer y tabledi sy'n cael eu cymryd. Mae hefyd yn bwysig cadw llygad am broblemau wrth ddechrau neu roi'r gorau i gymryd meddyginiaeth. Mae'n bosib atal deliriwm drwy ofalu bod pobl hŷn yn yfed ac yn bwyta digon, eu bod yn gwisgo'u sbectol a'u cymhorthion clyw a'u bod yn cael eu cadw mewn cyflwr da, eu bod nhw'n symud digon, yn cysgu'n dda (heb dabledi cysgu) ac yn dal i gael eu hysgogi'n feddyliol.

Mr Jones a deliriwm

Oedd deliriwm ar Mr Jones? Yn sicr, roedd newid yn ei gyflwr. Roedd Alfie yn gywir i feddwl bod dementia yn siŵr o fod ar ei dad: roedd yn anghofus ac yn cael anhawster gyda gweithgareddau cymhleth, ac roedd hynny'n achosi problemau yn ei fywyd o ddydd i ddydd. Roedd yn fwy dryslyd a chynhyrfus, ac roedd yn gweld pryfed yn ei rithweledigaethau. Doedd o ddim yn edrych yn dda ac roedd yn chwyslyd, sy'n gallu bod yn arwydd o haint neu salwch corfforol arall. Fel arall, gallai golwg welw a chwysu fod yn arwydd o orbryder (yn sgil y pla pryfed) a dicter (tuag at ei fab am wadu rhywbeth a oedd yn amlwg iddo fo). Ar yr olwg gyntaf, doedd dim salwch corfforol amlwg, ond dydy pobl hŷn ddim bob amser yn dangos arwyddion clasurol o salwch, ac mae'n amhosib dweud y naill ffordd neu'r llall heb asesu ac archwilio ychwanegol.

Mae'r ffaith bod y bwyd a gafodd ei adael gan Alfie i'w dad heb ei gyffwrdd yn gwneud i fi amau tybed a oedd dementia Mr Jones yn fwy difrifol nag oedd neb wedi'i feddwl. Mae pobl â dementia yn dibynnu ar bethau cyfarwydd a threfn. Byddai gofal sylwgar, diwyd a gochelgar ei fab wedi gwneud iawn am gyfyngiadau ar allu meddyliol ei dad. Yn sydyn, heb y cymorth hwnnw wrth law – ac mae pawb angen seibiant neu wyliau o dro i dro – daeth union natur cyfyngiadau gallu Mr Jones yn amlwg iawn.

Fodd bynnag, fyddai hynny ddim yn esbonio'r rhithweledigaethau newydd. Mae dau brif esboniad am hynny yn y sefyllfa hon. Naill ai rhithweledigaethau wedi'u hachosi gan y dementia ei hun, neu ddeliriwm. Mae rhithweledigaethau gweledol yn nodwedd gyffredin o un math penodol o ddementia, dementia gyda chyrff Lewy (neu'r cyflwr cysylltiedig, dementia clefyd Parkinson). Maen nhw hefyd yn gallu digwydd weithiau i bobl â chlefyd Alzheimer neu bobl â golwg wael. Mae'r dechrau sydyn a natur ddifrifol y rhithweledigaethau yn golygu mai deliriwm yw'r esboniad mwy tebygol, ond dydy hynny ddim yn bendant. Mae dementia fasgwlar yn gwaethygu fesul 'camau', a gall y dirywiad sydyn edrych yn debyg i ddeliriwm. Mae rhithweledigaethau gweledol yn gymharol anghyffredin mewn dementia fasgwlar, ond wrth weithio yn y byd meddygol, rydych chi'n dysgu i beidio â dweud y gair 'byth'. Er ei bod hi'n hawdd tybio nad oedd Mr Jones yn yfwr trwm a oedd wedi colli ei gyflenwad o alcohol yn ddirybudd, byddai'n well gofyn yn dawel bach i wneud yn siŵr. Mae hefyd angen gofyn a yw wedi dechrau cymryd unrhyw gyffuriau eraill neu wedi rhoi'r gorau i unrhyw gyffuriau.

Mae angen asesiad trwyadl ar Mr Jones i asesu ei gyflwr meddygol a'i gyflwr meddyliol er mwyn deall beth sy'n digwydd, fel bod modd trin y cyflyrau mae'n bosib eu trin, fel heintiau, a llunio cynllun ar gyfer ymdopi â'r argyfwng. Mae angen cysuro ei fab bod pethau fel hyn yn digwydd; roedd wedi gweithio'n ddi-fai am gyfnod maith i alluogi ei dad i aros yn ei gartref ei hun a ffynnu, ac nid oedd i'w feio o gwbl am y dirywiad yn ei gyflwr.

CYNGOR NYRS ADMIRAL

Kerry Lyons, Nyrs Admiral Ymgynghorol – Gwasanaethau Acíwt, Dementia UK

Fel gofalwr, mae'n bwysig peidio â theimlo'n euog pan fydd newid sydyn yn digwydd. Gall byw'n annibynnol gyda threfn arferol fod yn agwedd hynod bwysig ar fyw gystal â phosib gyda dementia.

Pan fydd newidiadau sydyn yn digwydd, mae'n bwysig gofyn am farn feddygol er mwyn diystyru deliriwm cyn dim byd arall. Ar ôl i'r deliriwm gael ei drin a'i ddatrys, byddai'n syniad sôn wrth feddyg teulu Mr Jones am y problemau â'i gof sy'n rhychwantu cyfnod hirach. Gallai hynny arwain at atgyfeiriad at wasanaeth asesu cof.

Mae deliriwm yn gyflwr y gellir ei drin ac mae'n aml yn cydfodoli gyda dementia. Ar adegau, gall fod yn anodd adnabod dementia a deliriwm a gwahaniaethu rhyngddyn nhw. Gall y symptomau fod yn debyg iawn ac o ganlyniad, dydyn nhw ddim bob amser yn cael eu hadnabod ar unwaith, neu nes bod newid sylweddol wedi bod yng nghanfyddiad unigolyn o realiti a/neu newid sylweddol yn ei ymddygiad.

Gall deliriwm achosi llawer o drallod i'r unigolyn â dementia ac i'w ofalwr. Yn aml, bydd y symptomau'n datblygu'n araf, neu bydd newid sydyn yn ymddygiad yr unigolyn. Gall y deliriwm bara ychydig ddyddiau neu hyd yn oed fisoedd, a phan fydd yn digwydd ochr yn ochr â dementia, gall gymryd mwy o amser i'r unigolyn ddod drosto.

Rheoli'r symptomau

Fel yn achos Mr Jones, mae rhithweledigaethau gweledol yn symptom cyffredin, a gall hynny achosi cryn drallod i'r unigolyn â dementia a'i ofalwr. Mae'r rhithweledigaethau yn arwain at newid i'r ymdeimlad o realiti (gweler Pennod 9), gan gynyddu dryswch yr unigolyn a chynyddu ei drallod, yn aml. Pan fydd person yn cael rhithweledigaethau, y prif nod fyddai ei gefnogi i deimlo'n ddiogel, lleihau ei drallod a cheisio ei dynnu'n ôl i'r presennol. Un ffordd o wneud hyn fyddai gwrando ar yr unigolyn a dilysu ei deimladau o drallod. Gofynnwch beth sy'n bod a/neu ceisiwch ddod o hyd i'r hyn sydd wrth wraidd ei drallod. Mae angen cynnig sicrwydd o ddiogelwch – rhowch gynnig ar eistedd yn agos at yr unigolyn a gafael yn ei law i gynnig cysur a theimlad cyfarwydd. Gall neilltuo amser i esbonio, gan ddefnyddio brawddegau byr a syml â goslef dawel ac anfygythiol, helpu'r unigolyn i deimlo bod rhywun yn gwrando arno ac yno i'w gefnogi. Ceisiwch osgoi anghytuno â'r unigolyn. Os oes angen, defnyddiwch dechnegau tynnu sylw – er enghraifft, cynnig diod neu fyrbryd i'r unigolyn neu ei gynnwys mewn gweithgaredd mae'n ei fwynhau – er mwyn tynnu ei sylw oddi wrth unrhyw rithweledigaethau neu brosesau meddwl rhithdybiol (gweler Pennod 10).

Weithiau, gall poen achosi neu waethygu'r deliriwm, felly gwnewch yn siŵr nad yw'r unigolyn mewn unrhyw boen corfforol. Dechreuwch drwy ofyn iddo'n uniongyrchol a ydy o mewn poen; fodd bynnag, mae'n bosib y bydd yn methu mynegi hynny weithiau, felly bydd angen i chi gadw llygad am arwyddion o boen, fel gafael yn y rhan boenus o'r corff neu ei rhwbio (gweler Pennod 16). Gofalwch fod unrhyw feddyginiaethau yn cael eu cymryd yn unol â'r cyfarwyddiadau, a bod unrhyw boen yn cael ei reoli'n briodol – gofynnwch am help os oes gennych unrhyw amheuaeth.

Gofalwch fod ei gymhorthion cyfathrebu arferol yn cael eu defnyddio a bod unrhyw sbectol neu ddyfeisiau clyw yn lân ac yn gweithio'n iawn. Rhowch ymdeimlad o le ac amser i'r unigolyn gan roi sylw i'r amser, y dyddiad a'i leoliad (defnyddiwch luniau a phethau cyfarwydd i wneud y person yn ymwybodol o'i realiti arferol). Helpwch yr unigolyn i adnabod 'llwybrau' – er enghraifft, y ffordd i'r toiled, i'r ystafell ymolchi neu i'r llofft; gallai hynny gynnwys gosod arwyddion cyfeirio neu labelu pob un o'r drysau. Cadwch yr amgylchedd mor gyfarwydd, tawel a sefydlog ag sy'n bosib; gall sŵn isel a golau tyner helpu i leddfu trallod unigolyn.

Cynigiwch fwyd a diod i gynnal ei faeth a'i lefelau hylif, a chofiwch fod yn hyblyg. Er enghraifft, os nad yw'r person eisiau yfed, gallech chi gynnig bwydydd 'gwlyb' fel iogwrt a chawl i gynyddu ei lefelau hylif.

Helpu i wella

Mae'n bwysig ailsefydlu trefn yr unigolyn wrth iddo wella o'r cyflwr a oedd yn gyfrifol am y deliriwm. Rhowch help iddo wneud y pethau mae'n arfer eu gwneud, yn cynnwys y rheini y mae'n eu mwynhau, yn ddelfrydol. Mae'n syniad ailgyflwyno gweithgareddau yn raddol fel mae iechyd yr unigolyn yn ei ganiatáu, fel mynd am dro neu ymweld â hoff fannau cyfarwydd. Yn ogystal, mae'n werth ceisio trefnu patrwm cysgu a deffro da, er mwyn lleihau'r risg o ddryswch ar ddiwedd y dydd (syndrom machlud haul yw'r enw ar hyn – gweler Pennod 13) drwy wneud y canlynol:

- cyfyngu ar hepian yn ystod y dydd
- sicrhau ei fod yn cael llai o gaffein ac alcohol
- paratoi ar gyfer y nos drwy gau'r llenni
- cyflwyno trefn amser gwely i nodi dydd yn troi'n nos.

Ceisiwch edrych ar amgylchedd yr unigolyn â 'llygaid newydd'. Chwiliwch am bethau a allai gael eu camddehongli a chreu trallod ychwanegol. Gallai hynny gynnwys lloriau sgleiniog neu adlewyrchol, pethau y gallai rhywun eu camddehongli fel pyllau o ddŵr neu arwyneb sy'n anniogel i gerdded arno. Mae'n bosib camddehongli gŵn llofft sy'n hongian ar ddrws fel person arall, a gallai unigolyn gamgymryd adlewyrchiad ohono'i hun mewn drych fel rhywun dieithr yn y tŷ.

Mr Jones yr Hynaf

Weithiau, gall diffygion bwyd a diod achosi neu wneud deliriwm yn waeth, felly mae'n bwysig cadw golwg ar yr hyn mae'r unigolyn yn ei fwyta a'i yfed dros amser. Yn achos Mr Jones, mae'n debyg nad oedd wedi bwyta'r bwyd a adawyd iddo pan aeth ei fab i ffwrdd ar ei wyliau.

Sylwodd Alfie fod wrin ar lawr y cyntedd pan ymwelodd â'i dad, arwydd ei fod yn methu dod o hyd i'r toiled neu ei fod wedi methu â chyrraedd mewn pryd, neu gallai fod yn dystiolaeth o anymataliaeth, o bosib oherwydd haint. Gall rhwymedd a heintiau wrinol achosi deliriwm, neu ddigwydd o ganlyniad iddo; yn y naill achos neu'r llall, bydd angen atal neu drin hyn.

Roedd Alfie yn teimlo'n euog ei fod heb chwilio am gymorth i'w dad yn gynt a'i fod heb sylweddoli bod anghenion ei dad wedi cynyddu nes iddo fynd ar wyliau a gweld nad oedd yn ymdopi heb ei ofal a'i gefnogaeth. Mae teimladau o euogrwydd o'r fath yn gyfarwydd i Nyrsys Admiral, felly hefyd y pryderon nad yw'r aelod o'r teulu yn gwneud digon i gefnogi'r unigolyn â dementia. Mae'n bwysig peidio â bod yn rhy galed arnoch chi'ch hun fel gofalwr, a'ch bod chi'n cofio eich bod chi'n gwneud eich gorau glas. Mae'n bwysig cydnabod pryd bydd angen help ychwanegol arnoch chi er mwyn osgoi trallod neu argyfwng. Mae angen i ofalwyr teuluol hefyd geisio cefnogaeth, cyngor ac arweiniad cynnar wrth wynebu rhai o'r newidiadau a all godi pan fydd rhywun agos yn cael diagnosis o ddementia. Mae'n aml yn brofiad newydd i bawb, felly dydy hi'n fawr o syndod bod angen cyngor a chymorth dementia arbenigol. Gwrandewch ar eich greddf fel gofalwr, a chofiwch eich bod chi'n adnabod yr unigolyn yn well na neb. Byddwch chi'n gwybod yn reddfol beth sy'n ei helpu i deimlo'n ddiogel, felly mae angen i chi ymddiried yn eich greddfau.

CYFEIRIADAU

Pereira, J.V.B., Aung Thein, M.Z., Nitchingham, A. a Caplan, G.A. (2021) 'Delirium in older adults is associated with development of new dementia: A systematic review and meta-analysis.' *International Journal of Geriatric Psychiatry 36*, 7, 993–1003. doi:10.1002/gps.5508.

ADNODDAU A DEUNYDD DARLLEN YCHWANEGOL

Coleg Brenhinol y Seiciatryddion: Deliriwm

Gwybodaeth ar gyfer unrhyw un sydd wedi profi deliriwm, sy'n adnabod rhywun â deliriwm neu sy'n gofalu am bobl â deliriwm.

www.rcpsych.ac.uk/mental-health/problems-disorders/delirium

Dementia UK

DEALL NEWIDIADAU MEWN DEMENTIA: DELIRIWM (DRYSWCH SYDYN)

www.dementiauk.org/get-support/understanding-changes-in-dementia/delirium

PENNOD 9

'Roeddwn i'n meddwl mai dim ond colli cof oedd dementia'

RHITHWELEDIGAETHAU

JACK A CAROLINE WORTH (FFUGENWAU)

Jack

Wrth yrru y gwnes i sylwi ar y broblem gyntaf. Fflach o eiliad oedd hi, fel petai cwmwl wedi amgylchynu fy ymennydd a'i gwneud hi'n anodd i fi ddeall y marciau ar y lôn. Roedd y llinellau i'w gweld yn uno â'i gilydd, a doeddwn i ddim yn siŵr ym mha lôn roeddwn i i fod. Gallwn weld y lorïau'n glir, ond oedden nhw'n agos tu ôl i fi neu'n bell i ffwrdd? Es i i banig, felly dyma adael y draffordd cyn gynted ag y gallwn i, ac yn ffodus, cyrhaeddais i adre'n ddiogel. Gwnes i feio'r ffaith fy mod i wedi gyrru'n bell y diwrnod hwnnw, ond esgorodd y panig ar deimlad ofnadwy yn fy stumog. Yna dechreuodd y problemau waethygu'n raddol.

Sylwais ar fy hun yn baglu o gwmpas y tŷ. Weithiau roedd gris yno... ond weithiau doedd dim gris; allwn i byth fod yn siŵr. Roedd yn union fel petai fy ymennydd yn cael ei dwyllo. A minnau'n beiriannydd trydanol wedi ymddeol, potsian efo byrddau cylched oedd fy niddordeb pennaf. Gallwn i dreulio oriau yn eu cysylltu a'u hailgysylltu ar gyfer prosiectau amrywiol. Fodd bynnag, roedd deall y cylchedau'n mynd yn fwy a mwy anodd, i'r fath raddau roedd yn rhaid i fi roi'r gorau iddi yn y pen draw.

Fy ngwraig, Caroline, sylwodd fy mod i'n cerdded yn wahanol. Yn ôl Caroline, roeddwn i'n edrych fel petawn i ar frys o hyd, ac roedd hi'n amau mai dyna pam oeddwn i'n baglu ac yn syrthio weithiau. Roeddwn i'n methu egluro wrthi fy mod i'n methu peidio â cherdded fel hyn, hyd yn oed petawn i eisiau. Mynnodd fy mod i'n gweld doctor, ac ar ôl iddo fy archwilio i, roedd o'r farn bod gen i arwyddion o glefyd Parkinson, ond roedd o'n methu bod yn siŵr felly atgyfeiriodd fi at niwrolegydd. Dyma pryd aeth pethau'n fwy difrifol. Gofynnodd y niwrolegydd i fi gerdded, troi a gwneud rhai ymarferion, cyn fy anfon am sgan arbennig a fy nghael i i wneud nifer o brofion cyfrif, tynnu lluniau, cofio pethau, ailadrodd geiriau, darllen ac ysgrifennu. Roedd y profion yn ymddangos yn ddiddiwedd, ond roedd o'n drylwyr iawn, oedd yn rhyw fath o gysur mewn ffordd. Roedd tynnu lluniau'n arbennig o anodd i fi erbyn hyn, ac roedd hynny'n gryn syndod i Caroline oherwydd dim ond ychydig o flynyddoedd oedd wedi mynd heibio ers i fi greu'r cynlluniau ar gyfer adnewyddu ein tŷ. Bellach, allwn i ddim hyd yn oed dynnu llun syml ar gyfer y niwrolegydd. Dywedodd y meddyg ei fod yn amau bod gen i ryw fath o ddementia, a oedd yn andros o sioc i ni. Roedden ni bob amser yn meddwl mai anghofio pethau oedd pobl â dementia, a doedd fy nghof i ddim yn rhy ddrwg ar y pryd. Trefnodd apwyntiad i fi i gael sgan ymennydd. Pan aethon ni i glywed canlyniadau'r sgan, cawson ni wybod bod gen i fath o ddementia o'r enw dementia gyda chyrff Lewy.

Roedd hynny ddwy flynedd yn ôl, ac mae pethau'n wahanol iawn erbyn hyn... caiff Caroline ddisgrifio'r sefyllfa o'i safbwynt hi.

Caroline

Mae heddiw yn ddiwrnod da, ond dydy pob diwrnod ddim cystal â hyn. Ers i ni gael gwybod mai dementia gyda chyrff Lewy sy'n achosi problemau Jack, mae bywyd wedi bod yn anwadal iawn. Mae wedi bod yn anodd i ni'n dau, a dweud y gwir. Dwi wedi cael anhawster arbennig i addasu i sut mae Jack yn gallu newid o ddydd i ddydd, neu hyd yn oed rhwng bore a nos ar yr un diwrnod. Galwodd ffrindiau heibio ddoe, ac roedd Jack yn anhygoel. Roedd yn gwybod eu henwau ac yn sgwrsio am hen atgofion cyffredin, ac roedd pawb wrth eu boddau. Ond y noson honno, ar ôl iddyn nhw fynd, roedd hi'n stori wahanol. Roedd Jack mor ddryslyd. Wyddai o ddim ym mha ran o'r tŷ oedd o, ac roedd yn brofiad ofnadwy ei wylio'n edrych o gwmpas mewn panig fel petai o ddim yn gwybod lle roedd o. Mae'r cyfnodau hyn o ddryswch yn digwydd yn amlach, ac mae'n fy nychryn i feddwl, 'Beth os na fydd o'n fy adnabod i ryw ddydd?' Mae'n anodd mynd i unrhyw le neu gynllunio unrhyw beth gan fy mod i'n methu rhagweld sut mae Jack yn mynd i ymateb i bethau. Mae fel petai'n berson gwahanol o'r naill ddiwrnod i'r llall. Dwi'n dysgu ymdopi â hyn yn araf bach, ond dwi'n teimlo fy mod i'n methu ei adael adra ar ei ben ei hun erbyn hyn hyd yn oed. Beth os ydy o'n cael pwl dryslyd ac yn anafu ei hun?

Dechreuodd Jack weld 'gweledigaethau' hefyd yn ein gardd gefn ychydig fisoedd yn ôl. I ddechrau, roeddwn i'n amau ei fod wedi camgymryd rhai o'r llwyni yn yr ardd, gan feddwl mai pobl oedden nhw ar yr olwg gyntaf. Ond un diwrnod, pwyntiodd at lawr y lolfa a dweud ei fod yn gallu gweld corachod bach. Byddai'n ceisio gweiddi arnyn nhw a'u hel oddi yno, a chynhyrfu'n lân. Mi wnes i drio ymateb yn ysgafn a gwneud iddo sylweddoli nad oedden nhw yno go iawn, ond gwylltiodd a fy nghyhuddo i o drio gwneud iddo edrych yn 'wirion'. Mae'r doctor yn dweud bod y gweledigaethau hyn hefyd yn rhan o'i gyflwr, ond weithiau mae o dan gymaint o straen wrth feddwl bod pobl yn trio meddiannu'r tŷ fel nad oes unrhyw esbonio na thawelu meddwl yn gweithio.

SYLWEBAETH ARBENIGOL

Dr Malarvizhi Babu Sandilyan, Ymgynghorydd Seiciatreg yr Henoed, a'r **Athro Tom Dening**, Athro Ymchwil Dementia

Dementia gyda chyrff Lewy (DLB) yw'r ail achos mwyaf cyffredin o ddementia ymhlith pobl hŷn (Walker *et al.* 2015). Fel mathau eraill o ddementia, mae'n anhwylder ymennydd cynyddol sy'n achosi dirywiad gwybyddol sy'n ddigon i ymyrryd yn sylweddol â gweithgareddau cymhleth bywyd pob dydd. Nodweddion arferol DLB yw amrywiadau gwybyddol (yr hyn y mae Caroline yn ei ddisgrifio fel lefelau dryswch gwahanol Jack o'r naill ddiwrnod i'r llall), rhithweledigaethau gweledol a Parkinsoniaeth (symptomau tebyg i symptomau clefyd Parkinson, megis cryndod, symudiadau araf, anystwythder, llusgo traed wrth gerdded ac ati).

Problemau gwybyddol

Mae pobl â DLB yn ymgyflwyno gyda nodweddion niwrowybyddiaeth ac ymddygiad neilltuol, o'i gymharu â phobl â mathau eraill o ddementia. Maen nhw hefyd yn dangos symptomau tebyg i rai clefyd Parkinson. Mae DLB yn effeithio ar y cof, iaith a chynllunio. Fodd bynnag, o'i gymharu â chlefyd Alzheimer, mae rhywun sydd â DLB yn cael mwy o anhawster gyda galluoedd gweledol-gofodol – hynny yw, gallu person i adnabod lle maen nhw o ran yr amgylchedd o'u cwmpas. Gall yr anawsterau gweledol-gofodol hyn arwain at symptomau fel methu'r gadair wrth eistedd i lawr, baglu ar risiau/carpedi neu gamfarnu pellter wrth yrru.

Yma, mae Jack yn disgrifio datblygiad y problemau a arweiniodd at ddiagnosis o ddementia – yn ei achos o, dementia gyda chyrff Lewy. Sylwch nad oedd rhai o'i symptomau cynnar yn gysylltiedig â cholli cof (fel sy'n gyffredin gyda chlefyd Alzheimer); yn hytrach, roedd o'n cael problemau gyda barnu gofod a phellter. Mae Jack hefyd yn cael anhawster gyda'i hobi yn gweithio ar fyrddau cylched, rhywbeth sydd angen sylw, sgiliau gweledol a chynllunio. Anawsterau gweledol-canfyddiadol yw'r enw am broblemau mewn meysydd fel ymwybyddiaeth o le, canfyddiad o ddyfnder/pellter, perthynas gwrthrych â'r lle o'i gwmpas ac â'r unigolyn, ac maen nhw'n nodwedd amlwg a chynnar mewn achosion o DLB (McKeith *et al.* 2020).

Amrywiadau

'Amrywiad gwybyddol' – dyna'r enw ar yr hyn y mae Caroline yn cyfeirio ato fel lefel amrywiol Jack o ddryswch, ac mae'n nodwedd amlwg a chyffredin o DLB. Yn wir, mae'n un o'r nodweddion craidd wrth sicrhau diagnosis o DLB (McKeith *et al.* 2017). Mae'n cyfeirio at newid ym mywiogrwydd, sylw a gwybyddiaeth unigolyn, a gall gynnwys cyfnodau o ddiffyg sylw, cyfnodau o syllu a dryswch, sy'n cwmpasu unrhyw beth o rai eiliadau i oriau bwy gilydd. Mae newidiadau mewn gweithrediad gwybyddol hefyd yn gyffredin, gan amrywio o effaith arwyddocaol iawn i weithredu bron ar lefel normal. Mae gofalwyr teuluol hefyd yn sôn bod unigolion yn dangos diffyg sylw neu eu bod â'u pen yn y cymylau am gyfnodau o ychydig eiliadau i funudau. Gall hyn fod yn heriol i ofalwyr teuluol, oherwydd gall yr unigolyn ymddangos yn anwadal ac oriog. Er y gall mân amrywiadau o ran dryswch unigolion ddigwydd o'r naill ddiwrnod i'r llall ym mhob math o ddementia, mae'r difrifoldeb a'r amrywiad rhwng yr adegau gorau a'r adegau gwaethaf ar eu hamlycaf mewn DLB. Weithiau, mae'r amrywiadau mor drawiadol, byddech yn taeru bod unigolyn yn dioddef deliriwm oherwydd salwch corfforol.

Gweld pethau

Mae Jack yn sôn ei fod yn gweld pobl sydd ddim yno mewn gwirionedd, symptom o'r enw rhithweledigaeth ac oherwydd ei fod yn eu gweld nhw (yn hytrach na'u clywed, eu harogli neu eu teimlo), maen nhw'n cael eu galw'n rhithweledigaethau gweledol. Er eu bod nhw'n gyffredin mewn rhai cyflyrau seiciatrig a niwrolegol eraill, mae rhithweledigaethau gweledol yn un o nodweddion craidd DLB, ac maen nhw'n gallu achosi lefelau uchel o straen i ofalwyr a thrallod i'r unigolion â DLB. Maen nhw'n gallu amrywio o rithweledigaethau syml, fel gweld fflachiadau neu siapiau geometrig, i rai manwl sy'n cynrychioli pobl neu anifeiliaid, fel yn achos Jack. Mae'n bosib mai newid yng ngweithrediad y trosglwyddydd cemegol asetylcolin yn yr ymennydd sy'n achosi rhithweledigaethau. Weithiau gall *rivastigmine*, cyffur sy'n cael ei ddefnyddio'n aml mewn clefyd Alzheimer, helpu i'w drin. Mae hi hefyd yn bosib defnyddio cyffuriau gwrthseicotig i drin rhithweledigaethau, ond mae eu sgileffeithiau yn fwy tebygol o lawer o effeithio ar bobl â DLB, felly mae'n well eu hosgoi. Os oes rhaid eu cael, dylid gadael i arbenigwyr yn unig eu rhoi ar bresgripsiwn.

Symptomau eraill

Gall DLB achosi symptomau symud tebyg i'r rhai a welir mewn clefyd Parkinson, fel llusgo traed wrth gerdded, camau byrion, siglo llai ar y breichiau wrth gerdded, llai o fynegiant wyneb, anystwythder, cryndod a symudiadau araf (bradycinesia). Mae'r rhain yn gallu achosi problemau wrth gerdded, troi, codi o gadair isel neu allan o'r gwely, ac maen nhw hyd yn oed yn gallu achosi syrthio'n aml.

Symptom nodweddiadol arall o DLB yw anhwylder ymddygiad cwsg REM (symudiad llygaid cyflym). Cwsg REM yw'r cyfnod o gysgu pan fydd breuddwydion yn digwydd yn aml, a bydd llygaid yr unigolyn yn symud yn gyflym y tu ôl i'w amrannau caeedig (Chan *et al.* 2018). Fel arfer, yn ystod cwsg REM, dydy'r breichiau a'r coesau ddim yn symud oherwydd diffyg ffyrfder eu cyhyrau, ond mae DLB yn aflonyddu ar hyn. O ganlyniad, gall yr unigolyn edrych fel petai'n byw ei freuddwydion, wrth iddo symud o gwmpas yn egnïol yn ei gwsg. Gall yr aflonyddwch yma fod i'r fath raddau fel bod yr unigolyn yn ei anafu ei hun neu ei bartner sy'n rhannu ei wely, a gall yr unigolyn hefyd ymddangos yn drallodus iawn.

Gall nifer o symptomau eraill fod yn amlwg mewn DLB. Mae'r rhain yn cynnwys newidiadau mewn hwyliau, fel iselder a gorbryder, rhithdybiau, apathi a phroblemau gyda gweithrediadau corfforol awtomatig, sy'n gallu cynnwys rhwymedd, gwlychu, teimlo'n benysgafn wrth sefyll a chysgu yn ystod y dydd.

Newidiadau i'r ymennydd

Presenoldeb 'cyrff Lewy' (a gafodd eu henwi ar ôl Friedrich Lewy a'u disgrifiodd gyntaf yn 1912) yw nodwedd DLB. Mae cyrff Lewy hefyd yn nodweddion o glefyd Parkinson, ac mae'r ddau glefyd yn debyg mewn sawl ffordd. Mae pobl â chlefyd Parkinson yn aml yn datblygu dementia yn y pen draw hefyd. Dyddodion microsgopig yn yr ymennydd yw cyrff Lewy, wedi eu ffurfio'n bennaf o brotein o'r enw alffa-synwclein. Dydy hi ddim yn glir a ydy cyrff Lewy yn achosi niwed i'r ymennydd neu ai arwyddion o ddifrod ydyn nhw, neu hyd yn oed yn rhan o ymateb yr ymennydd i'w wella ei hun. Fodd bynnag, mae lle maen nhw'n cael eu dosbarthu yn yr ymennydd yn effeithio ar y symptomau sy'n digwydd. Er enghraifft, os yw'r cyrff Lewy yn bennaf yn y cortecs cerebrol (yr haen denau sy'n gorchuddio wyneb allanol yr ymennydd), mae dementia yn fwy tebygol. Os yw'r cyrff Lewy yn bennaf yng ngwaelod yr ymennydd, mae hynny'n tueddu i gynhyrchu clefyd Parkinson.

Triniaeth

Mae'n ymddangos bod atalyddion *colinesterase*, neu ar lafar, cyffuriau gwrth-ddementia (*donepezil*, *rivastigmine* a *galantamine*), sy'n cael eu defnyddio'n bennaf gyda chlefyd Alzheimer, yn effeithiol gyda DLB hefyd. Maen nhw nid yn unig yn gallu gwella perfformiad gwybyddol unigolyn, ond maen nhw'n gallu bod yn effeithiol wrth drin rhithdybiau a rhithweledigaethau hefyd. Mae triniaeth feddygol o nodweddion niwroseiciatrig fel iselder, gorbryder a seicosis yn cynnwys gwrthiselyddion a chyffuriau gwrthseicotig, er (fel y nodwyd uchod) mae cyffuriau gwrthseicotig yn gysylltiedig â sgileffeithiau difrifol ac mae'n well eu hosgoi os yw'n bosib. Mae trin DLB yn aml yn gweithio'n dda os oes cydweithio agos ag arbenigwr ar glefyd Parkinson. Yn aml, gall hynny helpu i reoli unrhyw feddyginiaethau ar gyfer symptomau Parkinsoniaeth.

Fel gyda mathau eraill o ddementia, mae cefnogaeth seicolegol a chymdeithasol i'r unigolion â diagnosis ac i'w teuluoedd yn hanfodol bwysig. Mae hyn yn cynnwys darparu digon o wybodaeth am y symptomau a'r problemau sy'n gysylltiedig â DLB.

Crynodeb

Mae dementia gyda chyrff Lewy yn fath cyffredin o ddementia a gall ymgyflwyno gydag ystod eang o symptomau, rhai ohonyn nhw'n gorgyffwrdd â symptomau clefyd Parkinson. Gormodedd o ddyddodion o broteinau annormal mewn rhannau o'r ymennydd sy'n ei achosi, a gall hyn ddigwydd am sawl blwyddyn cyn sylwi ar unrhyw symptomau clinigol go iawn. Rhaid pwyso ar sawl dull i drin y cyflwr cymhleth hwn, gan gynnwys cefnogaeth seicogymdeithasol yn ogystal â thriniaeth feddygol, gyda'r nod o wella perfformiad gwybyddol a lleihau baich problemau gyda symud ac unrhyw symptomau seiciatrig cysylltiedig.

CYNGOR NYRS ADMIRAL

Rachel Thompson, Nyrs Admiral Ymgynghorol

Gall dementia gyda chyrff Lewy fod yn arbennig o heriol i'r person sydd â'r diagnosis ac i ofalwyr teuluol oherwydd cymhlethdod a natur anwadal y symptomau. Mae Jack a Caroline yn tynnu sylw at agweddau ar y trallod mynych maen nhw wedi'i brofi o ganlyniad i rithweledigaethau gweledol, newidiadau mewn canfyddiad gweledol, symptomau clefyd Parkinson ac amrywiadau mewn gwybyddiaeth. Gall addasu i ddiagnosis o unrhyw gyflwr hirdymor fod yn heriol, ond dangoswyd bod profiad y rhai â DLB yn arbennig o anodd, a'i fod yn gallu arwain at ansawdd bywyd gwaeth weithiau nag mewn mathau eraill o ddementia. Mae'n hanfodol felly bod teuluoedd yn cael eu cefnogi i ddeall y cyflwr, i reoli symptomau, i addasu i newid ac i gael gafael ar gymorth a thriniaeth ymarferol.

Addysg a hyfforddiant sgiliau

Argymhellir bod pobl â dementia a'u teuluoedd yn cael cynnig hyfforddiant seicoaddysg a sgiliau, gan gynnwys gwybodaeth am y math o ddementia maen nhw wedi cael diagnosis ohono. Yn aml, mae cymorth ar gael gan wasanaethau lleol a/neu sefydliadau'r sector gwirfoddol sydd naill ai'n cael ei ddarparu mewn grŵp neu ar gyfer unigolion. Fodd bynnag, mae cefnogaeth o'r fath yn aml yn canolbwyntio ar symptomau mwyaf cyffredin dementia, megis colli cof, dryswch o ran lle ac amser a newidiadau yng ngallu person i weithredu, yn hytrach na'r symptomau nodweddiadol y mae pobl â DLB yn eu hwynebu.

Dull wedi'i deilwra

I ddiwallu anghenion gwahanol teulu sydd wedi'i effeithio gan ddementia, yn aml bydd angen dull sydd wedi'i deilwra i'r sefyllfa dan sylw. Gall hynny gynnwys sawl math o ymyriad a gweithgaredd sy'n cael eu darparu'n unigol, ar gyfer cwpl (lle mae'n bosib i'r unigolyn â dementia gyfrannu) neu gyda grŵp teulu ehangach. Gall rhoi cyfle i'r unigolyn â dementia a'r gofalwr teuluol gael amser ar wahân i rannu pryderon, yn ogystal ag archwilio atebion gyda'i gilydd, fod yn arbennig o ddefnyddiol. Mae hyn yn arbennig o berthnasol yn achos DLB gan fod pobl sydd â diagnosis o'r math hwn o ddementia yn aml yn meddu ar ryw ymwybyddiaeth o'u cyflwr, yn enwedig yn y camau cynharach.

Asesiad

Mae asesiad yn cynnwys archwilio anghenion iechyd meddwl a chorfforol yr unigolyn a'i ofalwr teuluol, gan gynnwys unrhyw salwch a thriniaeth arall ar ben y dementia. Bydd Nyrs Admiral yn asesu anghenion yr unigolyn sydd â dementia a'i ofalwr teuluol; bydd hyn yn helpu i ddod i wybod am eu safbwyntiau gwahanol am y cyflwr a'i effaith arnyn nhw fel unigolion yn ogystal ag ar eu perthynas. Bydd hyn yn cynnwys archwilio faint mae pob unigolyn yn ei ddeall am y symptomau gwahanol ac am gynnydd y clefyd. Gall y symptomau fod yn gymhleth ac yn niferus, felly mae'n ddefnyddiol cael gwybod pa rai sydd fwyaf trafferthus, gan bwysleisio y gallan nhw fod yn wahanol i'r unigolyn â dementia a'i ofalwr. Fel y gwelwn ni yma, mae'n ymddangos mai prif bryderon Jack yw colli ei allu i weithredu a cholli annibyniaeth, ond prif bryderon Caroline yw'r amrywiadau gwybyddol, rhithweledigaethau trallodus ac ansicrwydd am y dyfodol.

Mae asesiad cynhwysfawr yn aml yn dod â phroblemau ychwanegol i'r amlwg nad yw'r teuluoedd mor ymwybodol ohonyn nhw. Gall pobl â DLB brofi lefelau uchel o apathi, gorbryder ac iselder, yn ogystal â rhithweledigaethau, rhithdybiau, tarfu ar gwsg, a Parkinsoniaeth. Mae'r rhain yn gallu cael effaith negyddol ar ofalwyr teuluol sydd mewn mwy o beryg o fod yn orbryderus ac yn isel o ganlyniad i hyn. Mae'n bwysig asesu unrhyw symptomau o orbryder ac iselder fel bod modd sicrhau triniaethau seicolegol a/neu fferyllol priodol.

Fel y soniwyd yn gynharach, mae pobl sydd â DLB yn gallu dirnad rhywfaint o'u cyflwr yn y camau cynharach. Fel sy'n amlwg yn achos Jack, nid newid yn y cof oedd ei brif symptom. Y diffygion o ran galluoedd gweithredol Jack, fel y syrthio amlach, yr anhawster wrth dynnu llun a chyflawni ei hen hobi o 'botsian efo byrddau cylched', oedd y prif bethau oedd yn destun pryder a rhwystredigaeth iddo fo. Gall colli sgiliau neu alluoedd blaenorol arwain at ddiffyg hyder ac ymdeimlad o bwrpas, gan adael pobl â dementia i deimlo eu bod nhw'n methu cyfrannu mewn ffordd ystyrlon bellach.

Cefnogaeth gan gyfeillion (neu gyfoedion)

Gellid cynnig cyfle i Jack fynegi ei deimladau am y newidiadau hyn, ei helpu i feddwl am ei gryfderau personol ac yna archwilio gweithgareddau a fyddai'n ei alluogi i gynnal ymdeimlad o bwrpas a llwyddiant. Yn yr un modd, gallai rhannu profiadau â'i gyfoedion a'i gyfeillion fod yn arbennig o fuddiol i Jack, felly byddai'n werth ystyried ei annog i gymryd rhan mewn grwpiau lleol, wyneb yn wyneb neu ar-lein, ar gyfer pobl â diagnosis o ddementia. Mae'n bosib cael gafael ar grwpiau cefnogaeth gan gyfoedion neu gyfeillion drwy'r gwasanaethau lleol, grwpiau symbylu gwybyddol, canolfannau dydd, caffis dementia neu grwpiau Prosiect Ymgysylltu a Grymuso Dementia (DEEP: *Dementia Engagement and Empowerment Project*).

Rhithweledigaethau a symptomau newidiol

Gall fod yn anodd rheoli'r newidiadau neu'r amrywiadau mewn symptomau a galluoedd sy'n digwydd o ddydd i ddydd, neu hyd yn oed o fewn yr un diwrnod. Mae amrywiadau o'r fath yn aml yn cael eu nodi fel ffynhonnell straen i ofalwyr teuluol, ac maen nhw'n gallu cael effaith fawr ar eu lles a'u gallu i ddal ati â'u rôl gofalu. Mae Caroline yn disgrifio'r trallod mae 'gweledigaethau' Jack yn ei achosi. Newidiadau yng nghanfyddiad gweledol Jack yw'r 'gweledigaethau' y mae Caroline yn eu disgrifio, sy'n gallu bod yn straen mawr i ofalwyr teuluol pobl â DLB.

Mae cymorth seicoaddysgol yn ddull trefnus o ddarparu gwybodaeth am wahanol agweddau ar salwch a'i driniaeth, drwy agweddau emosiynol ac ysgogol, fel y gall pobl a'u teuluoedd ddeall y salwch yn well, ymdopi â'r salwch a'i reoli. Byddai dull o'r fath yn helpu Caroline i ddeall y rhithweledigaethau yn well a'i chefnogi i ddatblygu ymatebion a allai helpu i leihau unrhyw drallod yn eu sgil. Er enghraifft, annog Caroline i beidio â chwestiynu na herio'r rhithweledigaethau ond yn hytrach ei bod yn cynnig sicrwydd i Jack, a hefyd ei hannog i geisio tynnu sylw Jack oddi ar y rhithweledigaethau os gall hi wneud hynny. Mae'n bosib cefnogi pobl â DLB i herio eu rhithweledigaethau eu hunain os oes ganddyn nhw ddigon o grebwyll o hyd.

Rheoli risg

Byddai rhan o'r asesiad hefyd yn ystyried unrhyw risgiau posib i'r unigolyn â dementia a'r gofalwr teuluol, er mwyn mynd i'r afael ag unrhyw bryderon uniongyrchol neu hirdymor. Er enghraifft, mae Caroline yn mynegi pryder y bydd Jack yn cwympo ac yn brifo os yw hi'n gorfod ei adael gartref ar ei ben ei hun. Mae'n bosib y byddai rhai strategaethau yn mabwysiadu ymagwedd fwy cadarnhaol tuag at risg, ac y gallai hynny gefnogi'r unigolyn â dementia i fod mor annibynnol â phosib gan leihau unrhyw risg ddiangen i'r eithaf. Gallai hyn gynnwys defnyddio technoleg gynorthwyol i gadw golwg ar weithgaredd Jack a lleihau gorbryder Caroline. Fel arall, gallai Caroline ofyn am gymorth gan ffrindiau a theulu neu wasanaethau seibiant cartref neu wasanaeth cyfeillio. Mae meysydd asesu eraill yn cynnwys materion ariannol a chyfreithiol fel budd-daliadau, atwrneiaeth arhosol, cynllunio gofal ymlaen llaw a chael gafael ar gymorth ymarferol ac anffurfiol, megis trafodaethau am gynllunio ar gyfer y dyfodol tra mae Jack yn dal i allu cyfranogi. Mae llawer o hyn yn cael ei drafod mewn rhannau eraill o'r llyfr hwn.

Oherwydd yr anghenion corfforol cynyddol ynghyd â'r symptomau anwadal a thrallodus sy'n gysylltiedig â DLB, gall pobl gilio o rwydweithiau cymdeithasol a mynd yn fwyfwy ynysig. Byddai Jack a Caroline yn elwa ar gefnogaeth seicogymdeithasol (y cymorth sy'n cael ei roi i helpu i ddiwallu anghenion meddyliol, emosiynol, cymdeithasol ac ysbrydol pobl â dementia a'u teuluoedd) er mwyn cynnal iechyd a lles. Gallai hyn fod ar ffurf cymryd rhan mewn gweithgareddau corfforol a chael cyfle i gymdeithasu, yn ogystal â datblygu strategaethau cadarnhaol i reoli straen, gorbryder a hwyliau isel.

Mae rheoli meddyginiaeth hefyd yn arbennig o bwysig gyda DLB, oherwydd gall rhai triniaethau fferyllol, fel meddyginiaeth clefyd Parkinson, arwain at waethygu symptomau eraill, fel rhithweledigaethau. Mae angen gofal wrth ddefnyddio meddyginiaethau eraill hefyd, gan gynnwys meddyginiaethau gwrthseicotig a gwrthgolinergig sy'n cael eu defnyddio i drin symptomau neu gyflyrau eraill. Mae'n bwysig gofyn am gyngor a chefnogaeth ynglŷn â rhai meddyginiaethau, ac gallai Nyrs Admiral gefnogi hyn drwy gysylltu â'r meddyg sy'n rhoi presgripsiwn am feddyginiaethau Jack ar gyfer ei DLB.

Crynodeb

Mae pobl sy'n cael diagnosis o DLB, fel gyda mathau eraill o ddementia, yn byw o fewn cyd-destun perthynol gydag aelodau eraill o'r teulu, ffrindiau a chymunedau, felly mae dull sy'n canolbwyntio ar berthynas a/neu deulu o ran gofal a chymorth yn hanfodol. Mae teuluoedd sydd wedi eu heffeithio gan DLB yn wynebu heriau arbennig o anodd oherwydd anghenion corfforol, gwybyddol a seicogymdeithasol cymhleth y cyflwr, felly mae'n bosib y bydd angen cymorth wedi'i deilwra i reoli a mynd i'r afael â'r anghenion penodol hyn. Gallai Nyrsys Admiral, sydd â gwybodaeth arbenigol am ddementia, gefnogi teuluoedd i ddeall a rheoli symptomau arbennig o heriol DLB. Bydd hynny wedyn yn helpu i leihau rhwystredigaeth a theimladau o unigrwydd, a chefnogi teuluoedd i deimlo'n fwy parod i ddelio â'r cyflwr.

CYFEIRIADAU

Chan, P.C., Lee, H.H., Hong, C.T., Hu, C.J. a Wu, D. (2018) 'REM sleep behavior disorder (RBD) in dementia with Lewy bodies (DLB).' *Behavioural Neurology 2018*, 9421098. doi:10.1155/2018/9421098.

McKeith, I.G., Boeve, B.F., Dickson, D.W., Halliday, G. *et al.* (2017) 'Diagnosis and management of dementia with Lewy bodies: Fourth consensus report of the DLB Consortium.' *Neurology* 89, 1, 88–100. doi:10.1212/WNL.0000000000004058.

McKeith, I.G., Ferman, T.J., Thomas, A.J., Blanc, F. *et al.* (2020) 'Research criteria for the diagnosis of prodromal dementia with Lewy bodies.' *Neurology 94*, 17, 743–755. doi:10.1212/WNL.0000000000009323.

Walker, Z., Possin, K.L., Boeve, B.F. ac Aarsland, D. (2015) 'Lewy body dementias.' *Lancet 386*, 10004, 1683–1697. doi:10.1016/S0140-6736(15)00462-6.

Mae nifer o bapurau gwyddonol yn trafod dementia gyda chyrff Lewy, ond mae'r papur gan McKeith *et al.* (2017) sy'n cael ei ddyfynnu yn yr adran hon yn rhoi disgrifiadau da iawn o'r symptomau pwysig.

ADNODDAU A DEUNYDD DARLLEN YCHWANEGOL

DEEP

Rhwydwaith lleisiau dementia yn y Deyrnas Unedig yw'r Dementia Engagement and Empowerment Project. Mae gan DEEP tua 80 grŵp o bobl â dementia ar draws y Deyrnas Unedig. Ysgrifennwyd dau lyfryn gan grwpiau DEEP yng Nghymru i helpu eraill sy'n byw gyda dementia: Grym mewn Gwybodaeth, a Grym mewn Gwybodaeth 2.

https://dsdc.bangor.ac.uk/documents/knowledge-is-power-wales-cy.pdf

https://dsdc.bangor.ac.uk/documents/ACC-KiP2-jan-2025-cy.pdf

Canllaw dementia

DEMENTIA, GWASANAETHAU CYMDEITHASOL A'R GIG

www.nhs.uk/conditions/dementia/social-services-and-the-nhs

Asesiad gofalwr

Asesiad gofalwr yw'r broses lle mae eich awdurdod lleol neu adran gwasanaethau cymdeithasol eich cyngor lleol yn asesu eich anghenion unigol fel gofalwr.

www.dementiauk.org/get-support/legal-and-financial-information/the-carers-assessment

Cymdeithas Cyrff Lewy

www.lewybody.org

CANLLAW I DDEMENTIA CYRFF LEWY

https://www.lewybody.org/wp-content/uploads/2023/05/Handbook_LBS_2021_for_website.pdf

DEALL DEMENTIA CYRFF LEWY

www.lewybody.org/wp-content/uploads/2021/05/Understanding-Lewy-body-dementia.pdf

RHEOLI RHITHWELEDIGAETHAU A NEWIDIADAU I GANFYDDIAD GWELEDOL OHERWYDD DEMENTIA CYRFF LEWY

https://www.lewybody.org/information-and-support/information-leaflets/managing-hallucinations-and-changes-in-visual-perception-in-lewy-body-dementia/

DIAMOND-Lewy

Rhaglen ymchwil sy'n hyrwyddo adnodd asesu a rheoli drwy'r GIG yn ei grynswth, a hynny'n esgor ar ganlyniadau pellgyrhaeddol o ran gwella gofal cleifion â dementia gyda chyrff Lewy.

https://research.ncl.ac.uk/diamondlewy

PENNOD 10

'Mae o wedi rhedeg i ffwrdd gyda dynes arall'

CREDOAU CYFEILIORNUS A RHITHDYBIAU

Jane Hall (ffugenw)

Dechreuodd y cyfan pan fu farw Dad. Doedd Mam ddim yn credu ei fod wedi marw, ac yn mynnu yn lle hynny ei fod wedi rhedeg i ffwrdd gyda dynes arall, cymdoges gyfagos. Bob tro y byddai hi'n gweld y ddynes pan oedden ni'n mynd i rywle yn y car, byddai hi'n gweiddi, 'Bwra hi lawr!!' Bydden ni'n ceisio profi i Mam fod Dad wedi marw drwy ddangos taflen y gwasanaeth angladdol iddi a'i hatgoffa hi o'r bobl roedden ni, a hithau, yn eu hadnabod oedd wedi bod i'r angladd. Er bod hyn yn gweithio yn y tymor byr, byddai'n dychwelyd maes o law at ei chred bod Dad wedi rhedeg i ffwrdd gyda'r gymdoges.

Wedyn, dechreuodd hi gredu bod pobl yn dwyn oddi arni. Byddai Mam yn bendant bod rhywun yn dod i'r tŷ ac yn cymryd gemwaith ac arian. Roedden ni'n dod o hyd i'r arian a'i modrwyau y tu ôl i glustogau, mewn pocedi, o dan fatiau ac yn cuddio mewn gwahanol fannau o gwmpas y tŷ. Byddai Mam yn mynnu nad hi oedd wrthi, ac mae'n rhaid mai'r lladron oedd wedi cuddio'r pethau gyda'r bwriad o ddod yn ôl yn ddiweddarach i'w nôl nhw. Byddai'n adrodd straeon cymhleth amdani'n deffro ac yn dod o hyd i'r lladron, a fyddai'n rhedeg i ffwrdd cyn i'r heddlu ddod i'w harestio. Roedd y cyfan oll yn gelwydd.

Dechreuodd Mam gredu bod y tŷ roedd hi wedi byw ynddo ers 25 mlynedd mewn gwirionedd yn westy a'i bod hi eisiau 'mynd adref' i fod gyda'i mam a'i chwiorydd. Pan fyddwn i'n cyrraedd i baratoi swper iddi, roedd hi yno yn ei het a'i chot, wedi pacio'i chesys, a byddai'n cymryd amser hir i'w hargyhoeddi i aros yn ei chartref ei hun.

Dros y misoedd lawer y bu Mam yn dal gafael yn y credoau cyfeiliornus hyn, gwnes i geisio'i darbwyllo i fynd at y meddyg teulu neu drefnu i'r meddyg teulu ddod i ymweld â hi yn ei chartref, ond gwrthododd yn bendant, wedi'i llethu gan amheuaeth a gofid. Doedd gen i ddim dewis ond rhoi'r gorau i geisio ei pherswadio i wneud hynny a cheisio dal ati gystal ag y gallwn i.

SYLWEBAETH ARBENIGOL

Dr Malsha Gunathilake, Hyfforddai MTI mewn Seiciatreg (Cymrawd Hyfforddiant Rhyngwladol), Gwasanaeth Iechyd Meddwl a Chof Oedolion Hŷn Havering, Ymddiriedolaeth Sefydliadol Gogledd Ddwyrain Llundain, a **Dr Janet Carter**, Athro Cyswllt, Isadran Seiciatreg Coleg Prifysgol Llundain, Seiciatrydd Henaint Ymgynghorol, Gwasanaeth Iechyd Meddwl a Chof Oedolion Hŷn Havering, Ymddiriedolaeth Sefydliadol Gogledd Ddwyrain Llundain

Beth yw credoau cyfeiliornus a rhithdybiau?

CREDOAU CYFEILIORNUS

Mae gan bawb eu credoau eu hunain am y byd, pobl a digwyddiadau o'u cwmpas. Fel arfer, mae'r credoau hyn yn seiliedig ar ein profiad, ein gwybodaeth a'n cefndir cymdeithasol-ddiwylliannol, ac maen nhw'n dylanwadu ar ein golwg ni ar y byd. Mae credoau cyfeiliornus yn gyffredin i bawb. Er enghraifft, efallai y byddwn yn neidio i'r casgliad bod waled 'goll' wedi ei dwyn. Fodd bynnag, mae'r gallu i adnabod a chofio yn caniatáu i ni ystyried posibiliadau eraill fel a ydy'r waled wedi cael ei hanghofio a'i bod hi'n dal i fod yn y tŷ – a gallwn ni gadarnhau realiti'r gred honno pan fyddwn ni'n dod o hyd iddi.

Mae'r cyfyngiadau mae amhariad gwybyddol yn eu hachosi yn golygu bod pobl â dementia yn methu cadarnhau'r realiti a chywiro neu gymedroli eu credoau fel hyn. O ganlyniad, gall y credoau cyfeiliornus hyn ddod yn fwy amlwg ac ennill eu plwyf er gwaethaf tystiolaeth i'r gwrthwyneb (Ballard *et al.* 1995).

RHITHDYBIAU

Rhithdybiau yw'r enw ar gredoau cyfeiliornus cadarn sydd heb unrhyw fath o sail iddyn nhw. Fodd bynnag, maen nhw'n real ac yn wir i'r unigolyn â dementia, a dydy hi ddim yn bosib eu newid nhw drwy herio neu resymu.

Yn yr enghraifft uchod, mae mam Jane yn argyhoeddedig bod lladron wedi dwyn ei gemwaith a'i harian. Pan fydd y teulu'n dod o hyd i'r eitemau coll o gwmpas y tŷ yn ddiweddarach, mae hi'n gwneud synnwyr o'r realiti gwahanol hwn drwy gredu bod y lladron wedi eu cuddio, er mwyn dod i'w nôl nhw nes ymlaen. Dydy hi ddim yn derbyn eu bod nhw heb gael eu dwyn, ac mai hi oedd wedi eu colli nhw neu eu cuddio nhw i'w cadw'n ddiogel.

Mae bron i un person â dementia o bob tri yn profi rhithdybiau. Mae amlder rhithdybiau yn amrywio rhwng mathau gwahanol o ddementia:

- dementia gyda chyrff Lewy (DLB): 55–75 y cant
- dementia clefyd Parkinson: 32–63 y cant
- clefyd Alzheimer: 11–17 y cant
- dementia fasgwlar: 5–14 y cant
- dementia blaenarleisiol: 1.2–13 y cant.

Dyma'r mathau mwyaf cyffredin o rithdybiau ymhlith pobl â dementia:

- Rhithdybiau yn ymwneud â chyfeirio (22 y cant) – credu bod pobl eraill yn sôn amdanyn nhw neu fod pethau mae pobl eraill yn eu gwneud yn cyfeirio'n arbennig atyn nhw. Er enghraifft, mae'n bosib i wraig feddwl bod ei gŵr a'i phlant yn sôn amdani bob tro mae hi'n eu gweld nhw'n siarad â'i gilydd.
- Rhithdybiau yn ymwneud â dwyn neu eiddo yn cael ei guddio (22 y cant) – credu bod eraill yn dwyn neu'n cuddio eu heiddo.
- Rhithdybiau yn ymwneud â dieithriaid yn y tŷ (21 y cant) – credu bod pobl ddieithr yn y tŷ neu'n meddiannu'r tŷ.
- Rhithdybiau yn ymwneud ag erledigaeth (17 y cant) – credu bod rhywun yn ceisio eu niweidio, eu lladd neu eu gwenwyno.
- Rhithdybiau yn ymwneud ag anffyddlondeb – credu bod partner yn anffyddlon ac yn cael perthynas arall heb unrhyw dystiolaeth gadarn (fel yn enghraifft mam Jane).
- Rhithdybiau yn ymwneud â chamadnabod – credu bod rhywun dieithr wedi cymryd lle rhywun cyfarwydd er bod golwg yr un fath arno, neu gredu bod person cyfarwydd yn newid ei olwg neu'n galw heibio mewn cuddwisgoedd gwahanol i wneud niwed iddyn nhw.

Mae rhithdybiau mewn dementia yn achosi trallod i'r unigolyn ac maen nhw'n gallu arwain at anniddigrwydd, cynnwrf ac ymddygiad ymosodol tuag at eraill. Mae'n bosib y bydd yr unigolyn yn gweithredu ar sail ei gredoau – er enghraifft, drwy ffonio'r heddlu i roi gwybod am ladrad neu dresbaswyr yn ei gartref. Mae hyn yn cynyddu'n sylweddol y baich ar y rhai sy'n gofalu ac yn cefnogi, yn enwedig os ydy'r credoau cyfeiliornus amdanyn nhw. Yn groes i salwch meddwl arall fel sgitsoffrenia, dydy rhithdybiau mewn dementia ddim yn hirhoedlog ar y cyfan, ac maen nhw'n tueddu i amrywio a newid o ran thema a chynnwys, fel yn yr enghraifft uchod.

Pam mae rhithdybiau yn digwydd mewn dementia?

Yn ystod dementia, mae newidiadau dirywiol cynyddol yn digwydd yn yr ymennydd: colli niwronau, newidiadau i gylched yr ymennydd a newidiadau i niwrodrawsyryddion gan gynnwys dopamin, serotonin a glwtamad. Mae'r newidiadau hyn yn lleihau gallu'r ymennydd i 'brosesu' gwybodaeth newydd yn gywir. Mae'r prosesau niwrolegol hyn yn esboniad biolegol o ymddangosiad y rhithdybiau hyn.

Mae achosion eraill yn gallu arwain at darddiad credoau cyfeiliornus a rhithdybiau. Gall colli cof am ddigwyddiadau, sgyrsiau a phrofiadau diweddar arwain at ymdrechion i lenwi'r bwlch gyda manylion ffug. Gall diffyg adnabyddiaeth arwain at gredoau cyfeiliornus am amgylchoedd, gan arwain at awydd i 'fynd adref' i le cyfarwydd mae'r unigolyn yn ei gofio, fel cartref plentyndod. Gall colli atgofion mwy diweddar, a chadw dim ond atgofion hŷn a phell wrth i'r salwch fynd rhagddo, hefyd effeithio ar y gallu i adnabod llefydd a phobl y presennol. Yn yr enghraifft uchod, dydy mam Jane ddim yn adnabod ei chartref ei hun bellach, gan achosi iddi gredu'n gyfeiliornus ond yn gredadwy ei bod hi mewn gwesty. Yn yr un modd, gall newidiadau i'r drefn arferol, i'r amgylchedd ac i ofalwyr rheolaidd, a chlyw a golwg wael, i gyd gyfrannu at gamddehongli digwyddiadau ac amgylchoedd.

Os yw rhithdybiau yn taro person â dementia yn sydyn, neu fod ei ddryswch yn gwaethygu'n gyflym, gyda rhithweledigaethau neu hebddyn nhw, gall hyn fod yn arwydd bod deliriwm wedi dechrau (gweler Pennod 8) sy'n gofyn am ymchwilio ychwanegol ar unwaith.

Un dull defnyddiol: cysuro, ymateb ac ailffocysu (y 3R: **reassure, respond** *a* **refocus***)*

Os nad yw rhithdyb yn achosi problemau sylweddol i'r unigolyn â dementia neu i eraill, mae gadael llonydd iddo yn ymateb da. Mae ymateb yn sensitif i'r gwir emosiwn mae'r rhithdyb yn ei ysgogi – er enghraifft, ofn, tristwch, unigrwydd, dicter – a chynnig esboniadau a sicrwydd heb herio'r gred yn gallu bod yn fuddiol. Yn sefyllfa Jane, yn hytrach nag atgoffa ei mam bod ei gŵr wedi marw ac nad oes cartref teuluol i fynd iddo, un dull buddiol fyddai ei holi am atgofion o'i phlentyndod ('Sonia am y tŷ ble cest ti dy fagu'), ceisio deall pam oedd hi'n credu nad hwn yw ei chartref, a thynnu ei sylw drwy siarad neu wneud rhywbeth pleserus. Mae'n bosib defnyddio'r dull hwn yn yr enghraifft uchod lle mae mam Jane yn credu bod ei thŷ ei hun yn westy.

- Ceisiwch adnabod unrhyw beth allai fod yn achosi'r rhithdyb. Mae'n bosib bod ffactorau o ran sefyllfa ar waith – er enghraifft, presenoldeb person newydd neu newid diweddar mewn décor yn ei chartref. Gallai cadw cofnod o fanylion sefyllfaoedd (pryd a ble), unrhyw ddigwyddiadau cyn i achos godi a'r credoau sy'n deillio o hynny, helpu i nodi pethau a allai fod yn ysgogi'r ymateb. O'u newid, bydd hyn yn ffordd o leihau rhithdybiau.

- Gall cywiro golwg gyda sbectol a chlyw gyda chymhorthion clyw helpu i osgoi unrhyw gamddehongli.

- Os yw rhywun yn colli'r un pethau dro ar ôl tro, gallai cael sawl un o'r eitemau wrth gefn helpu, neu gytuno ar le i gadw pethau pwysig fel allweddi.

- Gall tynnu sylw'r unigolyn a'i gael i ganolbwyntio ar rywbeth arall helpu i leihau trallod.

Meddyginiaeth

Gall cyffuriau gwella cof (*donepezil*, *rivastigmine*, *memantine*) sy'n cael eu defnyddio'n gyffredin i drin symptomau dementia hefyd helpu i leihau rhithdybiau. Os nad yw'r rhain yn effeithiol a bod rhithdybiau'n gwaethygu a/neu'n arwain at fwy o risg i'r unigolyn â dementia neu i bobl eraill o'u cwmpas, mae'n bosib cyfiawnhau ychwanegu meddyginiaeth arall ar ffurf cyffuriau gwrthseicotig. Ddim ond ar ôl pwyso a mesur pob risg a budd y bydd meddyg yn ystyried hynny oherwydd sgileffeithiau posib.

Mae'r math o feddyginiaeth sy'n cael ei ddefnyddio yn dibynnu ar y math o ddementia a ffactorau unigol eraill. Mae angen mwy o rybudd wrth roi presgripsiwn am gyffuriau gwrthseicotig i'r rhai sydd â dementia gyda chyrff Lewy a dementia mewn clefyd Parkinson na mathau eraill o ddementia, oherwydd sensitifrwydd uwch i sgileffeithiau. Mae angen dechrau defnyddio pob cyffur gwrthseicotig gyda dos fach, a'u defnyddio yn y tymor byr fel arfer hefyd. Os yw'r symptomau'n digwydd eto ar ôl rhoi'r gorau i ddefnyddio cyffuriau gwrthseicotig, mae'n bosib ystyried cyfnod prawf hirach. Mae sgileffeithiau cyffredin cyffuriau gwrthseicotig yn cynnwys cryndod, anystwythder, magu pwysau a syrthni. Mae hefyd yn wybyddus bod cyffuriau gwrthseicotig bron iawn yn dyblu'r risg o strôc. O ganlyniad, dim ond os bydd pethau wedi mynd i'r pen y bydd y meddyginiaethau hyn yn cael eu defnyddio mewn dementia, pan fydd ymyriadau eraill yn annigonol neu wedi methu.

CYNGOR NYRS ADMIRAL

Fiona Chaabane, Nyrs Admiral Ymgynghorol/Nyrs Glinigol Arbenigol mewn Dementia Dechreuad Cynnar a Chlefyd Huntington, Ymddiriedolaeth Sefydledig GIG Ysbyty Prifysgol Southampton

Dydy credoau cyfeiliornus ddim yn gyfyngedig i ddementia. Maen nhw'n gyffredin mewn amrywiaeth o gyflyrau, pob un â'i achos a'i ddatrysiad ei hun. Ym maes gofal iechyd, gall person sydd â thymheredd uchel neu haint, neu â diffyg hylif yn ei gorff, er enghraifft, brofi ysbeidiau o gredoau cyfeiliornus lle mae'n argyhoeddedig bod ei gredoau (cyfeiliornus) newydd – a holl fanylion a chyd-destun ei feddyliau – yn wir ac yn gywir, er gwaethaf sicrwydd a thystiolaeth i'r gwrthwyneb.

Ar ei waethaf, mae'r unigolyn sy'n profi credoau cyfeiliornus yn credu ei fod dan fygythiad mewn rhyw ffordd neu'n teimlo ei fod yn cael ei erlid, ei fod mewn perygl neu fod rhywbeth ofnadwy yn mynd i ddigwydd. O dan y fath amgylchiadau, dydy hi ddim yn syndod felly y gall yr unigolyn ymddangos yn drallodus ac yn ofnus iawn, gall deimlo'n fregus a theimlo nad oes neb yn ei gredu nac yn gallu ei helpu. Gall unrhyw un sy'n gweld hyn, sy'n gwylio'r person yn cael anhawster wrth geisio gwneud synnwyr o'r hyn mae'n ei gredu, deimlo'n ddiymadferth heb fodd o fedru cynnig cysur. Mae hyn yn creu cylch o drallod o amgylch yr un sydd wedi ei effeithio'n uniongyrchol a'r gofalwr, a'r gofid hwnnw'n cynyddu'n aml cyn bod modd datrys pethau.

Y cam cyntaf i'w gymryd wrth benderfynu pa ddull i'w ddefnyddio wrth fynd i'r afael â pherson sy'n profi credoau cyfeiliornus, am ba reswm bynnag, yw deall a gwerthfawrogi mai dim ond y sawl sy'n gwylio sy'n ystyried y syniadau hyn yn rhai cyfeiliornus – bydd yr unigolyn sy'n eu profi yn uniongyrchol yn argyhoeddedig eu bod nhw'n ddilys, ac os nad yw'n cael ei gredu, gallai ei drallod waethygu.

Yr ail gam yw chwilio am darddiad y credoau, er mwyn gweld a allai'r meddyliau trallodus fod yn wir o gwbl. Mae achosion wedi'u cofnodi lle mae unigolion sy'n sôn am gredoau sydd yn ôl bob golwg yn afresymol a chyfeiliornus wedi bod yn llygad eu lle. Mae hon yn risg benodol mewn dementia lle gallai fod yn haws beio newid gwybyddol am rywbeth sy'n ymddangos yn feddwl afresymol. Mae cofnod cynhwysfawr o hanes y credoau yn hanfodol er mwyn eu harchwilio, a gall hynny gynnig cliwiau ynghylch yr achos ac a oes angen unrhyw driniaeth neu gynllun rheoli.

Sut mae'r ymennydd yn gwneud synnwyr o wybodaeth

Yn achos Jane, mae credoau cyfeiliornus ei mam wedi datblygu dros gyfnod eithaf hir, gan ddechrau ar yr adeg pan farw ei gŵr. Maen nhw wedi parhau i esblygu wrth i'w chof a'i gweithredu cyffredinol ddirywio, gan effeithio ar ei gallu i wneud synnwyr o'i hamgylchedd a'i pherthnasoedd. Mae ei chredoau cyfeiliornus yn adlewyrchu problemau'r cof, ond dydy anawsterau'r cof ddim yn bodoli ar eu pen eu hunain – maen nhw'n rhan o system ehangach o weithredu gwybyddol, o ran sut mae'r ymennydd yn trefnu ei feddyliau, sut mae'n prosesu ac yn ymateb i wybodaeth, sut mae'n llunio barn ac yn cysylltu un darn o wybodaeth â'r llall. Mae'r rhain i gyd yn weithrediadau sy'n angenrheidiol er mwyn i ni wneud synnwyr o'r wybodaeth rydyn ni'n ei chael a'i rhoi mewn trefn. Wrth i'r galluoedd hyn bylu, mae'n debygol y bydd y credoau cyfeiliornus yn newid yn y cyd-destun hwn. Nam ar allu'r ymennydd i ffeilio neu storio gwybodaeth yw hyn – os nad yw'r wybodaeth yn cael ei storio neu ei 'chodio' yn gywir, bydd hi'n anodd i'r ymennydd droi'n ôl at wybodaeth yn y drefn gywir ar yr adeg gywir, ac mae'n bosib y bydd peth gwybodaeth wedi cael ei ffeilio yn anghywir i'r fath raddau fel nad yw'n bosib ei hadalw o gwbl. Yn anffodus, yn achos mam Jane, doedd ganddi hi ddim dirnadaeth o'i phroblemau cof chwaith, ac o ganlyniad, roedd hi'n methu derbyn rhesymu ei merch.

Dull sy'n gallu helpu

Os oes gan yr unigolyn â dementia gredoau cyfeiliornus ac nad yw'r meddyliau hynny'n wir o gwbl, a'u bod nhw'n anghywir ond dydy hi ddim yn bosib darbwyllo'r unigolyn o'r sefyllfa go iawn, mae'n debygol y bydd yn drallodus oherwydd bod ei 'wirionedd' yn wahanol i'r hyn y mae eraill yn ei ddweud wrtho. Gallai hyn amlygu ei hun ar ffurf newid o ran hwyliau, mwy o orbryder neu gynnwrf, ymgais ar ran yr unigolyn i adael lle mae o a 'mynd adref' neu ymdrechion parhaus i ymateb i'r credoau cyfeiliornus yn uniongyrchol. Gallai'r unigolyn fod yn amharod i gadw at ei drefn arferol, gallai fod yn anfodlon derbyn cymorth neu ofal gan eraill, efallai na fydd eisiau bwyta nac yfed, a gall hyn effeithio ar ei gwsg hyd yn oed. O ran y senario gwaethaf un, mae'n bosib y bydd yr unigolyn yn ymddwyn yn ymosodol tuag at ofalwr am beidio â chaniatáu iddo weithredu ar ei feddyliau – er enghraifft, drwy ei atal rhag gadael neu beidio â gadael iddo wneud rhywbeth (a allai fod yn niweidiol, efallai). Gallai fod yn ddryslyd, yn ffwndrus, neu ddim yn ddigon ymwybodol o berygl neu o'r straen sydd arno.

Mewn dementia, gall lefel uchel o orbryder neu drallod o'r fath darfu'n sylweddol ar angen yr ymennydd am drefn, a hynny wedyn yn arwain at waethygu hwyliau a lles cyffredinol yr unigolyn. O ganlyniad, mae credoau cyfeiliornus yn fygythiad go iawn i gyflwr iechyd cyffredinol yr unigolyn, ac mae angen i ddulliau o fynd i'r afael â nhw fod yn rhan o gynllun gweithredu i gefnogi'r person drwy'r cyfnodau trallodus iawn hyn.

Ydy'r credoau cyfeiliornus yn gysylltiedig â cholli cof?

Mae'n bwysig cofio y gall unigolyn â dementia golli dirnadaeth o'i anghenion neu ddiffygion yn eithaf cynnar yn y salwch, ac mae'n bosib na fydd ganddo unrhyw syniad o gwbl ei fod yn profi newid gwybyddol. O safbwynt yr unigolyn â dementia, mae'n rhaid bod eitem bersonol wedi cael ei symud ac o ganlyniad wedi ei cholli gan rywun arall, efallai gyda bwriad dichellgar – sut arall mae'n bosib esbonio'r peth? I fam Jane, y cam rhesymegol nesaf o dan yr amgylchiadau hyn fyddai cuddio pethau y mae hi am eu cadw'n ddiogel, ond mae hi wedyn yn anghofio lle mae hi wedi eu rhoi nhw ac felly'n credu eu bod nhw wedi cael eu dwyn. Gall problemau'r cof felly fwydo cylch o gredoau cyfeiliornus, ymdrechion amhriodol i ddatrys y broblem a lefel uwch o amheuaeth dros amser.

Pan fo'r materion hyn yn ymwneud â chof tymor byr yr unigolyn, ynghyd â'i anawsterau o ran crebwyll, bydd angen tynnu sylw'r unigolyn yn dyner. Mae hynny'n fwy tebygol o lwyddo os oes rhywun cyfarwydd yn ei wneud o, rhywun y mae'n teimlo'n ddiogel yn ei gwmni, yn ymddiried ynddo ac yn fodlon ymgysylltu ag o. Mae'n bosib y bydd yr unigolyn â dementia yn ymateb i sicrwydd, dull tawel a hamddenol, ac amser i ymgysylltu sy'n arwain at dynnu sylw tyner a chadarnhaol at bwnc neu weithgaredd arall. Efallai y bydd angen ailadrodd hyn sawl gwaith mewn diwrnod.

Lle mae bylchau yn atgof person, mae'r ymennydd yn ceisio rheoli hyn drwy lenwi'r bylchau hynny ond fydd o ddim yn llwyddo i wneud hynny'n iawn bob tro; mae angen i'r ymennydd fod yn gweithio ar ei orau i allu gwneud hyn.

Mae dementia yn ymyrryd â nifer o brosesau'r ymennydd, fel ei allu i storio'r cof, ac mae hynny'n achosi anawsterau cynyddol wrth i amser fynd rhagddo ac wrth i'r salwch ddatblygu. Fydd yr unigolyn â dementia ddim yn gallu rheoli hyn o gwbl.

Ydy'r credoau cyfeiliornus yn dwysáu o ran cynnwys a chyd-destun?

Bydd adegau pan na fydd ymyrryd, cynnig sicrwydd na cheisio dal pen rheswm yn ddigon i ddatrys credoau cyfeiliornus unigolyn, er y gall tynnu sylw a chynnig sicrwydd fod yn fuddiol iawn wrth leddfu unrhyw orbryder neu drallod cysylltiedig. Gall credoau cyfeiliornus fynd yn gynyddol ddwys dros gyfnod byr, gan lyncu'r unigolyn â dementia a'r bobl o'i gwmpas. Gall hon fod yn adeg drallodus iawn i bawb sy'n rhan o'r helynt, ond bydd yn adeg arbennig o ofidus i'r unigolyn â dementia a fydd yn methu datrys ei gredoau cyfeiliornus drwy feddwl yn rhesymegol a siarad drwyddyn nhw, a'u gwreiddio nhw mewn rhyw fath o wirionedd.

Mae'n bwysig cael asesiad gan weithiwr gofal iechyd proffesiynol er mwyn gallu diystyru unrhyw achosion sylfaenol, fel haint neu gyflwr corfforol arall y mae modd ei wella gyda thriniaeth. Gallai'r unigolyn â dementia fod yn profi deliriwm, ac os felly bydd trin y salwch corfforol yn datrys yr anhwylder meddwl a'r credoau cyfeiliornus (gweler Pennod 8).

Mewn ambell achos, gall credoau cyfeiliornus ddwysáu a chyflwyno ymdeimlad cynyddol o berygl i'r unigolyn â dementia. Mae'n bosib y bydd yr unigolyn yn ymateb i fygythiad sy'n gysylltiedig â chred gyfeiliornus – er enghraifft, os yw'n credu bod ei gymdogion yn ceisio ei niweidio, efallai y bydd yn cymryd camau i amddiffyn ei hun. Weithiau, mae arlliw o baranoia yn gysylltiedig â rhai credoau cyfeiliornus, sy'n gallu achosi cryn drallod. Fel y noda Dr Carter a Dr Gunathilake, efallai y bydd angen meddyginiaeth (triniaeth wrthseicotig) ar enghreifftiau fel hyn, i helpu cysylltiadau'r ymennydd i sefydlogi a lleihau ac atal y credoau cyfeiliornus yn raddol.

Sut gall Nyrs Admiral eich cefnogi?

Mae Nyrsys Admiral yn arbenigwyr ym maes gofal dementia ac mae ganddyn nhw ystod eang o brofiad a sgiliau wrth asesu a chefnogi pobl â dementia a'u teuluoedd. Er bod pob achos unigol yn wahanol o ran ei amgylchiadau a'i nodweddion, bydd pob Nyrs Admiral yn gyfarwydd iawn â'r anawsterau y gall credoau cyfeiliornus eu hachosi i ofalwyr teuluol. Drwy ystyried hanes yr achosion yn ofalus ac yn llawn, gwrando ar yr unigolyn â dementia a'i deulu, a deall lleoliad a deinameg y symptomau, bydd Nyrs Admiral yn gallu cynghori ar gynllun gweithredu i helpu i fynd i'r afael â'r anawsterau. Gallai hyn gynnwys gweithio gyda gweithwyr gofal iechyd proffesiynol eraill i sicrhau bod yr unigolyn â dementia yn cael y cymorth clinigol angenrheidiol. Bydd hefyd yn golygu gweithio gyda'r bobl hynny sydd agosaf at yr unigolyn â dementia i'w galluogi i ymateb yn well i'r trallod a ddaw yn sgil credoau cyfeiliornus a'u helpu i wella ansawdd bywyd a phrofiad yr unigolyn â dementia.

Bydd Nyrs Admiral yn deall ac yn gallu helpu i weithio tuag at reoli credoau cyfeiliornus yn ddiogel. Gan ddefnyddio gwybodaeth ac arbenigedd clinigol i deilwra atebion i anghenion penodol yr unigolyn â dementia ac aelodau o'i deulu, bydd yn gallu mynd i'r afael â'r agwedd drallodus iawn hon ar y salwch.

CYFEIRIADAU

Ballard, C.G., Saad, K., Patel, A., Gahir, M. *et al.* (1995) 'The prevalence and phenomenology of psychotic symptoms in dementia sufferers.' *International Journal of Geriatric Psychiatry 10*, 6, 477–485. doi:10.1002/gps.930100607.

ADNODDAU A DEUNYDD DARLLEN YCHWANEGOL

Dementia UK

CREDOAU CYFEILIORNUS A RHITHDYBIAU OHERWYDD DEMENTIA

www.dementiauk.org/get-support/understanding-changes-in-dementia/false-beliefs-and-delusions-in-dementia

YMDOPI Â THRALLOD

www.dementiauk.org/get-support/understanding-changes-in-dementia/coping-with-distress

PENNOD 11

'Byddai'n eistedd yn y gadair gythraul yna drwy'r dydd'

APATHI MEWN DEMENTIA

Bridget Culson (ffugenw)

(Mae Bridget yn briod ag Eric ers dros 50 mlynedd. Mae'r ddau yn eu 70au cynnar.)

Mae'n anodd iawn iddo wneud unrhyw beth y dyddiau hyn. Dydy o'n gwneud fawr ddim ond eistedd. Mae'r teledu ymlaen ond dydy o ddim yn ei wylio, beth bynnag sydd arno, allith o ddim dweud wrthoch chi. Mae o'n fy ngyrru i'n dw-lal. 'Eric, wyt ti eisiau gwneud hyn? Eric, wyt ti eisiau dod allan efo fi?' Naill ai dim ateb neu mae o'n rhochian i wrthod.

Dwi'n meddwl y gwnaf i ddechrau o'r dechrau. Roedd o'n ddyn hyfryd, Eric, cyn hyn i gyd. Bob amser yn dawel, doedd o ddim yn ddyn mawr erioed, wyddoch chi, boi eithaf main a bach. Ond bob amser yn daclus ac yn drwsiadus. Roedd yn well ganddo fo smwddio ei grysau gwyn ei hun – doedd o ddim yn meddwl fy mod i'n gwneud joban ddigon taclus. Doedd o ddim yn wych am gymdeithasu, ond roedden ni'n mynd allan, i'r dafarn neu i'r clwb Gwyddelig, ac yn cael ambell ddiod ac ati. Ar ôl llymaid neu ddau, byddai'n ymlacio ychydig, ac yn dechrau fflyrtio efo fy ffrindiau i. Doeddwn i ddim yn or-hoff o hynny ar y pryd, ond byddwn i'n rhoi unrhyw beth iddo allu gwneud hynny eto rŵan. Roedd o wedi bod yn y Llynges cyn i ni gyfarfod a byddai'n adrodd stôr o jôcs coch iawn ar y pryd. Trydanwr oedd o wrth ei waith – wel, dyna'r union swydd i berffeithydd, ynde, neu fel arall – *bŵm*! Dyn taclus iawn a gofalus gyda'i offer, a threfnus iawn o ran ochr fusnes pethau hefyd – anfonebau a thalu treth a phopeth felly. Wyddwn i erioed ryw lawer am arian nes i fi orfod cymryd drosodd. Roedd o wrth ei fodd yn potsian o gwmpas y tŷ, yn gwneud rhyw fân dasgau, heb sôn am ei randir.

Pan fyddai o'n ymddeol, roedden ni'n mynd i weld y byd a mwynhau ein hunain. Ond nid felly buodd hi. Buon ni ar ambell daith, ond roedden nhw'n fwy o waith caled na hwyl i Eric. Roedd o fel petai'n poeni am golli pethau neu am fynd ar goll. Bu'n rhaid i fi afael yn ei law fwy nag unwaith er mwyn ei dawelu. Felly daeth y teithio i ben, ac o fewn dim o dro, doedden ni ddim wir yn mynd i nunlle. Doedd o byth yn awgrymu gwneud dim byd na mynd i nunlle, neu roedd rhesymau dros beidio â mynd allan. Doeddwn i ddim eisiau mynd i'r clwb ar fy mhen fy hun, felly roedd hi naill ai'n fater o wthio Eric allan drwy'r drws efo fi neu beidio â mynd o gwbl. Dim llawer o hwyl, nac oedd wir.

Mae'n debyg mai dyna pryd dechreuais i sylwi ar bethau eraill hefyd. Yn bennaf ei fod o'n mynd ychydig yn anghofus. Weithiau, byddwn i'n gorfod ei atgoffa pa ddiwrnod oedd hi. Neu byddai'n dechrau gwneud rhywbeth ac yna'n anghofio beth roedd o'n trio'i wneud. Paratoi gwaith coed i'w beintio ac yna anghofio, er enghraifft. Doedd hynny ddim yn debyg i'r hen Eric o gwbl. Roedd o hefyd yn llai o help o gwmpas y tŷ. Byddai'n rhaid i fi ofyn iddo wneud pethau roedd o wedi'u gwneud erioed, fel rhoi'r biniau allan. Wedyn byddai'n rhaid i fi wneud yn siŵr ei fod o wedi gwneud. Neu'n fwy tebygol, ei atgoffa eto i wneud hynny. Yn y pen draw, roedd hi'n llai o drafferth ei wneud o fy hun. O, ac roedd o'n gwneud pethau gwirion fel cadw ei sgriwdreifars yn yr oergell neu'n taflu'r bara i fin y gegin. Ew, roedd hynny'n dân ar fy nghroen i. Byddwn i'n dweud y drefn, ond doedd o ddim fel petai'n ymateb. Nid ei fod o'n un am gael ei dynnu i ffrae yn aml iawn.

Erbyn i fi sylweddoli ei fod o'n methu mynd i siopa ar ei ben ei hun, roeddwn i'n gwybod bod rhaid gwneud rhywbeth. Tan hynny, roeddwn i wedi trio anwybyddu'r peth – wyddoch chi, 'Mynd yn hen mae o, mae'n siŵr.' Ond wedyn byddwn i'n meddwl, 'Wel, mae Paddy yn y clwb yn 68 hefyd ond mae o'n llawn bywyd', a byddwn i'n poeni efallai fod rhywbeth o'i le ar Eric. Roedd ei yrru o i siopa yn reit ddigri, mae'n debyg, wrth edrych yn ôl. Doedd o ddim ar y pryd. Byddwn i'n ei anfon o efo rhestr yn ei law, ac yntau'n prynu hanner y pethau arni hi a phethau eraill nad oedd mo'u hangen nhw arnon ni. Roedd o'n methu cadw trefn ar bres mwyach gan ei bod hi'n debyg y byddai'n meddwl y byddai £5 yn ddigon i dalu am siopa am yr wythnos. Un tro, daeth yn ei ôl yn waglaw. Duw a ŵyr lle roedd o wedi gadael y bag, ddaeth hwnnw byth i'r fei.

Ond yn fwy na dim, roedd o fel petai yn colli diddordeb ym mhopeth. Roedd o'n dipyn o boen meddwl i fi, allwn i mo'i gael o i gymryd diddordeb mewn dim, na chael sgwrs efo fo fel roedden ni'n arfer ei wneud. Os oedd o'n mynd i'r rhandir, byddai'n rhaid i fi fynd efo fo. Nid dyna fel roedd pethau i fod o gwbl – yr amser roedd o'n ei dreulio ar y rhandir oedd fy nghyfle i orffwys gartref.

Aeth blwyddyn o leiaf heibio cyn i ni ei berswadio i weld y meddyg teulu. 'Tydw i ddim yn sâl', 'Does dim byd yn bod arna i' – clywais yr holl esgusodion. Roedd o'n fy ngyrru i'n benwan, a minnau'n fwy a mwy sicr bod rhywbeth yn bod. I dorri stori hir yn fyr, cafodd atgyfeiriad i'r clinig cof. Aeth i'r trydydd apwyntiad gafodd o'i gynnig; dim ond oherwydd fy mod i wedi bygwth ei lindagu os nad oedd o'n mynd (byddwn i heb wneud y fath beth – dwi'n ei garu o ormod – ond mae'n bosib ei bod hi'n amlwg gymaint roeddwn i ar bigau erbyn hynny). Daeth allan efo diagnosis o glefyd Alzheimer a thabledi.

Roedd hynny tua dwy flynedd yn ôl. Ers hynny, mae o wedi gwaethygu. Mae'n eistedd yn yr un gadair – mae'n ei threulio hi'n dwll. Byddai'n eistedd yn y gadair gythraul yna drwy'r dydd... y teledu 'mlaen, dydy o byth yn newid y sianel, allith o ddim dweud wrtha i beth mae o wedi bod yn ei wylio. Dwi ddim yn meddwl ei fod o'n gallu dilyn dim byd. Yr un stori efo'i ddillad. Byddai'n gwisgo'r un peth bob dydd; dwi'n gorfod cuddio ei grysau a'i drowsusau weithiau er mwyn i fi allu eu golchi nhw. Maen nhw'n baeddu'n hawdd oherwydd dydy o'n poeni dim ei fod o'n gollwng bwyd ar hyd y lle. Weithiau, wneith o ddim mynd i'r toiled hyd yn oed, dim ond gwlychu'i hun yn ei gadair. Dwi wedi dysgu erbyn hyn, a dwi'n gwneud iddo fo fynd i'r toiled bob hyn a hyn. Ac mae'n rhaid i fi wneud yn siŵr ei fod o wedi sychu'i ben-ôl pan mae angen. Bwyta? Dydw i ddim yn meddwl y byddai o'n trafferthu efo hynny chwaith. Dwi'n gorfod swnian arno i'w gael o at y bwrdd. Weithiau, does gen i ddim amynedd a dwi'n rhoi ei fwyd o ar hambwrdd. Ond wneith o ddim bwyta tamaid os nad ydw i'n eistedd efo fo ac yn dweud wrtho beth i'w wneud.

Mae angen bod yn slei weithiau er mwyn ei gael o allan o'r tŷ. Dwi'n teimlo ychydig yn euog os ydw i'n addo pethau iddo fo, ond mae'n rhaid i fi wneud beth galla i, yn does? Pan fyddwn ni'n mynd i'r caffi cof, er enghraifft, mae o'n mwynhau ei hun yn iawn weithiau. Ond weithiau ddim. Y cyfan mae o'n ei wneud ydy eistedd yna; dro arall, mae o'n eithaf bywiog a siaradus mwya' sydyn. Does dim dal sut bydd o. Neu os ydy'r wyrion yn galw heibio, gan amlaf mae o hyd yn oed yn methu cofio'u henwau nhw, ond weithiau mae rhyw sbarc ynddo fo – mae'n hyfryd gweld hynny. Ond wedyn mae o'n blino ac yn cael digon.

Argol fawr, mae hi'n frwydr. Dwi'n blino gymaint nes fy mod i'n poeni y bydda i'n syrthio yn un swp. Beth fyddai'n digwydd wedyn? Duw a ŵyr, dwi ddim yn licio meddwl am y peth. Y cyfan galla i ei wneud ydy dal i fynd, swnian a swnian, trio gwneud fy ngorau, dal ati i ddod o hyd i'r sbarc bach sy'n ei danio fo am sbel fach.

SYLWEBAETH ARBENIGOL

Yr Athro Tom Dening, Athro Ymchwil Dementia, a **Dr Malarvizhi Babu Sandilyan**, Ymgynghorydd Seiciatreg yr Henoed

Beth yw apathi?

Mae apathi yn disgrifio sawl peth. I ddefnyddio iaith ychydig yn wyddonol, mae elfennau gwybyddol, emosiynol ac ymddygiadol i apathi. Hynny yw, mae'n effeithio ar y ffordd y mae pobl yn meddwl (e.e. ddim yn malio am ddim byd neu heb gymhelliant i wneud unrhyw beth), sut maen nhw'n teimlo (di-hid yn aml) a sut maen nhw'n ymddwyn (gwneud fawr o ddim oni bai eu bod nhw'n cael eu gwthio i wneud rhywbeth).

Apathi yw un o nodweddion mwyaf cyffredin dementia, ac mae'n digwydd i ryw raddau ymhlith rhwng 50 y cant a 75 y cant o bobl sydd â'r cyflwr (Selbæk, Engedal a Bergh 2013). Fel yn achos Eric, gall ddechrau yn eithaf buan yn ystod dementia, a bydd yr unigolyn fel petai'n colli diddordeb yn yr hobïau a'r diddordebau roedd yn arfer eu mwynhau, neu gall golli awydd i gymdeithasu.

Apathi Eric

Un o arwyddion cyntaf dementia Eric oedd ei ddiffyg awydd i deithio neu hyd yn oed fynd allan i'r clwb. Roedd fel petai wedi colli diddordeb mewn gwneud tasgau o gwmpas y tŷ. Yn rhannol, mae'n debyg bod hynny wedi digwydd oherwydd problemau eraill a oedd yn deillio o'r dementia, er enghraifft, roedd yn anghofio beth roedd o eisoes wedi'i wneud ac yn cadw ei offer yn y mannau anghywir, a hynny oherwydd ei fod yn colli ei gof. Ond roedd ganddo lai a llai o awydd i ddechrau gwneud dim byd, ac mae hynny'n nodweddiadol o apathi. Ar y dechrau, serch hynny, gall fod yn anodd dweud a yw person yn dechrau arafu, ac mae hynny'n aml yn cael ei briodoli i'w oedran a dim byd mwy. Fel arfer, dydy arwyddocâd yr apathi ddim ond yn cael ei sylweddoli pan fydd symptomau eraill dementia, fel anghofrwydd, yn dechrau creu anhawster. Ddim ond pan aeth pethau eraill o chwith y dechreuodd Bridget boeni am yr apathi.

Wrth i ddementia ddatblygu, mae'r apathi yn datblygu hefyd. Roedd gan Eric lai o ddiddordeb mewn sgwrsio – unwaith eto, mae'n bosib bod anawsterau eraill yn rhannol gyfrifol am hynny, nid dim ond yr apathi. Er enghraifft, os oes clefyd Alzheimer ar Eric, mae'n bosib ei fod hefyd yn cael anhawster dod o hyd i'r geiriau iawn ar gyfer pethau (affasia) a hynny'n gwneud cynnal sgwrs mor anodd fel bod pobl eraill yn rhoi'r gorau i drio gwneud hynny yn y pen draw. Mae hyn, wrth gwrs, yn cyd-fynd â'r apathi, sydd hefyd yn lleihau cymhelliant unigolion i gyfathrebu. Mae Bridget hefyd yn cyfeirio at amharodrwydd Eric i fynd i'r rhandir neu i glinig ysbyty.

Ar yr adeg pan mae Bridget yn adrodd ei stori, mae dementia Eric wedi datblygu ymhellach ac erbyn hynny, mae'n debyg mai'r apathi yw'r brif broblem. Mae Eric yn eistedd yn yr un gadair drwy'r dydd. Dydy o ddim yn newid ei ddillad nac yn ymolchi, oni bai ei bod hi'n ei annog yn gryf i wneud hynny. Dydy o ddim yn dangos diddordeb mewn dim byd o'i gwmpas. Rhaid wrth ymdrech fawr gan Bridget i'w gael allan o'r tŷ. Dydy hi'n fawr o syndod bod hynny'n gwneud iddi deimlo'n ofnadwy o rwystredig. Dydy hi ddim ar ei phen ei hun. Yn sicr, apathi ydy un o nodweddion anoddaf dementia i ofalwyr teuluol ac mae'n achosi lefelau uchel o straen ac ymdeimlad o faich, fel sy'n wir yn achos Bridget.

Fodd bynnag, er gwaetha'r holl drafferth a rhwystredigaeth, mae rhai eiliadau mwy gobeithiol yn dod. Er enghraifft, os yw'r wyrion yn ymweld neu ar yr achlysuron prin hynny y mae Bridget yn perswadio Eric i fynd i grŵp cymdeithasol, mae'n bywiogi'n sydyn ac yn dangos cip o'i hen gymeriad. Bydd gofalwyr teuluol yn aml yn gweithio'n galed iawn er mwyn cael yr eiliadau hynny. Er mai am gyfnod byr mae'r boddhad, mae'n ein hatgoffa bod yr unigolyn â dementia yn dal i fod yn berson go iawn, nid dim ond yn gragen wag.

Beth sy'n achosi apathi?

Mae apathi yn gysylltiedig â chlefyd yr ymennydd, fel dementia, ac yn digwydd yn rhannol oherwydd newidiadau i rai rhannau o'r ymennydd. Mae parth yr ymennydd y tu ôl i'r talcen, y llabedau blaen, yn rheoli ein gallu i gynllunio, canolbwyntio a chynnal cymhelliant. Mae gan y llabedau blaen gysylltiadau pwysig â rhannau eraill o'r ymennydd, gan ffurfio cyfres o gylchedau niwron sy'n gyfrifol am ein gallu i ganolbwyntio ar dasg ac ymateb yn briodol.

Pan fydd dementia'n effeithio ar y llabedau blaen a'u cysylltiadau, mae pobl yn tueddu i ddod yn oddefol ac yn llai awyddus i wneud dim byd, er eu bod nhw weithiau'n gallu colli eu swildod ac ymddwyn mewn ffordd orgyfarwydd neu amhriodol. Yn yr un modd, mae pobl sy'n datblygu dementia fasgwlar oherwydd strôc ym mharth blaen yr ymennydd yn fwy tebygol o ddatblygu apathi. Mae apathi yn aml yn gysylltiedig â chlefyd Alzheimer mewn pobl sydd â llai o weithgarwch ym mharthau blaen a chanol yr ymennydd a newidiadau i lefelau niwrogemegau penodol, fel asetylcolin a dopamin.

Fodd bynnag, mae'n bwysig meddwl am ffactorau eraill, nid dim ond clefyd yr ymennydd, a all gyfrannu at apathi mewn dementia. Mae'n amlwg o stori Eric nad yw'r apathi yn digwydd ar yr un lefel drwy'r amser, felly mae'n rhaid bod ffactorau eraill ar waith, a hynny'n gysylltiedig â'i gyflwr meddyliol ei hun ond hefyd â'r amgylchedd o'i gwmpas.

Mae cysylltiad agos hefyd rhwng apathi ac iselder. Yn wir, mae'n symptom cyffredin o iselder, yn enwedig os yw'r iselder yn gymedrol neu'n ddifrifol. Mae'n eithaf cyffredin i weld pobl ag iselder yn colli diddordeb mewn gwaith neu weithgareddau, ac ar adegau maen nhw hefyd yn esgeuluso eu hedrychiad neu agweddau eraill ar eu hunanofal. Fodd bynnag, mae apathi ac iselder yn ddau beth gwahanol, a gall y naill neu'r llall ddigwydd yn annibynnol ar ei gilydd. Mae'n bwysig asesu claf â dementia, fel Eric, er mwyn gweld ydy'r claf yn isel ei ysbryd yn ogystal â bod ag apathi. Os felly, gallai rhoi presgripsiwn am wrthiselydd fod o help.

Pam mae apathi o bwys

Mae apathi yn aml yn gysylltiedig ag ansawdd bywyd gwaeth mewn pobl sydd wedi eu heffeithio gan ddementia ac mae apathi yn tueddu i ddod yn fwy amlwg wrth i'r dementia ddatblygu. Mae pobl sydd ag apathi a dementia yn dangos llai o annibyniaeth o ran gweithgareddau bywyd pob dydd, canlyniadau gwael o ran adsefydlu, ac yn fwy tebygol o farw.

Fel y trafodwyd yn flaenorol, mae apathi yn aml yn gorgyffwrdd â symptomau iselder, gyda chleifion yn troelli i gylch o syrthni a diffyg cymhelliant neu ymdrech. Gall byw gydag apathi fod yn rhwystredig iawn, yn enwedig pan fydd gofalwyr teuluol yn camddeall yr apathi hwnnw ac yn meddwl mai diogi ydy o neu rywbeth bwriadol, yn hytrach na chyflwr sy'n codi o ganlyniad i'r dementia. Mae hyn i'w weld yn glir ym mhrofiad Bridget. Ynghyd â baich gofalwr, mae baich economaidd hefyd, gan fod cyfraddau uwch o apathi yn gysylltiedig â nifer uwch o bobl yn mynd i leoliadau gofal.

Y profiad o fyw gydag apathi

Rydyn ni wedi clywed gan Bridget am y profiad o fod yn ofalwr i berson â dementia sy'n byw gydag apathi dwys. Ond beth am Eric? Sut mae'r byd yn ymddangos iddo fo? Er enghraifft, ydy o hyd yn oed yn sylweddoli bod problem yn bod?

Mae'n amlwg nad yw hwn yn faes hawdd i ymchwilio iddo. Mae'n bosib y bydd unrhyw un sy'n byw gyda dementia ac apathi yn anfodlon ymateb, ond ar ben hynny, bydd hefyd efallai'n cael anhawster dod o hyd i eiriau i ddisgrifio ei brofiadau. Mae rhai o'r themâu sy'n deillio o ymchwil (Baber *et al.* 2021; Chang *et al.* 2021) i brofiadau cleifion a gofalwyr yn cynnwys ymdeimlad o golli eu hunain, teimlo fel baich, a'r rhwystrau anweledig sy'n codi wrth iddyn nhw ymdrechu i gadw mewn cysylltiad ag eraill. Mae gofalwyr teuluol hefyd yn disgrifio emosiynau negyddol, fel euogrwydd a rhwystredigaeth, a theimladau cadarnhaol, fel yr awydd i aildanio 'sbarc' eu partneriaid os yw hynny'n bosib. Mae pobl sydd ag apathi hefyd yn disgrifio pethau sy'n eu cadw i fynd, gan gynnwys eu hawydd i helpu ac i ddal ati i chwarae eu rhan, pwysigrwydd bod â threfn neu *routine* a dal gafael ar eu harferion arferol gymaint â phosib.

Mae'n hawdd gweld profiadau Bridget yn cael eu hadlewyrchu yng nghanfyddiadau'r gwaith ymchwil hwn, gan ei bod yn sôn am fod yn teimlo'n bigog, yn rhwystredig ac yn flinedig. Mae hi'n gorfod bod yn gyfrwys er mwyn cael Eric i wneud yr hyn mae hi angen iddo'i wneud. Ac mae hi bob amser yn chwilio am ffyrdd i'w ysgogi a dangos ychydig o'i hen gymeriad. O ran profiad Eric, allwn ni wneud dim mwy na dyfalu, ond mae'n weddol amlwg ei fod yn sylweddoli ei fod yn methu gwneud y pethau roedd yn arfer eu gwneud yn hawdd. Mae'n siŵr ei fod yn sylweddoli bod angen llawer iawn o help arno gan ei wraig, a bod hynny'n peri iddo deimlo'n faich arni. Ar ben hynny, mae'n debyg ei fod yn trio gwneud ei orau, eisiau helpu a gwneud y peth iawn, ond ei fod yn brwydro yn erbyn rhwystrau anweledig. Mae'n bosib bod hyn yn debyg i straffaglu drwy gors ond ar yr un pryd yn methu â gweiddi am help.

Beth gallwn ni ei wneud am apathi?

Mae nifer o driniaethau fferyllol wedi cael eu hawgrymu i drin apathi mewn dementia, ond does dim un ohonyn nhw'n arbennig o effeithiol. Mae'r rhain yn cynnwys y cyffuriau sy'n cael eu galw'n atalyddion asetylcolinesteras (*donepezil*, *rivastigmine* a *galantamine*), sy'n cael eu defnyddio i drin symptomau gwybyddol clefyd Alzheimer ac a allai hefyd fod yn fuddiol wrth drin symptomau anwybyddol hefyd, fel iselder, gorbryder ac apathi. Fodd bynnag, er gwaethaf canlyniadau addawol cynnar, dydy data sydd wedi'u cyfuno o sawl astudiaeth ddim yn dangos unrhyw effeithiau sylweddol. Mae ein profiad clinigol ni'n awgrymu bod atalyddion asetylcolinesteras weithiau'n cael effaith eithaf amlwg ar fywiogrwydd rhai cleifion, o leiaf, gan eu galluogi i hoelio eu sylw yn well ac, er enghraifft, gwneud rhagor o ymdrech i gymryd rhan mewn sgyrsiau. Does dim llawer o dystiolaeth bod unrhyw gyffuriau eraill yn helpu i wella apathi, ac eithrio'r cyffur ysgogi *methylphenidate*.

O ganlyniad, mae dulliau anfferyllol yn hynod bwysig, a dyma yw'r prif ddull o helpu pobl sydd ag apathi a'u gofalwyr teuluol. Maen nhw'n cynnwys amrywiaeth eang o weithgareddau, a bydd y Nyrs Admiral yn eu trafod yn y man.

Pan fyddwn ni'n meddwl yn fanwl am brofiadau pobl fel Eric a Bridget, efallai mai'r peth mwyaf buddiol fyddai cydnabod apathi yn well a pha mor bwysig yw'r cyflwr fel nodwedd o ddementia. Petai esboniad gwell o'r symptomau ar gael i'r ddau, mae'n bosib y byddai Bridget yn llai tueddol o feddwl bod Eric yn ymddwyn fel y mae yn fwriadol. Efallai y byddai'n deall yn well pa mor anodd yw pethau i'w gŵr, a pha mor galed mae'n ymdrechu i helpu, er nad oes unrhyw arwydd gweladwy o hynny. Yn yr un modd, gallai gwybod rhagor am apathi yn gynharach o lawer yn ystod ei ddementia fod wedi helpu Eric, er mwyn i'r ddau fod wedi gallu gweithio'n galetach i drio cynnal ei drefn a'i hoff weithgareddau.

Mae gwaith ymchwil diweddar yn profi bod apathi yn rhan hanfodol bwysig o ddementia. Rydyn ni wedi tueddu i bwysleisio pwysigrwydd y cof, yn rhannol oherwydd ei bod yn haws ei ddisgrifio ac yn haws ei fesur, ond mae angen rhoi llawer rhagor o sylw i apathi. Mae angen dybryd am wybodaeth well am y cyflwr, i weithwyr proffesiynol ac i'r cyhoedd. Efallai fod angen i ni ddechrau rhedeg caffis apathi hefyd?

CYNGOR NYRS ADMIRAL

Lucy Chamberlain, Nyrs Admiral, y Lleng Brydeinig Frenhinol

Sut beth ydy ofalu am rywun ag apathi?

Yn gyntaf oll, mae'n bwysig dweud bod hon yn nodwedd gyffredin iawn o ddementia, a gall fod yn achos rhwystredigaeth sylweddol i ofalwyr teuluol yn aml – mae'n bodoli, a does dim byd o'i le ar gael llond bol weithiau!

Gall ymddangos fel petai'r unigolyn â dementia wedi rhoi'r ffidil yn y to neu wedi colli'r gallu neu'r hyder i gyflawni tasgau, a gall fod yn dorcalonnus pan fydd unigolyn fel petai wedi colli pob iot o ddiddordeb yn ei anwyliaid neu eu newyddion. Mewn rhai achosion, bydd pobl â dementia hyd yn oed yn encilio i'w gwely ac yn rhoi'r argraff eu bod nhw'n treulio rhannau helaeth o'r dydd a'r nos yn gwneud dim byd ond gorwedd yno ar ddi-hun. Mae gofalwyr teuluol wedi disgrifio'r profiad fel 'byw gydag ysbryd' ac yn dweud eu bod nhw'n teimlo'n euog am fod yn rhwystredig, a hyd yn oed am golli tymer, gan deimlo bod yr unigolyn â dementia yn ymddwyn fel hyn yn fwriadol. Mae gan lawer o ofalwyr teuluol ymdeimlad o faich neu gyfrifoldeb, ac maen nhw'n meddwl y dylen nhw fod yn gwneud rhagor i ennyn diddordeb yr unigolyn â dementia i wella ei ansawdd bywyd, neu fod yr apathi yn digwydd oherwydd nad ydyn nhw'n gwneud rhywbeth, neu ddim yn gwneud rhywbeth yn ddigon da.

Unwaith y byddwn ni'n egluro i ofalwyr teuluol pam mae apathi yn effeithio ar yr unigolyn â dementia, fel yn achos Bridget ac Eric, gall hynny ddileu rhywfaint o'r euogrwydd a'u helpu i ddeall bod modd rhoi cynnig ar bethau i geisio eu helpu.

Fel mae'r Athro Dening a Dr Sandilyan yn egluro, mae weithiau'n werth rhoi cynnig ar bresgripsiwn gwrthiselyddion a/neu atalyddion gwrthcolinesteras (y meddyginiaethau dementia). Ond cyn gwneud hynny, mae'n bwysig rhoi sylw i unrhyw achosion eraill posib a allai egluro anfodlonrwydd unigolyn â dementia i wneud pethau – er enghraifft, poen sydd ddim ond yn cael ei leddfu wrth eistedd neu orwedd yn llonydd, neu broblemau golwg sy'n golygu eu bod nhw'n ofni symud o gwmpas.

Trefn a hylendid personol

Mae trefn yn ddefnyddiol iawn i bawb, ac yn fwy fyth felly i ofalwyr teuluol prysur pan mae'r unigolyn â dementia yn profi apathi. Mae gan drefn neu *routine* nifer o fanteision, fel helpu i sicrhau bod pethau pwysig yn cael eu gwneud; er enghraifft, helpu'r unigolyn â dementia yn rheolaidd gyda gofal personol, fel glanhau dannedd a newid dillad. Mae tynnu dillad budr a'u rhoi yn y fasged ymolchi unwaith maen nhw wedi cael eu diosg, a gosod dillad glân y diwrnod canlynol allan, yn gallu bod yn fuddiol. Mae hyn yn cael gwared ar yr angen i'r unigolyn â dementia wneud yr ymdrech i ddewis dillad o ddydd i ddydd. Efallai fod trefn ymolchi gyda'r nos, o ran helpu gyda hylendid a newid dillad, wedi bod yn bwysig i'r unigolyn yn y gorffennol. Bydd creu amgylchedd pleserus a lleddfol – olew bath ag arogl dymunol, ystafell gynnes, cerddoriaeth dawel, goleuadau isel ac yn y blaen – yn gwneud y broses yn fwy apelgar.

Holl bwynt creu trefn yw bod hynny'n cyflwyno natur ragweladwy i fywyd rhywun. Gall hynny roi sicrwydd i'r unigolyn â dementia drwy wneud iddo deimlo'n ddiogel yn y byd newydd rhyfedd hwn, ac i deimlo cysylltiad ag arferion a dewisiadau blaenorol. Yn aml, gall pobl â dementia droi'n ôl at ymddygiadau blynyddoedd lawer ynghynt, felly bydd gwybod beth oedd yr ymddygiadau hynny yn eich helpu i gynllunio trefn lwyddiannus. Er enghraifft, mae rhai gofalwyr teuluol yn sylwi nad yw'r unigolyn â dementia bellach yn mwynhau cymryd cawod, ond ei fod yn fwy parod i gael bath, efallai oherwydd ei fod wedi arfer â hynny cyn i gawodydd ddod yn fwy cyffredin. Bydd materion eraill sy'n ymwneud â hylendid personol efallai'n mynd yn ôl i adeg benodol o'r dydd pan oedden nhw'n arfer ymolchi, neu fod brwsh dannedd trydan bellach yn teimlo'n anghyfarwydd a bod troi'n ôl at frwsh traddodiadol yn helpu. Weithiau, gall hyd yn oed blas rhy gryf ar bast dannedd gwahanol arwain at ddiffyg awydd i lanhau'r dannedd. Mae'n iawn arbrofi i geisio dod o hyd i elfennau sy'n cael y canlyniadau gorau – gall dewisiadau neu ffordd flaenorol o fyw, neu hyd yn oed broses o gynnig a methu, ddylanwadu ar y math yma o beth.

Mae trefn arferol hefyd yn helpu i atal problemau gyda gwlychu a baeddu, er enghraifft. Gall apathi olygu nad yw pobl yn gweld yr angen i fynd i'r toiled, neu eu bod yn araf i ymateb i'r teimlad. Felly gall annog rhywun i fynd i'r toiled yn rheolaidd, neu fynd ag o yn rheolaidd, leihau'r tebygolrwydd o ddamweiniau, fel y gwelodd Bridget gydag Eric. Gall trefn o'r fath ysgafnhau'r pwysau ar y naill a'r llall; bydd yr unigolyn â dementia yn cael yr help angenrheidiol, ac ni fydd rhaid i'r gofalwr 'feddwl am bopeth' gan y bydd yn rhan o'i drefn ddyddiol.

Bwyd ac apathi

Fel y gwelodd Bridget gydag Eric, gall ysgogi rhywun sydd ag apathi i fwyta fod yn anodd. Unwaith eto, mae'n werth gwneud yn siŵr nad oes problemau sylfaenol yn bod – er enghraifft, mae'n werth gofyn i ddeintydd gael golwg ar geg boenus neu sych. Efallai fod problemau llyncu neu ofn tagu – symptomau cyffredin mewn dementia – wrth wraidd amharodrwydd Eric i fwyta, felly mae'n werth gofyn am gyngor gan eich meddyg teulu. Gall llindag y geg – *oral thrush* – fod yn broblem eithaf cyffredin ymhlith pobl sy'n ddifater, yn bwyta ychydig a/neu ar feddyginiaeth. Mae'r cyflwr nid yn unig yn gwneud y geg yn boenus ond gall effeithio ar y gallu i flasu. Mae'n hawdd ei drin gyda meddyginiaeth gan y meddyg teulu.

Gall darparu awgrymiadau a chadw at arferion fod yn ddefnyddiol – os yw'n gweld y bwrdd yn cael ei osod a phobl yn eistedd yn bwyta gyda'i gilydd, gallai hynny helpu'r un sydd â dementia i ddeall ei bod hi'n amser bwyd. Os oedd yn arfer cael prif bryd bwyd y dydd amser cinio flynyddoedd lawer yn ôl, gallai hynny fod yn amser gwell na cheisio dal ati i'w weini fin nos. Bydd darparu bwyd mae'r unigolyn â dementia wir yn ei fwynhau, hyd yn oed os yw hynny'n creu deiet weddol ailadroddus, yn well na'i fod yn bwyta ychydig iawn. Efallai y bydd gweini bwydydd gydag arogl atgofus neu atyniadol hefyd yn annog bwyta. Fel y sylwodd Bridget, os yw pobl yn methu setlo wrth y bwrdd, mae bwyta o hambwrdd yn ddelfrydol, neu adael bwydydd bys a bawd allan i'r unigolyn â dementia bigo arnyn nhw pan mae'n eu gweld neu'n teimlo'r angen i fwyta.

Gweithgareddau ar gyfer pobl â dementia sy'n profi apathi

Gall gormod o ddewis lethu pobl â dementia, neu mae hi'n anodd iddyn nhw benderfynu ar opsiynau – problem fawr i rywun sy'n profi apathi. Gall cyfyngu ar ddewis a gwneud rhai gweithgareddau'n awtomatig fod yn fuddiol.

Os yw pobl wedi colli'r gallu i ddechrau neu drefnu gweithgareddau drostyn nhw eu hunain, gallwn ni helpu drwy ddechrau gweithgaredd gyda nhw neu fodelu gweithgareddau gyda'n gilydd. Dyma pryd y gellir teilwra gofal dementia i anghenion unigolyn. Fel y gwelwn ni yn achos Eric, byddai'n bywiogi mewn sefyllfaoedd cymdeithasol a theuluol, felly os yw rhywun arall yn arwain, mae gweithgareddau o'r fath yn fwy tebygol o fod yn llwyddiannus. Mae rhoi cynnig ar weithgareddau sy'n fwy ystyrlon i'r unigolyn â dementia, ac yn haws i'w rheoli, yn fwy tebygol o fod yn llwyddiannus.

Mae ymchwil wedi dangos bod gweithgareddau sy'n ysgogi mwy nag un synnwyr, fel coginio, cerddoriaeth, therapi anifeiliaid anwes ac ymarfer corff, i gyd yn fuddiol pan fydd unigolyn â dementia yn profi apathi, yn ogystal â sesiynau ymarfer corff sydd wedi'u trefnu, fel cerdded neu fathau eraill o ymarfer corff. Mae nifer o grwpiau cefnogaeth gan gyfeillion yn cynnig gweithgareddau cerdded neu ymarfer corff ar sail grŵp. Gall hyfforddiant gwybyddol unigol sy'n seiliedig ar fuddiannau'r person effeithio ar apathi. Ei nod yw ysgogi'r meddwl, y lleferydd a'r cof. Dyma rai gweithgareddau eraill sydd wedi profi'n fuddiol i rai gofalwyr teuluol:

- Cerddoriaeth, ar ffurf rhestr chwarae wedi'i phersonoli ar gyfer yr unigolyn â dementia.
- Gweithgaredd mor syml â phapur a blwch paent sylfaenol neu greonau trwchus, a gadael i'r person archwilio'r papur. Mae therapyddion celf pwrpasol ar waith mewn rhai lleoliadau gofal dementia.

- Ysgogiad amlsynhwyraidd, lle mae'r synhwyrau – clyw, golwg, arogl, blas a chyffyrddiad – yn cael eu symbylu. Er enghraifft, mae rhai pobl â dementia yn cael cysur wrth deimlo gweadau gwahanol, fel darn o frethyn gyda botymau a sipiau, a'u harchwilio gyda'u dwylo. Gall cerdded drwy ardd sydd â blodau persawrus helpu i ysgogi'r synnwyr arogli.
- Efelychu presenoldeb gan ddefnyddio sgyrsiau â thâp, fel recordiad o leisiau gan deulu sy'n cael anhawster ymweld – proses a oedd yn fuddiol iawn yn ystod COVID-19.

Yn gyffredinol, mae cynnal perthynas gymdeithasol dda yn fuddiol i bobl sydd wedi'u heffeithio gan apathi. Mae adnoddau amrywiol ar gael i ofalwyr teuluol eu defnyddio i ennyn diddordeb yr unigolyn ar sail ei ddiddordebau, sy'n cynnwys pecynnau ac apiau ar gyfer ysgogiad gwybyddol. Mae hefyd yn werth mynd i lyfrgelloedd lleol, gan eu bod nhw weithiau'n benthyg bagiau cof, posau a gemau dementia-gyfeillgar, yn ogystal â llyfrau a allai sbarduno sgyrsiau am yr ardal leol, neu hobïau neu swyddi blaenorol.

Gall hyn oll fod yn waith llafurus i ofalwyr teuluol, yn emosiynol ac yn gorfforol, felly mae'r un mor bwysig eich bod yn sicrhau rhywfaint o amser i chi'ch hun fel y gallwch chithau hefyd orffwys ac ymlacio – pa un ai i gyfarfod â ffrindiau, darllen llyfr neu ymuno â dosbarth ymarfer corff. Felly cofiwch estyn allan at deulu, ffrindiau neu'r gwasanaethau lleol, fel gofal dydd neu ofal seibiant, i'ch helpu gyda hyn.

CYFEIRIADAU

Baber, W., Chang, C.Y.M., Yates, J. a Dening, T. (2021) 'The experience of apathy in dementia: A qualitative study.' *International Journal of Environmental Research and Public Health 18*, 6, 3325. doi:10.3390/ijerph18063325.

Chang, C.Y.M., Baber, W., Dening T. a Yates, J. (2021) '"He just doesn't want to get out of the chair and do it": The impact of apathy in people with dementia on their carers.' *International Journal of Environmental Research and Public Health 18*, 12, 6317. doi:10.3390/ijerph18126317.

Selbæk, G., Engedal, K. a Bergh, S. (2013) 'The prevalence and course of neuropsychiatric symptoms in nursing home patients with dementia: A systematic review.' *Journal of American Medical Directors Association 14*, 3, 161–169. doi:10.1016/j.jamda.2012.09.027.

ADNODDAU A DEUNYDD DARLLEN YCHWANEGOL

Dementia UK

GWEITHGAREDDAU YSTYRLON RHAN PUMP: CADW'R MEDDWL YN IACH YN YSTOD CYFNODAU O DEIMLO'N YNYSIG

www.dementiauk.org/cognitive-stimulation

Playlist for Life

CERDDORIAETH BERSONOL AR GYFER DEMENTIA

www.playlistforlife.org.uk

MUSIC FOR MY MIND

https://musicformymind.com

PENNOD 12

'Ble mae dy dad?'

PROFEDIGAETH A DEMENTIA

Surinder Bangar

Mae fy mam yn 83 oed. Cafodd ddiagnosis o glefyd Alzheimer ym mis Ebrill 2014 a buodd fy nhad yn gefn iddi tan iddo farw ym mis Mai 2020 o COVID-19. Mae'r hyn sy'n dilyn yn gofnod o'r hyn a ddigwyddodd wrth i ni ofalu am fy mam yn y misoedd a ddilynodd. Cafodd fy rhieni a'u tri phlentyn hynaf (gan gynnwys fi) i gyd eu geni yn India. Daeth fy nhad i'r Deyrnas Unedig yn 1964. Ymunodd fy mam, ynghyd â'r tri phlentyn hynaf, ag ef yn 1966. Sikhiaid o'r Pwnjab ydyn ni. Yn ein cartref ni, rydyn ni fel arfer yn cyfeirio at fy mam fel Bibi a bydda i'n defnyddio'r term hwn yn y testun weithiau. Ar ôl i fy nhad farw, roedden ni'n rhoi'n sylw pennaf i Bibi. Roedd hi hefyd wedi dal COVID-19 ond roedd yn gwella'n araf, er bod effaith ei phrofedigaeth yn gymysg â hynny. Diolch byth, daeth Bibi dros COVID-19 ac ar ôl tair wythnos roedden ni'n gallu gweld arwyddion bod ei hiechyd corfforol yn gwella.

Fel teulu, doedden ni'n deall fawr ddim am effaith profedigaeth gyda chlefyd Alzheimer, a chawson ni ddim gwybodaeth am hynny o gwbl. Aeth fy mam yn ôl i'r ysbyty i weld fy nhad, ond yn anffodus, erbyn iddi hi a fy mrodyr gyrraedd, roedd fy nhad wedi marw. Roedd yn dorcalonnus gweld fy mam yn siarad â fy nhad ac yn methu â deall pam nad oedd yn ymateb iddi. Aeth y dyddiau nesaf heibio mewn un niwl aneglur wrth i berthnasau a ffrindiau teuluol gysylltu i gydymdeimlo. Roedd hynny'n digwydd o bell oherwydd yr amgylchiadau, a doedd cynnal y defodau galaru traddodiadol ddim yn bosib oherwydd COVID-19 chwaith. Doedd dim modd cysuro fy mam ar ffurf coflaid, na chael y teulu ehangach o'n cwmpas ni.

Byddai Bibi yn gofyn byth a hefyd lle roedd ein tad. Pan fydden ni'n egluro ei fod wedi marw, byddai gwewyr ei galar yn ailadrodd drosodd a throsodd. Byddai hi'n crynu ac yn llawn gofid, a'r cylch ofnadwy hwn yn parhau drwy'r nos. Er mwyn galluogi fy mam i orffwys a gwella o'i salwch ei hun, dyma ni'n dechrau dweud o bryd i'w gilydd bod ein tad yn yr ysbyty. Roedd hi fel petai'n barod i dderbyn hynny ar y pryd. Doeddwn i ddim yn siŵr sut mae person â chlefyd Alzheimer yn prosesu profedigaeth neu a yw hi'n bosib mynd drwy gamau galar pan fydd newidiadau'n digwydd yn yr ymennydd.

Teimlai fel bod angen i ni ddatrys pethau gyda fy mam o'r naill ddiwrnod i'r llall. Doedd dim glasbrint ar gael i ni. Ar adegau, roedd yn teimlo ein bod ni'n methu gwneud dim byd i atal cylchoedd galar parhaus a dwys fy mam. Roedd fel petai hi'n profi'r sioc a'r galar llethol o'r newydd bob tro. A hithau'n methu â chofio beth oedd wedi digwydd, byddai'n gofyn, 'Ble mae dy dad?' Roedd hi'n gwybod bod rhywbeth y dylai hi ei wybod, ac eto roedd hi fel petai'n methu cael gafael ar y wybodaeth hon. Byddai'r ymatebion i hyn yn ysgogi beichio crio a llu o gwestiynau yn cael eu hailadrodd drosodd a throsodd wrth iddi frwydro yn erbyn effaith y newyddion, a hynny'n ddigon dealladwy. Byddai Bibi yn ailadrodd, 'Mae o wedi marw, mae o wedi marw? ... Alla i ddim credu hyn ... beth ddigwyddodd? ... Ewch â fi i'w weld o.' Effaith arall ar Bibi oedd sbarduno ofnau am yr hyn fyddai'n digwydd iddi hi: 'Na, alla i ddim bod ar fy mhen fy hun, dwi erioed wedi byw ar fy mhen fy hun ... Pam na wnaeth o fynd â fi gydag o? ... Pam fyddai duw yn gwneud hyn?'

Byddai fy mam yn nodio ei phen pan fyddwn i'n dweud, 'Roedd ganddo haint ar ei frest.' Nodio ei phen a dweud, 'Oedd, roedd o'n arfer cael heintiau ar ei frest.' Byddai'n dweud, 'Pam alla i ddim cofio hyn? Dwi'n mynd yn wallgof.'

Byddwn innau'n ymateb drwy ddweud, 'Roeddet ti'n sâl hefyd, roedd gen ti haint hefyd, ac mae sioc yn gadael ei ôl hefyd.' Roedd fy ymatebion i Bibi fel arfer yn golygu ymateb yn ysgafn i'w chwestiynau, mwytho ei thalcen pan oedd hi'n gorwedd, cadw llaw ar ei braich, ei hysgwyddau, ei chofleidio – gwneud yn siŵr bod rhywfaint o gyffyrddiad corfforol yno i'w chysuro. Er fy mod i'n teimlo'n annigonol wrth ymateb i anferthedd yr hyn roedd fy mam yn mynd drwyddo, roedd yn teimlo'n bwysig ymateb mewn ffyrdd a fyddai'n gwneud synnwyr iddi hi a siarad Pwnjabeg i'w helpu i deimlo'n gyfforddus a gwneud pethau'n haws iddi.

Roedd fy mam yn cynhyrfu ar ôl gofyn am gael ei weld, gweld ei gorff, ac yn ddiwylliannol roedd hyn yn teimlo'n bwysig iddi. Byddwn i'n dweud, 'Roeddet ti yn yr ysbyty, fe gest ti ei weld o, roeddet ti'n siarad ag o, fe wnaeth o afael yn dy ddwylo di' (ac ar y pwynt hwnnw, byddwn innau'n gafael yn dynn yn ei dwylo hithau). Gydag amser, byddai'n ailadrodd y geiriau hynny wrth ddisgrifio'r sefyllfa iddi hi ei hun. 'Do, fe afaelodd yn fy nwylo, dwi'n cofio.' Cofio ai peidio, roedd yn rhan bwysig o deimlo ei bod hi gydag ef, ei bod hi heb ei siomi a'i fod yntau wedi gwneud yr hyn allai i gydnabod eu bywydau gyda'i gilydd.

Roedd sôn am sioc a sgyrsiau eraill yn ffordd i Bibi ddisgrifio'r hyn ddigwyddodd pan fu anwyliaid eraill iddi farw. Dechreuodd sôn am ein Baba (taid) a sut roedd o wedi marw yn annisgwyl: 'Roedden ni newydd fod i'w weld o yn yr ysbyty a drannoeth bu farw.'

Mae hi wedi profi ambell gylch o alar dwys ers y dyddiau cynnar hynny, er nad ydyn nhw'n para mor hir erbyn hyn. Bob dydd dwi wedi bod gyda fy mam, yn oriau mân y bore, mae hi'n dechrau bob dydd yn galaru am ei gŵr. Wrth chwilio am wybodaeth a allai fy helpu, darllenais i adroddiadau am brofiadau gofalwyr teuluol o ofalu am anwyliaid â dementia, ond wnaethon nhw ddim taflu llawer o oleuni ar yr agwedd arbennig hon. Dwi'n deall yn iawn nad oes yr un templed safonol, ac wrth i glefyd Alzheimer fy mam ddatblygu yn anochel, bydd rhagor o newidiadau i'r ffordd y mae hi'n gwneud synnwyr o'r bobl o'i chwmpas, ac mae'n bosib y bydd hi'n cyfeirio at fy nhad fel petai'n fyw o hyd.

Yn fy ngweithle, dwi'n gallu cael gafael ar gymorth profedigaeth, ac mae fy meddygfa hefyd yn cynnig cwnsela. Ond i fy mam, sy'n byw gyda chlefyd Alzheimer, dydy'r un gwasanaethau na'r un wybodaeth ddim ar gael. Dwi'n teimlo y byddai rhagor o wybodaeth a chefnogaeth am glefyd Alzheimer a phrofedigaeth yn fuddiol, yn enwedig canllawiau sy'n benodol i ddiwylliant.

SYLWEBAETH ARBENIGOL

Dr E. Joanna Alexjuk, Darlithydd, Cwnsela, Seicotherapi a Gwyddorau Cymdeithasol Cymhwysol, Prifysgol Caeredin

Dweud y gwir neu gelwydd: dull person-ganolog o gefnogi person â dementia mewn profedigaeth

Mae'r profiad o ofalu am rywun â dementia wedi cael ei ddisgrifio fel diwrnod 36 awr (Mace a Rabins 2021). Mae hyn yn cynnwys nid yn unig agweddau ar gymorth corfforol ond hefyd darparu cefnogaeth emosiynol, a all olygu gorfod ateb cwestiynau ailadroddus gan aelod o'r teulu sydd â dementia, a phenderfynu ar ddull priodol er mwyn cyfyngu ar achosi unrhyw drallod ychwanegol. Fodd bynnag, mae profiad Surinder yn cynnig ffactor ychwanegol a heriol mewn perthynas â'i rôl fel gofalwr teuluol. Mae ei chofnod hynod bersonol a sensitif yn sôn am ei gofal cefnogol i'w mam, Bibi, sydd â dementia, yn ogystal â'r her wrth i'w rhieni ill dau ddal COVID-19. Yn dilyn hynny, her anawsterau emosiynol marwolaeth ei thad, prif ofalwr Bibi, a'i galar ei hun ar ôl colli ei thad.

Mae hanes Surinder yn pwysleisio'r sefyllfa ddwys a chymhleth a oedd yn ei hwynebu hi ac aelodau eraill o'r teulu wrth gefnogi Bibi, a'i gilydd, drwy brofedigaeth. Roedd hyn yn ystod cyfnod pan oedd cyfyngiadau cadw pellter cymdeithasol y pandemig yn golygu bod aelodau'r teulu'n methu cynnig cysur corfforol nac ymgymryd â thraddodiadau a defodau arferol galaru. Mae diffyg cyfarwyddyd neu ddiffyg 'glasbrint' pendant, ys dywed Surinder, ar gyfer gofalwyr teuluol, ynghylch dull priodol o gyfleu colled aelod o'r teulu i'r unigolyn â dementia. Serch hynny, cyfleodd Surinder golled ei thad dro ar ôl tro mewn modd cariadus a gofalgar, gan gyfuno agweddau ar ddweud y gwir a dweud celwydd gyda chyfiawnhad er mwyn mynd i'r afael ag ymatebion cylchol Bibi o hiraeth, tristwch a galar llethol a oedd yn ymwneud â cholli ei gŵr.

Gwirioneddau a chredoau gwahanol

Yn aml, mae pobl â dementia yn profi realiti a chredoau gwahanol i'r bobl o'u cwmpas (Sefydliad Iechyd Meddwl 2016). Gall hyn amrywio o'r naill unigolyn i'r llall, yn dibynnu ar y math o ddementia dan sylw, ond gall hefyd ddigwydd yn amlach ac yn fwy dyfal wrth i gyflwr yr unigolyn ddatblygu. Mae'r profiadau hyn yn aml yn achosi trallod sylweddol iddyn nhw ac i'r bobl sy'n eu cefnogi. Mae'n arbennig o heriol pan fydd yr unigolyn â dementia yn cael gwybod am farwolaeth rhywun agos, ac mae'n bosib y bydd yn methu deall neu ddal gafael ar y wybodaeth. Fodd bynnag, mae'r ffordd y bydd pob unigolyn â dementia yn ymateb yn unigryw (Duffy a Ballentine 2020), a gall y broses o alaru amrywio. Mae rhai ymchwilwyr wedi disgrifio hyn fel diffyg gallu 'confensiynol' i ddehongli eu galar a'i drafod, a dod i delerau â'u colled (Watanabe a Suwa 2017).

Dweud y gwir

Mae'n anodd diffinio'r cysyniad o 'wirionedd', ond mae 'dweud y gwir' yn hynod bwysig ac mae'n ymwneud â'r ffordd y mae'r rhan fwyaf o bobl yn dymuno rhoi gwybodaeth a'i chael. Mae cyfleu'r gwir a chefnogi unigolyn â dementia, yn enwedig yng nghyd-destun profedigaeth, yn anodd dros ben. Mae'n bosib y bydd cyfnodau amrywiol o ymwybyddiaeth lle bydd yr unigolyn yn gwbl ymwybodol o'i golled, ond wedyn yn drysu ac yn credu bod y person sydd wedi marw yn dal yn fyw. Gall hyn arwain at chwilio amdano a holi ble mae o. Gall hynny wedyn droi'n ddigwyddiad cylchol lle mae'r unigolyn â dementia ac aelodau'r teulu yn gorfod wynebu sefyllfa drallodus dro ar ôl tro.

Peidio â dweud y gwir a chelwydd therapiwtig

Ar y llaw arall, mae peidio â dweud y gwir – neu ddweud celwydd therapiwtig – er mwyn ceisio mynd i'r afael ag anghenion yr unigolyn sydd â dementia, yn fater cymhleth a dadleuol. Ond mae'n cael ei ddefnyddio'n aml a'i ystyried yn strategaeth gyfathrebu dderbyniol, yn benodol wrth fynd i'r afael â materion emosiynol lle mae cywiro ailadroddus yn gallu achosi rhagor o drallod i'r unigolyn â dementia. Fodd bynnag, mae cuddio'r gwir mewn sefyllfa fel yr un sy'n wynebu Surinder, yn anodd, ac yn esgor ar deimlad cyson bod rhywun yn gwneud rhywbeth o'i le. O ran gofalwyr teuluol, mae'n bwysig ystyried y cysyniad o ddweud celwydd o fewn cyd-destun ehangach cyfathrebu sy'n canolbwyntio ar yr unigolyn, ar adegau ac mewn digwyddiadau penodol.

Ymateb person-ganolog

Dydy damcaniaethau yn ymwneud â gofal person-ganolog ddim yn newydd nac yn chwyldroadol. Mae eu gwreiddiau'n mynd yn ôl dros 50 mlynedd ac yn ein helpu i roi ar waith ddull gweithredol ac anfeirniadol o wrando. Datblygwyd theori person-ganolog o ran gofal dementia ymhellach gan Tom Kitwood yn yr 1980au, lle roedd yn argymell mai'r 'unigolyn sy'n dal i ddod yn gyntaf', gan bwysleisio pwysigrwydd cyfathrebu a pherthnasoedd effeithiol. Fel yn achos Bibi, roedd hi'n ymwybodol bod rhywbeth o'i le, ac mae hyn wedi cael ei ddisgrifio fel teimlad cyffredinol o 'fodolaeth anghywir' (Duffy a Ballentine 2020). Arweiniodd hyn at Bibi yn mynegi ei hymdeimlad o 'fodolaeth anghywir' o ran ei galar ar ffurf cynnwrf ac aflonyddwch a drysu rhwng y golled ddiweddar a cholled o'r gorffennol.

Mae angen i ofalwyr teuluol fynd i'r afael â chwestiynau ailadroddus mewn modd tawel a chlir, gan osgoi ymadroddion fel 'wedi darfod' neu 'wedi'n gadael ni'. Os yw'n bosib, dylai un aelod o'r teulu arwain ar hyn a chaniatáu digon o amser i Bibi o fewn amgylchedd tawel a llonydd, fel y llwyddodd Surinder i'w wneud mor dda. Fodd bynnag, gall cwestiynau godi ar adegau gwahanol o'r dydd neu'r nos pan fydd aelodau eraill o'r teulu neu ofalwyr yno, felly mae angen i bawb gytuno ar ymateb penodol er mwyn sicrhau cysondeb, er enghraifft, ar adegau pan fyddai'r un sydd wedi marw fel arfer yn gadael i fynd i'r gwaith neu'n dod adref o'r gwaith, mewn digwyddiadau teuluol, yr 'adegau arbennig' hynny a rannwyd ac a oedd yn rhan bwysig o'u perthynas. Er hynny, mae'n bwysig cydnabod bod gofyn ble mae'r ymadawedig yn golygu dim byd mwy nag awydd i sôn amdano, fel mae pawb yn ei wneud wrth ddygymod â cholli anwyliaid, felly mae cadw brawddegau'n fyr a chynnig cyffyrddiad corfforol yn bwysig.

CYNGOR NYRS ADMIRAL

Chris O'Connor, Nyrs Admiral, Gofal Iechyd Sussex a Surrey, a **Deborah Hutchinson**, Nyrs Admiral, Llinell Gymorth Dementia UK

Mae galar yn ymateb normal i golled

Fel mae Surinder yn dweud, does dim templed cyffredinol sy'n addas i bob unigolyn â dementia i gefnogi eu profiadau unigol o alar. Mae pobl â dementia yn dal i deimlo galar pan fydd rhywun agos yn marw, naill ai'n syth ar ôl y farwolaeth neu dros amser neu mewn tonnau, yn debyg iawn i unrhyw fod dynol. Dydy hi chwaith ddim yn anghyffredin i aelodau'r teulu deimlo'r angen i amddiffyn yr unigolyn rhag profi trallod a cheisio osgoi sôn am y farwolaeth. Fodd bynnag, mae galar yn rhan o'r ymateb emosiynol arferol i golled a marwolaeth. Sylweddolodd Surinder hyn yn reddfol, ac er bod hynny'n anodd ac yn boenus iddi, galluogodd ei mam i deimlo a chydnabod ei galar wrth iddo ddod mewn tonnau i'w meddwl ymwybodol, ac roedd hi yno i'w chefnogi drwy hynny.

Roedd caniatáu i'w mam alaru a chrio yn bwysig – roedd hynny nid yn unig yn galluogi Bibi i fynegi ei hemosiynau ond roedd hefyd yn dilysu ei hymateb emosiynol i farwolaeth ei gŵr ac yn golygu na wnaeth hi fygu'r cyfan. Mae crio yn helpu ein corff i ryddhau hormonau straen, fel cortisol, sy'n gallu achosi straen corfforol ac emosiynol os ydyn ni'n caniatáu iddo gronni yn ein cyrff. Yn yr un modd, mantais arall crio ar adegau o'r fath yw ei fod yn ysgogi'r corff i gynhyrchu endorffinau. Mae endorffin yn hormon arall mae'r corff yn ei gynhyrchu i leddfu poen a gwneud i ni deimlo'n dawelach ac yn hapusach. Weithiau, mae endorffinau'n cael eu galw'n boenladdwyr naturiol, gan mai dyna sut maen nhw'n gweithredu yn y corff. Gall pethau fel straen ac ymarfer corff sbarduno rhyddhau endorffinau.

Rhannu newyddion am farwolaeth â rhywun â dementia

Gall rhai pethau helpu wrth roi gwybod i unigolyn â dementia bod rhywun sy'n agos ato wedi marw:

- Cytuno ar ddull cyson ymhlith holl aelodau'r teulu.
- Wrth rannu newyddion drwg, fel marwolaeth, â rhywun â dementia, mae'n bwysig bod aelodau'r teulu'n ystyried pa mor ddatblygedig yw'r dementia, a pherthynas yr un sydd â dementia â'r un sydd wedi marw. Os nad oedd yr unigolyn â dementia mewn cysylltiad â'r un sydd wedi marw yn aml, efallai y byddai'n briodol peidio â rhannu'r newyddion. Os yw'r un sydd wedi marw yn golygu mwy i'r unigolyn â dementia, mae'n bosib y bydd hwnnw eisoes yn synhwyro bod rhywbeth o'i le, felly bydd angen ystyried hynny ac ymateb i'w ffurfiau cyfathrebu llafar a dieiriau. Defnyddiwch frawddegau byr, syml ac iaith glir – er enghraifft, dywedwch fod yr unigolyn wedi 'marw' yn lle ymadroddion mwy annelwig fel 'wedi'n gadael ni'.
- Dewiswch adeg pan fydd yr unigolyn wedi cael gorffwys yn iawn. Mae'r bore yn tueddu i fod yn adeg dda ar gyfer gweithgareddau a rhannu gwybodaeth bwysig.
- Rhannwch y newyddion cyn gynted â phosib, yn enwedig os yw absenoldeb yr unigolyn yn achosi cynnwrf.

Beth os yw'r unigolyn yn anghofio ar ôl i fi ddweud wrtho?

Weithiau, bydd yr unigolyn â dementia yn anghofio bod y person wedi marw, a bydd angen dweud ddwywaith neu dair. Mae'n bwysig ei fod yn cael y cyfle i alaru yn ei ffordd ei hun er mwyn helpu gyda derbyn y farwolaeth yn emosiynol a'i hiraeth corfforol. Fodd bynnag, fel yn achos Surinder, mae'n bosib y bydd aelodau eraill o'r teulu hefyd yn cael anhawster ymdopi â'u galar eu hunain, ac yn teimlo trallod wrth ail-fyw'r galar gyda'r unigolyn â dementia. Mae'n bosib cadw yn y cof ddigwyddiadau emosiynol iawn mewn bywyd pob dydd, ac mae cof o'r fath yn cael ei alw'n gof emosiynol (Okada a Matsuo 2012). Er y gall unigolyn â dementia anghofio manylion neu ffeithiau'r farwolaeth, mae'r effaith emosiynol yn debygol o aros yn y cof am beth amser. Weithiau, gall caniatáu i'r person sôn am yr un sydd wedi marw helpu o ran cofio'r farwolaeth. Fodd bynnag, os oes angen dweud wrth yr unigolyn â dementia droeon ac nad yw'n dal gafael ar y wybodaeth, mae'n iawn rhoi'r gorau i'r ailadrodd a rhannu'r newyddion drwg ac ystyried strategaethau eraill.

Os ydyn nhw'n holi am yr un sydd wedi marw, fel sy'n wir am Bibi – 'Ble mae dy dad?' – mae'n werth rhoi cynnig ar ymatebion eraill, fel dweud ei fod yn gorffwys neu wedi mynd i ymweld â rhywun. Mae pawb yn galaru'n wahanol ac mae'n bosib y bydd angen i'r gofalwr teuluol, fel yn achos

Surinder, gefnogi'r unigolyn â dementia drwy deimladau dwys galar am gryn amser.

Cynnwys yr unigolyn â dementia mewn trefniadau claddu neu goffáu

Os yw'r unigolyn â dementia yn gallu gwneud hynny, ac eisiau gwneud hynny, dylid rhoi cyfle iddo helpu i gynllunio'r angladd neu'r seremoni ar gyfer yr un sydd wedi marw. Mae angladdau yn ddigwyddiadau bywyd arwyddocaol, ac er y gall unigolion â dementia anghofio gweithgareddau bob dydd, maen nhw'n tueddu i gofio'r mathau yma o ddigwyddiadau. Bydd hyn yn gyfle iddyn nhw hel atgofion a chymryd rhan yn y paratoadau, fel dewis lluniau arwyddocaol ar gyfer y daflen, cerddoriaeth i'w chanu neu ei chwarae, ac atgofion o fywyd yr ymadawedig ar gyfer y deyrnged. Fel gyda mam Surinder, gallai hefyd sbarduno trafodaeth am draddodiadau teuluol neu ddiwylliannol ar gyfer ffarwelio â rhywun sydd wedi marw. Mae'n bosib defnyddio'r rhain fel adnodd ar ôl yr angladd hefyd er mwyn helpu i sgwrsio am yr unigolyn a chefnogi unrhyw alar gan yr unigolyn â dementia.

Gall cadw lluniau o'r ymadawedig yn weladwy yn y cartref, copïau o daflen y gwasanaeth angladdol, hoff flodau a darnau o gerddoriaeth i gyd hybu atgofion cadarnhaol o'r ymadawedig i'r unigolyn â dementia. Os yw'r unigolyn â dementia yn methu dal gafael ar y wybodaeth am farwolaeth yr ymadawedig, mae'n bosib sôn amdano gan ddefnyddio ffurf orffennol y ferf a rhannu atgofion. Mae'n bwysig ystyried hwyliau'r unigolyn â dementia ar adegau o'r fath; os yw'r unigolyn fel petai'n ofidus neu wedi cynhyrfu, bydd angen i chi gynnig cysur ac addasu'r ffordd rydych chi'n rhannu a thrafod y cofroddion.

Gofalu amdanoch chi eich hun

Gall cefnogi'r unigolyn â dementia drwy ei alar olygu yn aml na fydd y gofalwr yn teimlo'i fod yn cael yr amser i alaru ei hun. Mae'n bosib y bydd tueddiad i guddio emosiynau rhag yr unigolyn â dementia, gan gynnwys crio, er mwyn cynnal ei gydbwysedd emosiynol. Y ffordd orau o gefnogi unigolyn â dementia sy'n galaru yw gofalu eich bod chi'n gofalu amdanoch chi eich hun drwy eich proses alaru eich hun. Mae cefnogi'r unigolyn â dementia yn effeithiol yn golygu bod yn rhaid i chi fod yn y cyflwr gorau posib eich hun. Gall rhai gweithgareddau eich helpu i alaru mewn ffordd sydd o dan reolaeth. Er enghraifft, defnyddiwch ddarn penodol o gerddoriaeth sy'n eich atgoffa o'r un sydd wedi marw a gadewch i'ch hun feddwl amdano wrth wrando ar y darn. Cadwch ddyddiadur galar i rannu eich meddyliau a'ch teimladau. Mae gan y sefydliad cymorth profedigaeth CRUSE lawer o syniadau am ffyrdd o helpu'ch hun drwy'r broses alaru; bydd Nyrsys Admiral bob amser yn cyfeirio pobl sy'n cael anhawster gyda'u galar at ffynonellau o gymorth.

Effaith COVID-19

Rydyn ni wedi gweld y gall dweud wrth unigolyn â dementia bod rhywun agos ato wedi marw fod yn brofiad trallodus. Bydd rhai pobl yn deall ac yn profi galar, ac eraill ddim yn deall yn iawn beth mae hyn yn ei olygu. Yn aml bydd ar ba gam yn natblygiad eu dementia y maen nhw yn cael effaith ar hyn. Bydd rhai pobl â dementia wedi profi sawl marwolaeth yn ystod pandemig COVID-19 (Duffy a Ballentine 2020) ond dydy'r ffordd i ymateb yn ddim gwahanol i'r hyn sydd wedi'i ddisgrifio uchod.

Yn yr un modd, drwy gydol y pandemig, bu'n rhaid i bawb addasu i ganllawiau a chyfyngiadau mewn ysbytai a chartrefi gofal. Gallai'r rhain fod wedi effeithio ar allu i ymweld â pherthnasau a ddaliodd COVID-19 ac a fu farw wedi hynny, a faint o amser roedd modd ei dreulio gyda nhw. Er ei bod hi'n bwysig rhannu'r newyddion cyn gynted â phosib, mae hefyd yn well dweud wrth yr unigolyn â dementia wyneb yn wyneb. Fodd bynnag, oherwydd cyfyngiadau ymweld, doedd hynny ddim bob amser yn bosib oherwydd mai'r unig opsiynau oedd cysylltu dros y ffôn neu'n rhithwir, gan ddefnyddio platfform fideo. Os oes angen i chi rannu newyddion mor ddrwg dros y ffôn neu alwad fideo, y cyngor gorau yw bod rhywun gyda'r unigolyn â dementia i'w helpu i ddeall ac i gynnig cefnogaeth. Mae marwolaeth rhywun agos bob amser yn anodd. Gall helpu rhywun â dementia i ddeall beth sydd wedi digwydd fod yn dasg frawychus, yn enwedig os ydych chi'n galaru hefyd. Cofiwch, rydych chithau hefyd yn ddynol, a dim ond gwneud eich gorau y gallwch chi ei wneud. Gobeithio y bydd y cyngor a'r gefnogaeth yn y bennod hon yn helpu.

CYFEIRIADAU

Duffy, F. a Ballentine, J. (2020) 'Supporting a person with dementia following bereavement during the COVID-19 pandemic.' Northern Health and Social Care Trust. Cyrchwyd ar 16/1/2025 ar www.northerntrust.hscni.net/wp-content/uploads/2020/04/Supporting-a-person-with-Dementia-following-a-bereavement.pdf.

Feil, N. a De Klerk-Rubin, V. (2012) *The Validation Breakthrough: Simple Techniques for Communicating with People with Alzheimer's and Other Dementias*. Towson, Maryland, UDA: Health Professions Press.

Okada, A. and Matsuo, J. (2012) 'Emotional memory in patients with Alzheimer's disease: A report of two cases.' *Case Reports in Psychiatry 2012*, 313906. doi:10.1155/2012/313906.

Mace, N. a Rabins, P.V. (2021) *The 36-Hour Day* (7th edition). Baltimore, Maryland, UDA: Johns Hopkins University Press.

Mental Health Foundation (MHF) (2016) *What is Truth? An Inquiry about Truth and Lying in Dementia Care*. Cyrchwyd ar 16/1/2025 yn www.mentalhealth.org.uk/explore-mental-health/publications/what-truth-inquiry-about-truth-and-lying-dementia-care.

Watanbe, A. a Suwa, S. (2017) 'The mourning process of older people with dementia who lost their spouse.' *Journal of Advanced Nursing 73*, 9, 2143–2155. doi:10.1111/jan.13286.

ADNODDAU A DEUNYDD DARLLEN YCHWANEGOL

Therapi dilysu

De Klerk-Rubin, V. (2008) *Validation Techniques for Dementia Care: The Family Guide to Improving Communication*. Towson, Maryland, UDA: Health Professions Press.

Mae therapi dilysu yn canolbwyntio ar helpu'r unigolyn i ddeall ystyr emosiynau fel ffordd o gyfathrebu, yn enwedig pobl â dementia. Gweler hefyd:

https://best-alzheimers-products.com/validation-therapy-and-alzheimers.html

CRUSE Bereavement Support

Mae CRUSE yn helpu pobl drwy un o'r adegau anoddaf mewn bywyd – gan ddarparu cymorth a gwybodaeth am alar.

www.cruse.org.uk

PENNOD 13

'Mae hi'n bryd mynd adref'

HANES AM SYNDROM MACHLUD HAUL

Liz Murphy (ffugenw)

Mae Mam, Sheila, bellach yn 82 oed a chafodd ddiagnosis o ddementia fasgwlar dair blynedd yn ôl. Pan fu farw Dad, daeth i fyw gyda fi. Dros y blynyddoedd, rydyn ni wedi cyd-dynnu yn dda iawn ac wedi setlo ar drefn hyfryd gyda'n gilydd, mynd i'r eglwys a garddio. Dim ond darn bach o dir yw e, ond mae'n ein siwtio ni. Nawr bod pethau wedi newid, a gan mai fi yw eu hunig ferch a heb fy mhlant fy hun i rannu'r baich, mae hi'n anodd iawn i mi ymdopi. Mae hi'n treulio'r rhan fwyaf o'r amser yn cerdded o gwmpas y tŷ heb unrhyw reswm amlwg. Mae'r meddygon wedi dweud y bydd angen mwy a mwy o ofal arni wrth i'r cyflwr ddatblygu. Dydw i ddim eisiau iddi fynd i gartref gofal, ond dwi'n cyrraedd pen fy nhennyn. Mae'n ymddangos bod Mam mewn rhyw fath o gylch o ymddygiad, a does gen i ddim syniad sut i ddelio â'r peth.

O'r funud mae hi'n dihuno, mae hi ar ei thraed ac yn crwydro o gwmpas; dwi'n gallu gwneud dim byd mwy na'i ffrwyno hi. Mae hi'n cerdded o gwmpas yn ddi-baid, yn fy nilyn i o gwmpas y tŷ. Dwi'n ceisio tynnu sgwrs â hi, ond mae hi'n ailadroddus iawn, a'r unig ymateb dwi'n ei gael fel arfer yw 'Dwi'n mynd i wneud paned o de.' Serch hynny, pan fydda i'n gwneud paned o de iddi, dydy hi ddim wir eisiau un. Dwi wedi trio tynnu ei sylw hi, mynd â hi yn ôl i'w chadair a rhoi cylchgrawn iddi, ond ar ôl setlo am ddim ond ychydig funudau, mae hi ar ei thraed eto. Rywbryd yn y prynhawn, mae hi'n setlo'n well ac yn cysgu am gyfnod byr – oherwydd ei bod hi wedi blino'n lân, dwi'n credu. Yna, tua amser te, mae hi ar ei thraed ac yn mynd a dod eto. Mae'n od, ond dwi bron yn gallu gosod y cloc wrth ei chyfnodau o aflonyddwch. Mae'r cerdded yn dechrau eto ar ôl iddi gysgu yn y prynhawn, ond mae hi'n ymddangos yn fwy cynhyrfus, ac mae'n hi'n camu o gwmpas yn gyflymach.

Dyma pryd mae Mam yn trio mynd drwy ddrysau, unrhyw ddrws, gan hyd yn oed agor drysau cypyrddau, fel petai'n chwilio am ffordd allan. Mae hi'n dweud ei bod hi'n bryd iddi fynd nawr, ond pan dwi'n trio egluro ei bod hi gartref yn barod, mae hi'n mynd yn fwyfwy cynhyrfus a gall hyd yn oed ymddangos braidd yn ymosodol, ond y cyfan dwi eisiau ei wneud yw helpu. Os ydw i'n ceisio ei hannog i eistedd a gwneud rhywbeth fel gwylio'r newyddion gyda fi, mae hi'n fy herio i ac yn mynd yn fwy cynhyrfus a dig tuag ata i. Dwi'n methu deall pam mae hi'n sôn am fynd adref. Mae hi wedi byw gyda fi am y 12 mlynedd diwethaf, ymhell cyn iddi ddangos unrhyw arwydd o ddementia. Dwi'n ei charu hi gymaint, ond dwi mor flinedig. Dwi wedi trio siarad â'r meddyg, ond y cyfan mae e'n ei ddweud ydy bod hyn yn 'rhan o'i dementia', ac y byddai'n well i fi ddechrau ystyried ei symud i gartref gofal gan nad yw pethau'n mynd i wella. Dywedodd nad oedd eisiau rhoi unrhyw dawelyddion iddi rhag ofn y bydden nhw'n ei gwneud hi'n sigledig ac yn fwy tebygol o gwympo.

SYLWEBAETH ARBENIGOL

Dr Graham Stokes, Cyfarwyddwr Gwasanaethau Gofal Cof, HC-One

Beth sy'n egluro syndrom machlud haul?

Dydy angen Sheila i gerdded drwy gydol y dydd ddim yn 'rhan o'i dementia'. Mae edrych ar y peth o'r safbwynt hwnnw yn enghraifft o gysgodi diagnostig. Hynny yw, bod llawer iawn o'r hyn sy'n digwydd ar ôl y diagnosis o ddementia, os nad popeth, yn cael ei briodoli i'r diagnosis. Does dim derbyn y ffaith y gallai ymddygiad unigolion fod yn fodd o fynegi eu personoliaeth nhw; dim ystyriaeth bod unigolion yn ymateb i'w perthnasoedd a'u hamgylchoedd.

Yn rhannol, 'model clefyd' dementia sydd fwyaf dylanwadol oherwydd natur atyniadol ei symlrwydd, ond nid yw'r esboniad hwnnw yn cysuro nac yn egluro. Yn hytrach, mae gweld angen Sheila i gerdded fel 'rhan o bwy yw hi' yn cynnig y posibilrwydd, os nad y tebygolrwydd, o liniaru neu ddatrys ei hangen i gerdded o gwmpas y tŷ.

Yn ystod y dydd, dydy ateb ailadroddus Sheila, 'Dwi'n mynd i wneud paned o de', ddim yn adlewyrchu unrhyw awydd am baned o de, yn fy marn i. Fel y dywed Liz, pan mae hi'n gwneud paned i'w mam, dydy hi ddim wir eisiau un.

Pan mae ei merch yn gofyn iddi beth mae hi eisiau, mae'n rhaid i Sheila ddweud rhywbeth, felly mae hi'n chwilio drwy ei hatgofion hanesyddol i feddwl am reswm syml dros gerdded o gwmpas y tŷ. Gwneud paned o de yw'r rheswm sy'n ei tharo hi, oherwydd dyna fyddai hi wedi ei wneud droeon yn ystod ei hoes. Y cliw ynglŷn ag ysgogiad Sheila i gerdded byth a hefyd yw sylw Liz fod ei mam yn 'fy nilyn i o gwmpas y tŷ'.

Mwy yn digwydd na syndrom machlud haul

Mae cerdded 'gormodol' yn diwallu nifer o anghenion a phob un yn cael ei adlewyrchu yn yr hyn y mae'r unigolyn â dementia yn ei wneud yn union. Mae Sheila yn gwneud mwy na cherdded yn ddi-baid; mae hi'n aros yn agos at Liz. Y cymhelliant, a'r angen mae hi eisiau ei ddiwallu, yw gorbryder gwahanu. Pan fydd Sheila yng nghwmni Liz, mae ganddi hi sicrwydd a thawelwch meddwl. Yn anffodus, wrth i Liz fwrw ymlaen â'i bywyd, mae Sheila yn methu cofio i ble mae ei merch wedi mynd, ers faint mae hi ar ei phen ei hun, ac, yn hollbwysig, mae hi'n methu cofio iddi gael unrhyw sicrwydd bod popeth yn iawn, fel Liz yn dweud 'Bydda i'n ôl mewn munud.' Y cyfan mae hi'n ei wybod yw nad yw ei merch hi yno. Mae gorbryder gwahanu yn cymell Sheila i aros yn agos at Liz. Yr enw ar ymddygiad o'r fath yw 'dilyn a thracio'. Gyda'r wybodaeth hon, gallwn ni awgrymu ffyrdd o fod gyda Sheila sy'n cynnig y posibilrwydd y bydd Liz yn medru diwallu angen ei mam i deimlo'n ddiogel.

Pan mae Liz yn brysur o gwmpas y tŷ, gallai wneud tipyn o sŵn fel bod modd ei chlywed; gallai adael y drysau ar agor fel bod ei mam yn gallu ei gweld; rhoi nodiadau clir ar bapur i Sheila yn esbonio beth mae hi'n ei wneud ac i ble mae hi wedi mynd. Efallai y byddai modd pwyso ar therapi efelychu presenoldeb (Abraha *et al.* 2020) sy'n ceisio efelychu presenoldeb Liz drwy adael Sheila gyda fideo teuluol neu albwm lluniau (gweler y cyfeiriad at stori bywyd ym Mhennod 1 hefyd), a bod hynny nid yn unig yn tynnu ei sylw ond yn hoelio'i sylw. Does dim sicrwydd o lwyddiant, ond wrth symud i ffwrdd o 'fodel clefyd' dementia, mae cyfle i liniaru ysfa Sheila i ddilyn ei merch i bobman, ac mae'n bosib y byddai Liz yn gallu cael rhywfaint o gysur, ac ychydig o oddefgarwch hyd yn oed, o wybod beth sy'n cymell ei mam i gerdded yn ddi-stop.

Syndrom machlud haul

Fodd bynnag, mae'r hyn sy'n digwydd amser te yn wahanol. Mae Sheila yn cerdded cymaint ag erioed, ond mae'r ffordd mae'n cerdded yn wahanol. Mae hi wedi cynhyrfu, mae'n chwilio, mae hi eisiau mynd adref ac yn flin.

Mae ymddygiad Sheila yn nodweddiadol o syndrom machlud haul, sy'n ymgyflwyno fel cerdded cynhyrfus ac ymosodol sy'n digwydd ar ddiwedd y dydd ac mae bod yn benderfynol i chwilio neu adael yn nodweddiadol ohono. Unwaith eto, gan mai lleiafrif yn unig o bobl â dementia sy'n ymddwyn fel hyn, rydyn ni'n gwybod ein bod ni'n methu â derbyn eu bod nhw'n gwneud hynny 'oherwydd bod ganddyn nhw ddementia' fel esboniad. Yn hytrach, mae angen i ni ofyn y cwestiwn 'Pam byddai rhywun â dementia yn cyffroi a chynhyrfu wrth i'w ddiwrnod ddod i ben?'

Rydyn ni'n gwybod bod niwed i'r ymennydd oherwydd dementia yn gallu amharu ar batrwm cysgu–deffro pobl, ond dydy hyn ddim yn egluro angen Sheila i chwilio, ei natur gynhyrfus na'r ffaith ei bod hi'n dweud 'ei bod hi'n bryd iddi fynd nawr' gan ofyn am gael mynd adref. O'n blynyddoedd cynharaf, rydyn ni'n gyfarwydd â 'gadael' wrth i'r diwrnod dynnu at ei derfyn. Mynd adref o'r feithrinfa a'r ysgol, o'r coleg ac o'r gwaith. Mae mynd i rywle ar ddiwedd y dydd yn gynneddf reddfol, fel y mae croesawu plant a phartneriaid wrth iddyn nhw gyrraedd adref. Wrth i ddiwrnod Sheila ddechrau dod i ben, mae ei bywyd yn dechrau teimlo'n chwithig. Mae hi'n dweud ei bod hi'n bryd iddi fynd nawr, a sbardun hynny yw'r newid awyrgylch wrth iddi ddechrau tywyllu ac wrth i baratoadau'r nos ddechrau, fel gwneud te – fel mae'r haul yn machlud.

Chwilio am ystyr

Y tro hwn, mae angen i ni feddwl yn galed am yr hyn y mae Sheila yn ei wneud, ond hefyd am yr *ystyr* a all fod y tu ôl i'w geiriau. Pan fydd Sheila yn gofyn am gael mynd adref, nid cyfeirio at le neu dŷ neu gyfeiriad mae hi. Nid cyfeirio at frics a morter mae hi. Os oes unrhyw un sy'n dweud rhywbeth nad yw'n ei olygu, ac yn golygu rhywbeth nad yw'n ei ddweud, yr unigolyn â dementia yw hwnnw. Trosiad yw cartref, syniad sy'n gyforiog o emosiwn. Mae'n ymwneud â bod gyda theulu, o garu a chael eich caru; man rydych chi'n perthyn iddi, i ofalu a chael gofal. Y fan honno yn eich calon sy'n dweud 'Dwi'n ddiogel'. Dyna'r teimladau sy'n cymell Sheila i ofyn am gael mynd adref. Mae gweithredoedd a geiriau Sheila yn troi'n un gaseg eira emosiynol o fod angen gwybod bod popeth yn iawn, ac wrth iddi fethu â chael gafael ar dawelwch meddwl, mae hi'n cynhyrfu ac yn gwylltio fwy a mwy.

Oherwydd nad yw hi'n bosib atgyfodi'r gorffennol, a bod Liz a'i mam wedi byw gyda'i gilydd ers 12 mlynedd, sut byddai Liz yn gallu tawelu a lleddfu meddwl cythryblus ei mam? Gall y cyfarwydd helpu rhywun i deimlo'n dawel. Ar ddiwedd y dydd, gallai Liz roi lluniau'r teulu i Sheila edrych arnyn nhw, neu ryw eiddo gwerthfawr i'w gyffwrdd a'i drafod. Neu gallai rannu atgofion am deulu a ffrindiau, gan ddefnyddio amser gorffennol y ferf bob tro. Drwy'r cyfan, y llinyn arian i Liz yw bod yn amyneddgar, gwrando ar ofnau a rhwystredigaethau ei mam wrth iddyn nhw godi, a gwrthsefyll y demtasiwn i bwysleisio ein realiti *ni* o'r sefyllfa ('pan dwi'n trio egluro ei bod hi gartref yn barod') mewn ymgais ofer i dawelu ei meddwl, a Sheila'n gwybod nad yw hynny'n wir. Does dim angen i Liz ofni gofyn, 'Beth sy'n bod?' Po fwyaf y bydd hi'n ei ofyn, y mwyaf y bydd hi'n ei glywed, sy'n golygu y bydd hi'n deall mwy am yr hyn sy'n achosi gofid i'w mam a sut gallai hi helpu. Gair bach o gyngor – gallai Liz ystyried chwarae cerddoriaeth dawel neu synau natur i greu amgylchedd heddychlon ddiwedd y prynhawn a min nos. Gallai cau'r llenni a throi'r goleuadau ymlaen cyn iddi ddechrau tywyllu helpu. Neu gael goleuadau mwy llachar i wneud y cyfnos a'r machlud yn llai amlwg.

Unwaith eto, gallwn weld bod dirnad dementia yn arwain at ei ddeall yn well. Felly bydd hi'n debygol y bydd modd ymateb i ymddygiad sy'n achosi pryder mewn ffyrdd a allai wella bywydau pawb sydd wedi eu heffeithio gan ddementia. Dydy hyn ddim yn diystyru'r clefyd sylfaenol a'i effaith ar yr ymennydd, ond mae dadansoddiad o'r hyn sydd wrth wraidd y cyfan wrth ystyried ymddygiad yn cwmpasu patholeg dementia, yr unigolyn, ei berthnasoedd a'i leoliad mewn bywyd. Mae dealltwriaeth a gobaith o newid yn rhan o'r cyfoeth hwn. Mae gobaith yn disodli anobaith, a dulliau cadarnhaol yn codi i'r wyneb.

CYNGOR NYRS ADMIRAL

Loraine Butterworth, Nyrs Admiral, a **Dr Hilda Hayo**, Prif Nyrs Admiral

Mae'n hanfodol ein bod ni'n cefnogi Liz i ddeall ffynhonnell y problemau mewn perthynas â hanes bywyd ei mam, ei hiechyd corfforol a cham datblygiad ei dementia – fel y dywed Dr Stokes, 'yr hyn sydd wrth wraidd y cyfan'. Yn bwysig, mae hefyd yn werth gwneud yn siŵr nad rhyw broblem iechyd sylfaenol sydd wrth wraidd cynnwrf cynyddol Sheila, fel poen, diffyg hylif, rhwymedd, teimlo'n sâl, newid meddyginiaeth – gallai'r rhain i gyd effeithio ar sut mae hi'n teimlo. Weithiau, mae awydd person i 'fynd adref' yn cynyddu pan fydd yn teimlo'r angen i ddianc rhag rhywbeth sy'n achosi trallod.

Efelychu presenoldeb

Fel y dywed Dr Stokes, mae'r angen i aros yn agos at rywun, ei merch yn yr achos hwn, yn aml yn tarddu o deimlo'n ansicr a'r angen i deimlo'n ddiogel. Os yw hi'n gallu cadw Liz o fewn golwg, mae Sheila'n teimlo y bydd popeth yn iawn; os yw Liz yno, dydy hi ddim mor ansicr. Y broblem i Liz yw bod hynny'n gwneud iddi deimlo'n gaeth a'i bod yn colli ei gofod personol. Un ffordd o leddfu'r pwysau hwn, pan fydd gofalwr yn cyflawni tasg o gwmpas y tŷ er enghraifft, yw awgrymu ac annog yr unigolyn â dementia i helpu, er enghraifft, drwy blygu'r dillad glân, sgubo'r llawr neu ddystio. Yn yr achos hwn, gallai hynny nid yn unig dawelu meddwl Sheila bod ei merch yn agos ac o fewn golwg ond gallai hefyd dynnu ei sylw wrth iddi gael cyfle i helpu, gan leddfu ei gorbryder a rhoi hwb i'w hunan-werth. Wrth gwrs, bydd adegau pan fydd angen i Liz fynd i ystafell arall neu i rywle arall. Fel y mae Dr Stokes yn awgrymu, gall therapi efelychu presenoldeb leddfu gorbryder gwahanu. Dyma ambell beth i'w ystyried:

- Creu 'llyfr Liz' sy'n cynnwys ffotograffau o Liz a'i mam, i Sheila edrych arno a chael sicrwydd bod Liz yn fyw ac yn iach. Byddai llyfr o'r fath hefyd yn hwb i hel atgofion am eu bywyd hapus gyda'i gilydd a'r pethau hyfryd maen nhw wedi'u gwneud.
- Gallai Liz greu ffilmiau byr neu recordiadau llais i'w mam. Gallai'r rhain gynnwys Liz yn 'siarad â' Sheila, fel petai, yn darllen rhywbeth i'w mam (rhan o hoff lyfr neu gerdd), fideos o Liz yn gwneud y gwaith tŷ neu wrthi yn yr ardd. Gall pethau o'r fath efelychu bywyd bob dydd. Byddai modd i unigolyn â dementia eu gwylio neu wrando arnyn nhw pan fydd gofalwr yn brysur mewn rhan arall o'r tŷ.
- Creu collage ohonoch chi a'r unigolyn â dementia gan ddefnyddio lluniau mewn gwahanol ystafelloedd yn y tŷ (i atgyfnerthu'r ymdeimlad o gynefindra drwy gysylltu pobl a llefydd). Mae collage ar gerdyn yn mynd i fod yn wydn, ac o fewn cyrraedd hawdd.
- Mae casglu eitemau o ddiddordeb personol i'r unigolyn â dementia hefyd yn weithgaredd gwerth chweil, gan greu blwch twrio neu flwch cof. Byddai hynny'n rhoi cysur i Sheila wrth iddi weld a theimlo delweddau ac eitemau cyfarwydd. Gall blychau o'r fath dynnu sylw'r unigolyn oddi ar deimladau o orbryder am fod ar wahân i ofalwr.
- Gall technoleg hefyd gynnig ffyrdd o efelychu presenoldeb, fel monitor sgwrsio – yn yr achos hwn, gallai Liz ddal ati i gynnal sgwrs

â'i mam o ystafell wahanol, gan ffugio ei phresenoldeb. Neu gallai Liz fod yn paratoi pryd o fwyd ac yn siarad â'i mam ar yr un pryd. Byddai Sheila yn cael y cysur o deimlo bod Liz yn 'bresennol', a gallai hynny leddfu'r ysfa i fynd i chwilio amdani.

O'r gorffennol i'r presennol

Mae'n bosib defnyddio gwahanol agweddau ar hen ddiddordebau pobl i wneud iddyn nhw deimlo'n emosiynol ddiogel yn eu hamgylchedd. Yn achos Sheila, roedd ganddi atgofion byw o'i bywyd yn yr eglwys a chariad at arddio. Mae modd defnyddio'r rhain fel ffyrdd o'i 'gwreiddio' hi i'w hamgylchedd pan fydd hi'n cerdded o gwmpas y tŷ. Un ffordd byddai gosod ei hoff flodau a phlanhigion mewn mannau penodol o amgylch y tŷ. Mae planhigion persawrus, fel perlysiau, yn cynnig profiad synhwyraidd ychwanegol oherwydd eu harogl. Gallai Liz greu blwch atgofion garddio i'w mam, a gallen nhw edrych drwyddo gyda'i gilydd wrth sôn am gynlluniau ar gyfer yr ardd, plannu bylbiau, a hoff flodau a phlanhigion Sheila.

Pan fydd y tywydd a'r tymhorau'n caniatáu, gallai Liz dreulio amser gyda Sheila yn yr ardd, yn sgwrsio am y blodau a'r planhigion sydd yno, ac yn hybu'r cysylltiad â'r blodau a'r planhigion sydd wedi'u gosod yn y tŷ. Mae treulio amser yn yr awyr iach ac yng ngolau dydd yn llesol a lliniarol i bawb. Bydd hyn yn cynnig ffordd uniongyrchol o ennyn diddordeb Sheila, un sy'n llai dibynnol ar ei gallu i gofio. Bydd hefyd yn helpu gyda llif naturiol ar gyfer sgwrs, rhywbeth y mae Sheila yn ei gael yn anodd.

Gall rhestr chwarae o ganeuon sydd ag ystyr arbennig i'r unigolyn â dementia hefyd helpu pan fydd teimladau o ansicrwydd a'r ysfa i 'fynd adref' yn codi. Yn achos Sheila, gallai hynny gynnwys ei hoff emynau neu ddarnau ar yr organ. Gallai sicrhau bod llyfrau emynau a gweddïau, testunau crefyddol a lluniau ar gael yn y tŷ yn help wrth i Sheila deimlo'n ansicr, a gallai cyd-ganu emynau cyfarwydd gynnig rhywfaint o gysur hefyd.

Technegau sy'n gallu lleddfu trallod

Mae rhai o'r problemau sy'n peri'r trallod mwyaf yn digwydd ar ôl i Sheila ddeffro ar ôl cysgu yn y prynhawn. Petai Liz yn gallu bod yno wrth i'w mam ddeffro, byddai hynny'n helpu. Mae nifer o fanteision posib i hyn: gall fod yn gyfle i gael paned o de gyda'i gilydd, gwrando ar restr caneuon ei mam neu edrych drwy flwch cof neu lyfr stori bywyd; gallai tylino dwylo Sheila gydag olewau persawrus hefyd ei helpu i ymlacio. Mae'r rhain i gyd yn ffyrdd o helpu Sheila i gael ymdeimlad o le ac amser ar ôl cysgu, ac i deimlo'n ddiogel ar yr adeg hon o'r dydd. Gall gweithgareddau o'r fath hefyd helpu i leihau rhywfaint o'r trallod a'r pryder sy'n dod i ran pobl â dementia wrth i'r dydd fynd yn ei flaen.

Pan fydd unigolyn â dementia yn drallodus, mae'n bwysig dilysu a chydnabod ei deimladau a pheidio â symud i dynnu ei sylw yn syth. Gall hynny wneud i'r unigolyn deimlo nad ydych chi'n gwrando nac yn cymryd ei deimladau o ddifri. Gallai Liz ddilysu teimladau ei mam drwy air neu weithred er mwyn dangos dealltwriaeth ac empathi tuag at drallod ei mam wrth iddi ddweud ei bod eisiau 'mynd adref'. O ran Sheila, mae teimlo bod Liz o'i phlaid hi yn bwysig, ac mae hynny'n llai tebygol o ddigwydd os yw Liz yn mynnu dweud wrthi ei bod hi gartref. Yn hytrach, gallai Liz sôn wrth Sheila am ei chartref teuluol, disgrifio sut le roedd o a hel atgofion am yr adegau pan oedd hi'n byw gyda'i rhieni. Bydd hyn yn symud y sgwrs o dir anniogel, lle mae ei mam yn ceisio gadael i 'fynd adref', i dir diogel, lle mae ei mam yn sôn am y cartref ac yn ei gofio a'r rhan a chwaraeodd yn ei bywyd hi a bywyd ei merch. Weithiau, bydd yr unigolyn â dementia yn pwyso ar atgofion tymor hirach, gan nad yw ei atgofion mwy diweddar ar gael iddo ar y pryd. Felly gallai helpu os yw Liz yn ymuno â'i mam i rannu'r atgofion tymor hirach hyn a'u trafod.

Mae meddwl am y dyfodol a chynllunio ar ei gyfer yn bwysig i deuluoedd sydd wedi'u heffeithio gan ddementia (gweler Pennod 5). Fel y gwelwn, yn yr achos hwn, mae'r meddyg teulu yn awgrymu ei bod bellach yn bryd cael gofal llawn amser 'gan nad yw pethau'n mynd i wella'. Rydyn ni'n gwybod bod dementia yn gyflwr cynyddol ac na fydd yn gwella, ond gall ein sgiliau gofalu am berson â dementia a'i gefnogi yn sicr wella, gan ei bod hi'n bosib i ni deimlo'n fwy cymwys ac abl i ddarparu cymorth wrth i amser fynd rhagddo. Yn aml, gall gofalu am rywun â dementia deimlo fel sefyll ar dywod symudol, gydag anghenion gofal yr unigolyn â dementia fel petaen nhw'n newid yn barhaus; fodd bynnag, mae'n gwneud gwahaniaeth sylweddol os ydyn ni'n gallu deall y newidiadau hyn yn well ac addasu ar eu cyfer. Mae pryd y bydd angen, neu os bydd angen, gofal llawn amser yn benderfyniad unigryw i bob teulu, gan fod amgylchiadau pob teulu yn wahanol. Os oes angen i berson symud i ofal llawn amser, mae'n bosib i ofalwyr teuluol ddal ati i gefnogi'r unigolyn â dementia yn ystod y cyfnod pontio ac yn ddiweddarach wrth gyfrannu at gynllunio a darparu gofal (gweler Pennod 15). Gofalwyr teuluol yw'r bobl sy'n adnabod yr unigolyn â dementia orau, ac yn aml byddan nhw wedi treulio oes gyda'i gilydd.

CYFEIRIADAU

Abraha, I., Rimland, J.M., Lozano-Montoya, I., Dell'Aquila, G. *et al.* (2020) 'Simulated presence therapy for dementia (review).' *Cochrane Database of Systematic Reviews 2020*, 4, CD011882. doi:10.1002/14651858.CD011882.pub3.

ADNODDAU A DEUNYDD DARLLEN YCHWANEGOL

Khachiyants, N., Trinkle, D., Joon Son, S. a Kim, K.Y. (2011) 'Sundown syndrome in persons with dementia: An update.' *Psychiatry Investigation 8*, 4, 275–287. doi:10.4306/pi.2011.8.4.275.

Peak, J.S. a Cheston, R. (2002) 'Using simulated presence therapy with people with dementia.' *Ageing and Mental Health 6*, 1, 77–81. doi:10.1080/13607860120101095.

Stokes, G. (1996) 'Challenging Behaviour in Dementia: A Psychological Approach.' Yn R. Woods (gol.) *Clinical Psychology of Ageing*. Chichester: John Wiley.

Stokes, G. (2000) *Challenging Behaviour in Dementia: A Person-Centred Approach*. Bicester: Winslow Press.

Stokes, G. (2008) *And Still the Music Plays: Stories of People with Dementia*. Llundain: Hawker Publications.

Dementia UK

SYNDROM MACHLUD HAUL

www.dementiauk.org/get-support/understanding-changes-in-dementia/sundowning

YMDOPI Â THRALLOD

https://www.dementiauk.org/information-and-support/health-advice/coping-with-distress/

Pictures to Share

Mae llyfrau Pictures to Share yn ffordd ddifyr o gynnal cyfathrebu ystyrlon ag unigolion sy'n anodd eu cyrraedd. Maen nhw ar gael i'w benthyg o lyfrgelloedd neu i'w prynu'n ail-law. Yr un Cymraeg yn y gyfres yw *Hen wlad fy Nhadau*, Pictures to Share Community Interest Company, 978-0993404931.

Technoleg gynorthwyol mewn dementia

Dyfeisiau a systemau technoleg gynorthwyol sy'n helpu unigolion i gadw neu wella annibyniaeth, diogelwch a lles yn y cartref.

> https://www.dementiauk.org/information-and-support/living-with-dementia/living-aids-and-assistive-technology/

PENNOD 14

'Pam mae popeth mor gymhleth?'

CYLLID GOFAL IECHYD PARHAUS Y GIG

Brian Humphreys

Roedd ein problemau ni'n troi o amgylch ymddygiad ymosodol anwadal Jane. Er fy mod wedi dod i arfer â bod yn ganolbwynt ei hymddygiad ymosodol, roedd yn fater gwahanol pan ddechreuodd Jane ymddwyn yn dreisgar tuag at ei gofalwyr. Ym mis Medi 2020, trefnais ofalwyr ar gyfer Jane, ddim ond am awr bob bore, er mwyn gweld sut hwyl bydden nhw'n ei chael. Ar ôl ychydig wythnosau, unwaith roedd popeth i'w weld wedi setlo, roeddwn i eisiau mynd allan i ymarfer min nos gyda'r clwb rhedeg lleol, felly trefnais i'r gofalwyr ddod am ddwy awr nos Iau a rhoi'r blas cyntaf o 'ryddid' i fi ei gael ers talwm. Tra oeddwn i'n rhedeg, ces i alwad ffôn a bu'n rhaid i fi fynd adref at ofalwraig ofidus iawn ar garreg y drws. Roedd Jane wedi ei chrafu a'i thagu, wedi tynnu ei gwallt ac wedi rhwygo ei chlustlws allan. Roedd yn brofiad trawmatig iawn iddi hi. Wrth ei gweld hi fel hyn, sylweddolais beth roeddwn i wedi bod drwyddo ac wedi ei ddiystyru. Roedd yr asiantaeth ofal yn wych a gwnaethon nhw drio sawl peth i helpu, ond yn y pen draw, bu'n rhaid iddyn nhw wrthod anfon neb allan oni bai fy mod i yn y tŷ ar yr un pryd. Roeddwn i'n ysu am help, er mwyn gallu cael rhyw fath o fywyd y tu allan i bedair wal y tŷ.

Awgrymodd ein Nyrs Admiral y gallai Jane fod yn gymwys i gael cyllid gofal iechyd parhaus (GIP) y GIG, ac y byddai'n werth gwneud cais. Y cam cyntaf oedd cysylltu â'r clinig cof a gofyn i'n nyrs iechyd meddwl cymunedol a fyddai hi'n gallu dechrau'r broses. Galwodd heibio i wneud y rhestr wirio gychwynnol, ac roedd hynny'n broses hawdd iawn.

Yr ail beth wnes i oedd mynd ar-lein a lawrlwytho'r Fframwaith Cenedlaethol ar gyfer GIP a'r Adnodd Cymorth Penderfynu (ACP), ac mae'n bwysig iawn darllen a deall y naill a'r llall. Fodd bynnag, treuliais gryn amser yn dod i ben â deall cymhlethdodau'r ACP, yn enwedig y cydweithredu rhwng meysydd gofal a'r angen i ddeall ac egluro dwyster a chymhlethdod yr anghenion.

Cynhaliwyd y cyfarfod asesiad GIP dros y ffôn oherwydd ein bod ni yng nghanol y pandemig COVID-19. Mae'r ACP i fod yn dîm amlddisgyblaethol sy'n cynnwys asesydd GIP, rhywun sy'n deall y claf a gweithiwr cymdeithasol. Roedd yr ymgais gyntaf i gyflawni'r ACP yn cynnwys galwad ffôn uniongyrchol gyda fi. Pan ofynnais a oedden nhw wedi trefnu i eraill fod yn bresennol, ces i wybod nad oedden nhw, felly gofynnais am ohirio'r cyfarfod nes bod y cynrychiolwyr iawn ar gael.

Ffoniais ein gweithiwr cymdeithasol i ofyn a fyddai hi'n ymuno â'r cyfarfod a chael gwybod ei bod newydd gael galwad ffôn gan yr asesydd GIP ar ôl ein galwad ni. Ffoniais i'r nyrs iechyd meddwl cymunedol a'r Nyrs Admiral, a llwyddais i sicrhau Nyrs Admiral ar gyfer yr alwad nesaf.

Roeddwn i'n teimlo bod yr asesiad ACP cychwynnol yn canolbwyntio'n fwriadol ar gael cyn lleied o bobl yn cymryd rhan â phosib (dim ond fi a'r asesydd GIP). Gallai hynny fod wedi esgor ar ganlyniad hollol anghytbwys, unochrog o bosib, oherwydd bod y broses ACP a'r sgorio yn gymharol gymhleth a dim ond yr asesydd GIP ar yr alwad sy'n deall y broses yn llawn.

Roedd cael ein Nyrs Admiral ar yr un alwad yn fendith. Roedd hi'n deall y broses lawn cystal â'r asesydd GIP, ac yn gwybod pa elfennau o gyflwr Jane ddylai gael eu hanelu at ba faes gofal a sut i ddisgrifio'r cymhlethdodau a dwyster eu natur.

Er fy mod i wedi paratoi'n drylwyr cyn y cyfarfod, roedd gen i deimlad cryf bod yr asesydd GIP yn fwriadol yn peidio â rhoi sgôr deg i gyflwr Jane. Er fy mod i'n methu â threfnu unrhyw fath o ofal cymdeithasol i Jane fel fy mod i'n gallu gadael y tŷ, ac er gwaethaf adroddiadau diogelu amrywiol ac adroddiadau digwyddiadau asiantaeth gofal, dim ond 'sylweddol' yn hytrach na 'difrifol' oedd ymddygiad heriol Jane ym marn yr asesydd GIP.

Fodd bynnag, yn dilyn cyfarfod yr ACP a newid yr asesydd GIP, cafodd y sgorio cychwynnol ei ddileu, a barnwyd bod ymddygiad heriol Jane yn ddifrifol heb unrhyw ymyrraeth gen i. Roedd hynny'n annisgwyl, a gwnaeth hyn adfer fy ffydd yn y system.

Y peth gorau sydd wedi digwydd o gael GIP yw nad y fi sy'n gorfod penderfynu ynglŷn â sut i ddarparu gofal i Jane. Cyfrifoldeb y GIG nawr oedd dod o hyd i asiantaeth a fyddai'n fodlon ymgymryd ag anghenion gofal cymhleth Jane, ac yn gallu gwneud, a datblygu presgripsiwn gofal a oedd yn ystyried nid yn unig ei hanghenion hi ond fy anghenion innau hefyd.

Erbyn hyn dwi wedi gallu datblygu perthynas â'r Uwch Arbenigwr Nyrsio GIP i drafod ein hanghenion gofal, i newid y presgripsiwn gofal a'i wella, a chynnwys oriau ychwanegol. Yn ogystal, oherwydd dirywiad cyflym Jane, mae hi hefyd wedi bod yn hynod o ddefnyddiol o safbwynt dod i wybod am gartrefi gofal posib i edrych arnyn nhw cyn i'r adeg honno gyrraedd, fel ein bod ni'n gwneud penderfyniad gwybodus yn hytrach na gorfod dewis ar frys.

SYLWEBAETH ARBENIGOL

Jo-Ann Dawson, Nyrs Admiral, Gwasanaeth Nyrsio Admiral Canol Norfolk

Beth yw cyllid gofal iechyd parhaus y GIG?

Mae cyllid gofal iechyd parhaus (GIP) y GIG yn becyn o ofal parhaus mae'r GIG yn ei drefnu a'i ariannu yn gyfan gwbl. Mae ar gyfer oedolion ag anghenion iechyd hirdymor, cymhleth ac anwadal sydd uwchlaw'r hyn y mae gofal cymdeithasol yn gallu ei ddiwallu, a thu hwnt iddo. Mae anghenion gofal cymdeithasol yn cynnwys rheoli hylendid personol, defnyddio'r toiled, maeth a sicrhau bod person yn cael ei wisgo'n briodol, ond anghenion iechyd yw sicrhau triniaeth, rheolaeth, rheoli ac atal clefydau, salwch, anaf neu anabledd. Fodd bynnag, gall y meysydd gofal hyn orgyffwrdd ac achosi dryswch. Fel arfer, mae gofal iechyd y GIG yn rhad ac am ddim, ond mae GIP yn talu costau eraill fel gofalwyr cartref neu ffioedd cartrefi gofal. Mae'n bosib y bydd GIP yn cael ei ddyfarnu os yw asesiad yn nodi bod gan yr unigolyn 'angen iechyd sylfaenol' – hynny yw, os mai ymdrin â materion iechyd yw'r agwedd bwysicaf ar ei ofal. Fodd bynnag, mae eithriadau i hyn mewn rhai amgylchiadau, er enghraifft, pan fydd cyflyrau'n cynnwys newid mewn ymddygiad.

Yn ei hanfod, mae hyn yn golygu bod GIP ar gael i bobl sy'n bodloni meini prawf cymhwystra penodol, ledled Cymru, Lloegr a Gogledd Iwerddon, ac sydd ag angen *gofal iechyd* sylweddol a pharhaus y tu allan i amgylchedd ysbyty. Yn yr Alban, mae GIP wedi cael ei ddisodli gan gynllun o'r enw Gofal Clinigol Cymhleth mewn Ysbyty; dim ond i bobl mae angen iddyn nhw fod yn yr ysbyty er mwyn diwallu eu hanghenion gofal iechyd mae'r cyllid hwn ar gael. Fodd bynnag, yn yr Alban, mae gofal personol a gofal nyrsio am ddim i'r rhai sydd wedi eu hasesu i fod yn gymwys, a gall pobl hawlio taliadau gofal personol a gofal nyrsio i dalu am yr elfennau hynny o ffioedd cartrefi gofal.

Proses asesu gofal iechyd parhaus

CAM UN – RHESTR WIRIO GIP

Mae'r asesiad GIP yn broses ddau gam. Cwblhau rhestr wirio GIP yw cam un. Adnodd sgrinio yw'r rhestr wirio, sydd â throthwy bwriadol isel i sicrhau bod yr holl bobl hynny a allai fod yn gymwys i gael asesiad yn cael cyfle i gymryd rhan yn y broses. Dylai'r rhestr wirio gael ei chwblhau gan weithiwr iechyd neu ofal cymdeithasol proffesiynol sydd wedi'i hyfforddi'n briodol i gwblhau'r asesiad.

Mae'r rhestr wirio yn asesu 11 maes gofal ac mae wedi'i chynllunio i fod yn gyflym ac yn ddidrafferth i'w chwblhau.

RHESTR WIRIO GIP Y GIG – 11 MAES GOFAL

- Anadlu
- Maeth
- Ymataliaeth
- Iechyd croen
- Symudedd
- Cyfathrebu
- Anghenion seicolegol ac emosiynol
- Gwybyddiaeth
- Ymddygiad
- Therapïau cyffuriau a meddyginiaeth
- Newid cyflyrau ymwybyddiaeth

Ym mhob maes, bydd yr asesydd yn penderfynu a yw anghenion yr unigolyn yn sylweddol (A), yn gymedrol (B) neu yn isel/dim anghenion (C). Bydd asesiad llawn yn cael ei sbarduno:

- os oes dau faes neu fwy wedi cael graddio A
- os oes pump neu fwy o feysydd wedi cael graddio B, neu un A a phedwar B
- os oes unrhyw un o'r canlynol wedi cael gradd A: ymddygiad, anadlu, therapïau cyffuriau a meddyginiaeth neu newid cyflyrau ymwybyddiaeth.

Unwaith y bydd y rhestr wirio wedi ei chwblhau, mae dau ganlyniad posib:

- *Bydd* yr unigolyn yn cael ei gyflwyno ar gyfer asesiad anghenion llawn.
- *Ni fydd* yr unigolyn yn cael ei gyflwyno ar gyfer asesiad anghenion llawn.

Os yw'r trothwy ar gyfer asesiad anghenion llawn yn cael ei fodloni, dylid asesu'r person gan ddefnyddio'r Adnodd Cymorth Penderfynu (ACP) o fewn 28 diwrnod.

CAM DAU – ASESIAD ANGHENION LLAWN: ADNODD CYMORTH PENDERFYNU (ACP)

I gwblhau asesiad anghenion llawn, dylai'r asesydd GIP gwblhau ACP. Mae'r wybodaeth angenrheidiol i gwblhau'r ACP ar gael o'r nodiadau meddygol a gofal, arsylwadau proffesiynol, a hefyd arsylwadau'r rhai sy'n darparu gofal i'r unigolyn sy'n cael ei asesu. Mae'r unigolyn a/neu ei gynrychiolwyr mewn sefyllfa dda i ddarparu tystiolaeth gyfoes ac amserol ar gyfer yr asesiad. Mae'n bosib i'r asesydd GIP gynnal y cyfarfod a'r asesiad wyneb yn wyneb neu drwy gyfrwng fideo/telegynadledda, ond pa ddull bynnag sy'n cael ei ddewis, mae'n rhaid i'r asesydd sicrhau bod yr holl aelodau'n cymryd rhan cyn belled ag y bo modd. Dylai'r asesydd GIP drefnu'r asesiad anghenion llawn a'r cyfarfod ACP fel bod yr un sy'n cael ei asesu yn cael ei gynnwys yn llawn, os yw ei alluedd meddyliol yn caniatáu hynny, a/neu ei gynrychiolydd. Yn ogystal, dylai unrhyw aelodau o'r tîm iechyd a gofal cymdeithasol sy'n ymwneud â'r un sy'n cael ei asesu fod yn bresennol i sicrhau bod gwybodaeth a thystiolaeth o anghenion gofal yr unigolyn yn cael eu cyflwyno'n iawn yn yr ACP. Mae gan yr asesydd GIP gyfrifoldeb am gydlynu a chwblhau'r asesiad anghenion llawn a'r ACP.

Mae'r ACP yn cynnwys y meysydd sydd wedi eu nodi yn y blwch uchod ac un ychwanegol yn gofyn am ystyried 'anghenion gofal sylweddol eraill'. Mae'r asesiad ACP yn cynnig fframwaith ar gyfer hel tystiolaeth i dynnu sylw at lefel gyffredinol yr anghenion iechyd. Mae hyn yn cael ei gyflawni drwy ystyried meysydd gofal a hefyd drwy sefydlu natur, cymhlethdod a dwyster anghenion iechyd, a pha mor anodd yw eu rhagweld.

Dylai'r asesydd GIP ofyn i'r unigolyn a/neu ei gynrychiolydd gytuno ar gynnwys yr asesiad a lefel yr angen a nodwyd ar draws y meysydd gofal. Os oes pryderon neu anghytundeb yn codi, dylai'r asesydd GIP geisio mynd i'r afael â'r rhain yn yr asesiad a chofnodi unrhyw anghydweld.

BETH SY'N DIGWYDD AR ÔL I'R ACP GAEL EI GWBLHAU?

Ar ôl cwblhau'r ACP, bydd argymhelliad yn cael ei wneud i'r corff GIG lleol sy'n gyfrifol am ddyfarnu cyllid a fydd yn nodi a yw'r person yn gymwys i gael GIP. Ddim ond o dan amgylchiadau prin iawn y bydd corff lleol y GIG yn cael diystyru'r argymhelliad hwn. Bydd llythyr yn cael ei anfon i esbonio a yw'r cyllid GIP wedi'i ddyfarnu ai peidio. Os yw'r cyllid GIP wedi ei ddyfarnu, dylai nyrs GIP weithio gyda'r unigolyn (neu'r gofalwr dynodedig) i baratoi cynllun cymorth a fydd yn cynnwys:

- nodau iechyd a lles yr unigolyn
- y gofal a'r gefnogaeth angenrheidiol o ddydd i ddydd
- sut bydd yr anghenion a'r gofal yn cael eu rheoli
- ble bydd y gofal yn cael ei ddarparu (e.e. yng nghartref yr unigolyn neu mewn cartref gofal)
- pwy fydd yn gyfrifol am ddarparu'r gofal.

Mae modd talu cyllid GIP naill ai'n uniongyrchol i ddarparwr gwasanaeth gofal yr unigolyn neu fel Cyllideb Iechyd Bersonol. Aelod o'r teulu, gweithiwr iechyd a gofal cymdeithasol proffesiynol neu sefydliad gofal sydd fel arfer yn rheoli Cyllideb Iechyd Personol, ac mae'n rhoi mwy o reolaeth a hyblygrwydd o ran sut mae'r cyllid yn cael ei ddefnyddio.

BETH SY'N DIGWYDD OS NAD YW'R PERSON YN GYMWYS AR GYFER GIP?

Os nad yw'r unigolyn a/neu ei gynrychiolydd yn cytuno â chanlyniad asesiad ACP a/neu adolygiad dilynol, mae proses apelio ar gael. Dylai manylion am sut i apelio fod ar ddiwedd yr asesiad ACP. Bydd hyn yn digwydd fel arfer drwy roi gwybod i'r unigolyn y bydd llythyr canlyniad ffurfiol yn cael ei anfon ar ôl i'r panel adolygu argymhellion yr asesiad. Bydd y llythyr hefyd yn cynnwys manylion am sut i apelio yn erbyn y broses/canlyniad.

Os penderfynir nad yw cais GIP yr unigolyn yn gymwys i gael cyllid GIP llawn gan y GIG, ond bod elfennau o'i ofal yn nodi angen iechyd, mae'n bosib y bydd yn gymwys i gael Gofal Nyrsio a Ariennir gan y GIG os yw'n byw mewn cartref gofal a nyrsio.

Mae'n bwysig cofio y gall anghenion unigolyn newid, ac efallai y bydd angen ailystyried yr asesiad. Byddai hyn yn digwydd drwy edrych eto ar yr asesiad blaenorol a chynnal asesiad ACP ychwanegol.

Cyllid GIP llwybr carlam y GIG

Os yw anghenion iechyd unigolyn yn dirywio'n gyflym a'r meddygon yn barnu ei fod yn nesáu at ddiwedd ei oes, gellid ystyried a yw'n gymwys i gael cyllid llwybr carlam y GIG os oes ganddo anghenion iechyd sylfaenol. Nod y cyllid hwn yw sicrhau bod pobl yn gallu cael gafael ar gyllid GIP y GIG yn gyflym, heb yr angen i gymryd rhan yn y broses asesu ACP. Er mwyn cwblhau adnodd llwybr carlam y GIG, rhaid i glinigwr priodol, fel meddyg teulu, ymgynghorydd, cofrestrydd neu nyrs gofrestredig sydd â phrofiad a gwybodaeth o anghenion yr unigolyn, ddangos bod gan unigolyn gyflwr sy'n dirywio'n gyflym ac ar fin cyrraedd cam terfynol ei gyflwr. Mae'n bwysig bod cymhwystra yn cael ei bennu yn ôl angen, nid yn ôl y disgwyliad oes sy'n weddill.

Bwriad yr adran hon yw cynnig trosolwg, codi ymwybyddiaeth a sbarduno dealltwriaeth sylfaenol o broses GIP y GIG a'r elfennau allweddol i gadw atyn nhw. Fodd bynnag, o ystyried natur gymhleth y broses a sut mae'n ymwneud â phobl â dementia, mae'n bwysig bod teuluoedd yn cael yr holl wybodaeth ac yn cael gafael ar y cyngor a'r wybodaeth gywir, lle bo hynny'n bosib. Mae nifer o sefydliadau yn gallu eiriol a chynnig cyngor, arweiniad a chefnogaeth annibynnol i helpu pobl â dementia a'u teuluoedd i lywio drwy'r system asesu a chyllido gymhleth hon (gweler yr adran 'Adnoddau a deunydd darllen ychwanegol' ar ddiwedd y bennod hon).

CYNGOR NYRS ADMIRAL

Zena Aldridge, Cymrawd Ymchwil Nyrsio Admiral, Dementia UK

Diffyg ymwybyddiaeth o GIP a'i bwrpas

Gall trefnu gofal i berson â dementia fod yn broses anodd, sy'n effeithio ar deuluoedd ar adegau pan fyddan nhw'n teimlo dan straen ac yn fregus. Yn anffodus, mae stori Jane yn un rhy gyfarwydd o lawer. Dwi wedi gweithio gyda nifer o deuluoedd nad oedden nhw'n ymwybodol o gwbl o fodolaeth GIP y GIG neu sydd wedi cael anhawster i lywio'r broses yn llwyddiannus. Mae'r diffyg ymwybyddiaeth o beth yw GIP, ei bwrpas a sut i gael asesiad yn broblem sylweddol, ac mae her arall yn codi gyda'r diffyg eglurder wrth geisio gwahaniaethu rhwng anghenion iechyd a gofal cymdeithasol. Nid dim ond pobl â dementia a'u teuluoedd sy'n brin o ymwybyddiaeth; yn fy mhrofiad i, ychydig iawn o weithwyr iechyd a gofal cymdeithasol sy'n deall dementia a'i effeithiau yn iawn, y broses GIP a phryd mae'n berthnasol i bobl sy'n byw gyda dementia.

Craciau yn y llwybr

Mae llu o faterion yn cael effaith negyddol ar allu teuluoedd i lwyddo i gael GIP. Fodd bynnag, dydy'r diffyg ymwybyddiaeth o GIP a sut mae'n berthnasol i bobl â dementia ddim yn syndod, o gofio bod gwasanaethau i bobl sydd wedi'u heffeithio gan ddementia yn aml yn dameidiog, a hynny, yn anffodus, yn caniatáu i bobl lithro drwy fylchau yn y system. Mae'n bosib na fydd gweithwyr iechyd a gofal cymdeithasol proffesiynol bob amser yn ystyried yr unigolyn â dementia ac anghenion ei deulu yn eu cyfanrwydd neu'n gyfannol. Yn aml, bydd yr unigolyn yn cael ei ystyried o safbwynt dull unigol sy'n canolbwyntio ar y clefyd, a fydd o bosib yn adlewyrchu diffyg dealltwriaeth o effaith dementia. Er bod pobl yn gweithio ym maes gwasanaethau dementia (e.e. timau iechyd meddwl cymunedol), dydy hynny ddim yn golygu eu bod nhw'n gwbl gyfarwydd ag anghenion ehangach pobl â dementia.

Er bod lle cadarn i ofal dementia, yn hanesyddol, o fewn gwasanaethau iechyd meddwl, mewn adroddiad gan Gyngor Biofoeseg Nuffield (2009), clefyd ar yr ymennydd oedd dementia, nid problem iechyd meddwl. Ond mae'n dal i fod yn wir bod dementia yn cael ei ystyried yn wahanol i glefydau eraill yr ymennydd. Mae hyn yn amlwg yn achos Jane. Er bod Jane dan ofal nyrs iechyd meddwl cymunedol, ac yn dangos ymddygiadau trallodus, a hynny'n cael ei nodi yn flaenoriaeth ar restr wirio GIP, roedd y nyrs heb awgrymu y gallai Jane fod yn gymwys i gael GIP. Mae'n bosib bod y nyrs wedi bod yn canolbwyntio ar geisio deall achos yr ymddygiad a'i reoli o safbwynt iechyd meddwl, yn hytrach nag ystyried effaith ehangach yr ymddygiad ar Jane, ei gŵr a'r rhai oedd yn gofalu amdani.

Diffyg ansawdd a chysondeb y broses GIP

Wrth ystyried y Fframwaith Cenedlaethol ar gyfer gofal iechyd parhaus y GIG a gofal nyrsio mae'r GIG yn ei ariannu (Adran Iechyd a Gofal Cymdeithasol 2018), mae'n amlwg bod y prosesau a'r gweithdrefnau priodol wedi cael eu diystyru yn yr astudiaeth achos hon, a hynny o'r dechrau'n deg gyda'r diffyg gwybodaeth am y broses. Rôl asesydd/cydlynydd GIP yw sicrhau bod y broses yn cael ei hesbonio'n llawn, bod gwybodaeth yn cael ei darparu a bod fframwaith cenedlaethol GIP y GIG yn cael ei ddilyn. Er gwaethaf prosesau a chanllawiau clir i weithwyr proffesiynol, mae diffyg cysondeb o hyd yn y modd maen nhw'n cael eu dehongli. Mae fframwaith GIP y GIG yn nodi'n glir yr angen i hysbysu'r unigolyn a/neu ei gynrychiolwyr a darparu gwybodaeth am y broses, ac i wneud ymdrech fwriadol i sicrhau eu cyfranogiad a'u cydsyniad, ac mae'n ymddangos na ddigwyddodd hynny yn achos teulu Jane.

Dylai'r asesiad ACP fod yn seiliedig ar dystiolaeth ac asesiad anghenion, â phawb sy'n bresennol yn yr asesiad yn gallu cyfrannu at ddarparu'r dystiolaeth honno. Dylai'r asesiad ganolbwyntio ar dynnu sylw at lefel yr angen ar draws y meysydd ACP er mwyn sicrhau bod y cymorth a'r cyllid cywir yn cael eu darparu mewn modd amserol.

Byddai hyn yn anodd ei gyflawni yn achos asesiad ACP Jane oherwydd yr ymgais i'w gynnal heb bresenoldeb tîm amlddisgyblaethol llawn. Dydy galwadau ffôn unigol ddim yn cyfrif fel trafodaeth tîm amlddisgyblaethol, a dydyn nhw chwaith ddim yn gyfle i rannu tystiolaeth a chael trafodaethau tryloyw am anghenion unigolyn. Er i'r pandemig COVID-19 a'r mesurau clo/ynysu greu rhwystrau wrth gynnal trafodaethau tîm amlddisgyblaethol wyneb yn wyneb, mae'r fframwaith GIP yn nodi'n glir iawn bod modd cynnal asesiad ACP wyneb yn wyneb drwy ddefnyddio cyfleusterau fideo/telegynadledda. Yn anffodus, mae'n ymddangos na chafwyd ymdrech i gynnig hyn yn achos Jane.

Pwysigrwydd cymorth ac arbenigedd dementia arbenigol

Yn achos Jane, Nyrs Admiral oedd y cyntaf i awgrymu cwblhau rhestr wirio GIP drwy edrych ar y sefyllfa ac annog y teulu i ofyn am hynny, a Nyrs Admiral a ofalodd eu bod nhw'n deall mwy am y broses GIP. Defnyddiodd y Nyrs Admiral wybodaeth glinigol arbenigol i sicrhau bod y wybodaeth gywir yn cael ei darparu yn yr ail asesiad ACP, ac i fynegi'n glir beth oedd union anghenion Jane a sut roedden nhw'n berthnasol i'r meysydd asesu. Cafodd hyn oll effaith gadarnhaol ar ganlyniad yr asesiad. Ac eto, dydy pob teulu ddim yn gallu cael gafael ar y math yma o gymorth arbenigol ac felly mae'n hanfodol bod teuluoedd yn ymwybodol o sefydliadau sy'n gallu cynnig cymorth ac arweiniad arbenigol. Bydd presenoldeb rhywun sydd â gwybodaeth arbenigol am ddementia ar dîm amlddisgyblaethol yr ACP nid yn unig yn gymorth i deulu'r un sy'n cael ei asesu ond hefyd i aelodau eraill o'r tîm amlddisgyblaethol sydd â gwybodaeth gyfyngedig am ddementia a'i effeithiau.

Mae'n bwysig cydnabod bod y broses GIP yn agored i bobl â llu o gyflyrau, felly cam gwag fyddai tybio y bydd y nyrs asesu GIP yn arbenigo mewn gofal dementia. Yn aml, mae anghenion pobl â dementia yn gymhleth, ac mae'n wybyddus fod diffyg sgiliau a gwybodaeth am ddementia a'i effeithiau ar draws systemau iechyd a gofal cymdeithasol.

Heblaw am y materion a amlygwyd yn yr astudiaeth achos, mae'r broses GIP yn llawn heriau i bobl â dementia, eu teuluoedd a'u gofalwyr. Mae'r ffordd o ddiffinio angen iechyd sylfaenol yn ei gwneud hi'n anodd i bobl â dementia gael eu cymeradwyo ar gyfer GIP. Mae meysydd asesu'r ACP yr un fath ar gyfer pob cyflwr, felly dydyn nhw ddim o reidrwydd yn cynrychioli anghenion pob cyflwr yn deg.

Felly, mae'r asesiad a'i ganlyniad yn ddibynnol iawn ar y gweithiwr proffesiynol sy'n cynnal yr asesiad, sut mae'n dehongli anghenion ac yn priodoli tystiolaeth i'r meysydd cywir i roi'r sgôr priodol yn ôl pwysigrwydd. O ganlyniad, mae'n hanfodol cynnwys arbenigedd ar ddementia yn y tîm amlddisgyblaethol i wella canlyniadau i deuluoedd sydd wedi eu heffeithio gan ddementia.

Crynodeb

Mae sicrhau'r gofal cywir i unigolyn â dementia, boed yn ofal iechyd neu'n ofal cymdeithasol, yn llawn heriau, ac felly mae'n bwysig bod teuluoedd yn cael gafael ar gyngor a chymorth arbenigol lle bo hynny'n bosib. Er na fydd gwasanaethau Nyrsio Admiral ar gael yn lleol i bob teulu, gall sefydliadau eraill gynnig cymorth ac arweiniad (gweler yr adran 'Adnoddau a deunydd darllen ychwanegol' ar ddiwedd y bennod hon).

I'ch helpu chi drwy'r broses, mae Jo-Ann a minnau wedi creu rhestr o awgrymiadau defnyddiol i'ch helpu chi:

- Mae'n bwysig eich bod chi'n gofyn am gymorth, gwybodaeth a/neu arweiniad gan sefydliad sy'n gwybod am ddementia a'r broses GIP.
- Peidiwch â chymryd yn ganiataol bod pob gweithiwr iechyd a gofal cymdeithasol proffesiynol yn deall dementia neu'r broses GIP. Os ydych chi'n credu bod yr un rydych chi'n gofalu amdano yn gymwys ar gyfer GIP, gofynnwch am gael ystyried rhestr wirio.
- Os ydych chi'n ansicr am unrhyw beth, gofynnwch gwestiynau. Os nad ydych chi'n cytuno, mae'n bosib herio.
- Gofalwch fod gennych chi fanylion cyswllt cydlynydd GIP, eich bod chi'n cael copi o'r rhestr wirio a chopi gwag o'r ddogfen asesu ACP cyn cyfarfod y tîm amlddisgyblaethol er mwyn i chi allu cadw nodiadau a pharatoi.
- Mae tystiolaeth yn allweddol, felly mae'n bwysig cadw cofnod o'ch pryderon neu gofnodi digwyddiadau sydd, yn eich tyb chi, yn dangos anghenion yr unigolyn â dementia. Gallwch roi copi o'ch nodiadau i'r cydlynydd GIP.

- Gwnewch yn siŵr bod gennych chi wybodaeth am y broses apelio ac am sefydliadau a all helpu gyda gwasanaethau eiriolaeth rhag ofn y bydd angen help arnoch i gyflwyno apêl yn ddiweddarach.
- Os nad yw'r unigolyn â dementia yn gymwys i gael gofal iechyd parhaus, gofynnwch am arweiniad ar ba gymorth arall y gall ei hawlio i ddiwallu ei anghenion.

CYFEIRIADAU

Llywodraeth Cymru: Gofal Iechyd Parhaus y GIG: Llyfryn gwybodaeth ar gyfer unigolion, teuluoedd a gofalwyr https://www.llyw.cymru/gofal-iechyd-parhaus-y-gig-llyfryn-gwybodaeth-ar-gyfer-unigolion-teuluoedd-gofalwyr

Nuffield Council on Bioethics (2009) 'Dementia: Ethical issues.' Cyrchwyd ar 17/1/2025 yn www.nuffieldbioethics.org/publications/dementia.

ADNODDAU A DEUNYDD DARLLEN YCHWANEGOL

Reddall, C. (2021) *Anna and the Beast: The True Story of a Young Mum Diagnosed with Dementia, Aged 37*. Cheltenham: Goldcrest Books International. Pennod 14, yn enwedig tudalennau 100–101 (trafodaeth ar gyllid gofal iechyd parhaus).

Age UK

NHS continuing healthcare and NHS-funded nursing care in Wales

https://www.agecymru.cymru/siteassets/documents/information-guides-and-factsheets/fs20w.pdf (ar gael yn Saesneg yn unig)

Cyngor Age Cymru 0300 303 4498

Alzheimer's Society

Talu am ofal a chymorth yng Nghymru

https://www.alzheimers.org.uk/sites/default/files/2019-07/w532wel-paying_for_care_and_support_in_wales-talu_am_ofal_a_chymorth_yng_nghymru.pdf

PENNOD 15

'Roeddwn i'n teimlo 'mod i wedi ei siomi hi pan oedd arni hi fy angen i fwyaf'

TROSGLWYDDO I GARTREF GOFAL

Alan Hewitt

Dwi'n gyn-ofalwr i fy ngwraig, a gafodd ddiagnosis o ddementia. Bu hi fyw am bum mlynedd ar ôl iddi gael y diagnosis. Roeddwn i'n gallu ymdopi â phopeth a oedd ynghlwm wrth ddementia, cyn belled â fy mod i'n gwybod beth oedd yn digwydd. Ond roedd hi'n anodd pan oedd pethau nad oedd gen i reolaeth drostyn nhw yn digwydd. Ychydig fisoedd cyn i Ann farw, ces i ddiagnosis o ganser y coluddyn a gorfod mynd i'r ysbyty i gael llawdriniaeth. Doedd cael diagnosis o ganser y coluddyn yn poeni dim arna i. Fy mhryder i oedd y byddai'n rhaid i Ann dreulio wyth wythnos mewn cartref nyrsio, ar ôl i fi gael cyngor y byddwn i angen o leiaf hynny o amser i fi wella o'r llawdriniaeth.

Fel y digwyddodd hi, doeddwn i ddim yn ddigon da i gael Ann gartref ar ôl yr wyth wythnos. Wrth hongian y dillad ar y lein am y tro cyntaf, llewygais yn yr ardd. Roedd yn rhaid i Ann aros am ragor o amser yn y cartref nyrsio er mwyn i fi wella'n iawn. Roeddwn i'n teimlo'n euog iawn wrth feddwl nad oeddwn i'n ddigon cryf i ofalu amdani. Dechreuodd Ann ddirywio, ac yn ystod pedair wythnos olaf ei bywyd, prin y byddai'n bwyta nac yn yfed. Roedd hi fel petai wedi cau i lawr. Roedd ei gên ar ei brest drwy'r amser ac roeddwn i'n methu â'i chael hi i ymateb i ddim byd. Tybed a oedd hi'n meddwl fy mod i wedi troi fy nghefn arni? Roeddwn i'n teimlo'n euog ac yn isel. Byddwn i'n eistedd yn y car yn llefain ar ôl bod yn ymweld â hi. Byddwn i wedi rhoi'r byd am ei chael hi gartref. Petawn i'n gwybod bod hyn yn mynd i ddigwydd, byddwn i heb gael y llawdriniaeth. Roeddwn i'n teimlo fy mod i wedi ei siomi hi pan oedd arni hi fy angen i fwyaf.

Bydda i'n teimlo'r euogrwydd am byth

Sylvia Bates

Cafodd Mam ddiagnosis yn 68 oed. Cawson ni wybod bod sgan o'i hymennydd yn dangos arwyddion bod ei hymennydd yn marw a bod dementia arni, ac yna cael ein gadael i fwrw ymlaen â bywyd. Doedd Mam ddim i'w gweld yn deall ond roedd hi'n ofnadwy o annibynnol, felly roedd hi'n anodd iawn ei helpu. Yn araf bach, dyma hi'n cyfaddef ei bod yn cael anhawster rheoli ei biliau, felly dechreuais i ofalu am y bancio a'r siopa. Yn anffodus, doeddwn i ddim bob amser yn deall sut i ymateb i'r ffordd roedd Mam yn newid, a dwi'n teimlo erbyn hyn nad oeddwn i bob tro'n gwneud nac yn dweud y pethau iawn. Dwi'n cofio un atgof penodol yn glir. Y diwrnod ar ôl priodas fy mab i oedd o. Daeth Mam heibio wedi cyffroi'n lân, ar ôl cerdded i'r dref a phrynu pâr o esgidiau ysgafn diamanté gwyn. Roedd hi'n meddwl y bydden nhw'n berffaith ar gyfer y briodas. Dywedais, 'Mae'r briodas wedi bod ddoe, Mam.' Gwelais y siom ar ei hwyneb wrth sylweddoli'r hyn roeddwn i wedi'i ddweud. Wna i byth anghofio hynny a dwi'n difaru fy enaid am beidio â dweud wrthi pa mor dlws oedd yr esgidiau.

Pan aeth chwaer hŷn Mam i gartref gofal oherwydd dementia, dywedodd Mam wrtha i, 'Dwi byth eisiau mynd i gartref gofal. Byddai'n well gen i petaet ti'n fy helpu i ladd fy hun na bod yn gaeth i ddementia. Os bydda i byth yn y fath gyflwr, gwna'r peth mwya' caredig drosta i a 'ngadael i'n rhydd.' Roedd hi'n cadw stôr o feddyginiaethau yn ei chartref, ac yn dweud o hyd y byddai hi'n cymryd gorddos petai'n meddwl y byddai hi'n faich ar unrhyw un.

Dros y saith mlynedd nesaf, gwnes i brofi llu o broblemau. Roedd gen i gywilydd o'r olwg oedd ar Mam. Roedd hi wedi troi o fod yn wraig drwsiadus i edrych yn debyg i rywun a oedd yn byw ar y stryd. Drewllyd, gwallt heb ei frwsio, gwisgo'r un dillad am ddyddiau bwy gilydd, nes y byddwn i'n llwyddo i'w llusgo hi i'r bath a rhoi ei dillad yn y peiriant golchi. Un dydd Sadwrn, cawson ni ffrae danbaid am hyn, a cherddodd Mam allan o'r tŷ. Ar ôl tua hanner awr, daeth yn ei hôl a fy nghofleidio i'n dynn. Roedden ni'n dwy yn ein dagrau, a dyma hi'n dweud na fyddai hi'n gallu ymdopi hebdda i. Addewais y byddwn i yno ar ei chyfer hi bob amser ac nad oedd hynny'n broblem, gan fy mod i yn ei charu hi. Dyna'r atgof olaf sydd gen i o gael sgwrs 'go iawn' efo fy mam.

Aeth Mam i aros gydag un o fy mrodyr a fy chwiorydd er mwyn i fi allu cymryd gwyliau – roedd gwir eu hangen nhw arna i. Roeddwn i'n teimlo mor euog yn ei gadael, ond roedd gwir angen seibiant arna i. Doedd pethau ddim yn mynd yn dda ac mi ges i alwadau ffôn di-ben-draw yn dweud eu bod nhw'n methu ag ymdopi efo Mam. O'r diwedd, cysylltais â'r gwasanaethau cymdeithasol i ofyn am help. Anfonon nhw ofalwyr i mewn, ond roedd Mam yn casáu hynny. Byddai hi'n cuddio o dan y gwely neu'n codi ac yn mynd allan er mwyn eu hosgoi nhw. Roedd hi'n gandryll efo fi am drefnu'r gofal. Yn ystod ei chwe mis olaf gartref, aeth pethau o ddrwg i waeth. Tarodd hi fi go iawn ar noson aeafol ym mis Chwefror tua 11pm, pan ddaeth at y drws yn gwisgo gŵn nos denau a siôl. Dyna'r noson aeth pethau'n ffradach. Sylweddolais nad oeddwn i'n gallu ymdopi mwyach ac y byddai'n rhaid i Mam fynd i gartref gofal. Roeddwn i'n mynd i wneud yr union beth roedd hi wedi gofyn i fi beidio â gwneud. Ffoniais i'r adran gofal cymdeithasol brys, ond doedd ganddyn nhw ddim diddordeb, felly roedd yn rhaid i fi aros tan y dydd Llun i ffonio'r gwasanaethau cymdeithasol, pan drefnwyd i Mam fynd i'r uned seiciatryddol am asesiad. Allwn i ddim mynd â hi a'i gadael hi yna. Roeddwn i'n gwybod y byddai'n codi helynt, felly trefnwyd ambiwlans i fynd â hi. Arhosais innau gartref yn fy nagrau, yn llawn gwewyr ac euogrwydd.

Gwnaeth Mam dipyn o ffwdan, a bu'n rhaid galw'r heddlu wrth iddi droi'n dreisgar ac yn afreolus, a'i chadw hi mewn uned iechyd meddwl. Erbyn hyn, dwi'n teimlo mor euog am flaenoriaethu fy ofnau fy hun dros rai Mam. Petawn i wedi mynd efo hi, mae'n bosib y byddai pethau wedi bod yn wahanol. Yn ôl y disgwyl, canlyniad yr asesiad oedd bod angen iddi fod mewn gofal. Mi wnes i grio a chrio, gan wybod y byddai'n well gan Mam farw na bod hyn yn digwydd iddi hi. Dyma wneud beth oedd rhaid, a dod o hyd i gartref gofal. Roedd yn edrych yn hyfryd, a setlodd Mam yno yn rhyfeddol o dda.

Ond wnaeth yr euogrwydd ddim pylu, serch hynny; roeddwn i'n teimlo'n euog am fethu ag ymweld â hi bob dydd. Pan fyddwn i'n ymweld, byddai Mam yn aml wedi baeddu a gwlychu ei hun, ac yn gwisgo dillad rhywun arall. Roedd hi'n amlwg i fi nad oedd hi'n cael y gofal roedd hi'n ei haeddu. Pan welais i fod gan Mam friw gwely a neb wedi rhoi gwybod amdano, dyna'i diwedd hi. Cafodd Mam ei symud i gartref gofal arall, ond doedd hwn ddim gwell. Ar ôl nifer o gwynion a chyfarfodydd, diwedd y gân oedd chwilio am gartref arall eto. Allwn i ddim dioddef yr euogrwydd o fethu â gofalu amdani fy hun, ac roedd fy methiant i ddod o hyd i gartref gofal da yn gwneud y cyfan yn waeth. Roeddwn i'n teimlo mor euog am siomi Mam.

Roedd y cartref olaf yn well, ond erbyn hyn roedd Mam yn methu cerdded, a doedd hi ddim yn siarad ag aelodau'r teulu o'r diwrnod yr aeth hi yno. Roedd y staff yn dweud ei bod hi'n siarad efo nhw. Argol, roedd hynny'n brifo! Roedd o'n teimlo fel petai hi'n fy nghosbi i am ei rhoi hi mewn cartref. Y cyfan wnaeth hynny oedd porthi'r euogrwydd. Roeddwn i'n teimlo'n euog os nad oeddwn i'n mynd i'w gweld hi, ond yn torri fy nghalon bob tro y byddwn i'n gwneud hynny. Gweddïais am saith mlynedd y byddai Mam yn marw fel nad oedd hi'n gorfod dioddef rhagor. Sut allai neb ddymuno i'w fam farw? Mi wnes i. Bu farw Mam yn 81 oed. Mae'n ddrwg gen i, Mam annwyl, dy fod ti wedi gorfod mynd drwy hyn. Mi wnes i dy roi di mewn cartref, a methu â gwneud dim byd i stopio dy ddioddefaint. Chefaist ti mo'r gofal roeddet ti'n ei haeddu a bydda i'n teimlo'r euogrwydd am byth.

Mi wnes i addo gofalu amdani am byth

Theresa Clarke

Bu Mam yn byw gyda fy ngŵr a minnau am 24 mlynedd. Roedd hi'n berson gweithgar a chlyfar iawn a oedd yn mwynhau bywyd cymdeithasol amrywiol a helpu o gwmpas y tŷ, a oedd yn wych gan fy mod i a'r gŵr yn gweithio'n llawn amser. Pan oedd mam yn 80 oed, dechreuodd regi a dweud pethau a oedd yn groes i'w chymeriad. Doedd hi erioed wedi gwneud hyn o'r blaen. Yn y pen draw, cafodd ddiagnosis o ddementia fasgwlar a dirywiodd ei chyflwr bron dros nos. Dechreuodd hi weld pethau oedd ddim yno, ac ymddwyn yn eithaf treisgar tuag ata i, a phen draw pethau oedd iddi orfod mynd i ysbyty seiciatryddol am asesiad. Roeddwn i'n casáu ymweld â hi yno, ond roedd gorfod gadael hebddi yn waeth fyth. Roedd hi'n arfer gafael yn dynn yn fy mraich, yn pledio arnaf i fynd â hi adre, ac eto ar yr un pryd yn fy rhegi a thrio fy nyrnu i.

Er fy mod i'n gwybod ym mêr fy esgyrn na fyddai hi byth yn dod adre, roedd y teimlad o euogrwydd fy mod i'n methu â gofalu amdani yn treiddio'n ddyfnach fyth. Addawais ofalu amdani am byth, ac roeddwn i'n teimlo fy mod wedi ei bradychu hi a'i siomi hi. Er bod nifer o weithwyr proffesiynol wedi dweud mai dyna fyddai orau ac na fyddwn i byth yn gallu ymdopi, dydy'r teimlad hwnnw o frad llwyr erioed wedi fy ngadael i.

Cafodd Mam ei throsglwyddo i gartref nyrsio, a thros y pedair blynedd nesaf, bues i'n gwylio wrth iddi ddirywio'n raddol: y colli pwysau dramatig, y gwlychu a'r baeddu, yr anallu i gynnal sgwrs ac yn olaf yr anallu i fy adnabod i. Roeddwn i'n meddwl mai dyma oedd fy nghosb am fethu â chadw fy addewid. Mae'n rhaid fy mod i wedi crio digon o ddagrau i lenwi cefnfor dros y pum mlynedd nes iddi farw. Fodd bynnag, cadwais fy addewid yn y diwedd wrth fynd i nôl ei llwch: es i â hi adre.

SYLWEBAETH ARBENIGOL

Jill Manthorpe, Athro Gwaith Cymdeithasol, Coleg y Brenin, Llundain

Mae'n drist darllen y tri chofnod, ond mae'n bwysig cydnabod nad ydyn nhw'n cwmpasu profiadau pob gofalwr teuluol ac mae'n debyg bod sbectrwm eang iawn o deimladau ymhlith teulu a ffrindiau sy'n gwneud y penderfyniad i symud perthnasau i gartref gofal ac yna ymgymryd â rôl wahanol yn eu bywydau. Mae'r sylwadau gan y Nyrs Admiral isod yn nodi rhai o'r ffyrdd o reoli byw gydag euogrwydd drwy edrych ar y penderfyniad o ogwydd gwahanol, ynghyd â rhai ffyrdd o beidio â hel meddyliau am y penderfyniad ac yn lle hynny fanteisio i'r eithaf ar y bennod newydd hon ym mywydau pawb.

I lawer o bobl, mae'r ddelwedd o gartrefi gofal yn ategu eu teimladau nad ydyn nhw'n gwneud eu gorau drwy hyd yn oed ystyried symud perthynas yno. Mae nifer o bobl yn cael eu dychryn gan y syniad, yn enwedig os ydyn nhw'n cofio tlotai a wardiau henoed hirdymor ac yn meddwl bod cartrefi gofal yn llefydd tebyg. I eraill, mae bod ag aelod hŷn o'r teulu mewn cartref gofal bron iawn â bod yn gywilyddus yn eu diwylliant nhw. Er bod y rhan fwyaf o bobl hŷn eisiau aros gartref cyhyd ag y bo modd, gall symud i gartref gofal fod yn ddewis cadarnhaol, yn enwedig os yw'n golygu symud i gartref lle maen nhw eisoes yn gyfarwydd â'r staff, y gweithgareddau a'r drefn. Yn ein hastudiaeth o arosiadau seibiant byr mewn cartref gofal, gwnaethon ni weld eu bod nhw nid yn unig yn darparu seibiant gwerthfawr ond eu bod nhw'n helpu pawb dan sylw i weld a oedd y cartref gofal yn groesawgar ac a fyddai'n gallu bod yn opsiwn hirdymor petai pethau'n newid gartref (Samsi, Cole a Manthorpe 2021).

Doedd penderfyniadau o'r fath ddim yn digwydd ar chwarae bach, ond roedden nhw'n aml yn ganlyniad i gyfuniad o straen, diffyg opsiynau gofal eraill, yn dilyn dadansoddiad risg/budd ac yn ystyried dymuniadau unigolyn â dementia a'i barodrwydd i symud. Fel sy'n glir o'r tri chofnod, roedd y syniad o gyrraedd pwynt tyngedfennol yn adlewyrchu eu profiadau. Ond roedd rhai yn teimlo'n gryf bod cynllunio cynnar, profiadau blaenorol o gartrefi gofal neu un cartref gofal penodol, deall trefniadau ariannu a chael help gyda'r broses o benderfynu yn helpu, neu y byddai wedi helpu. Yn ddiddorol, yn ein hastudiaeth ni, rheolwr neu weinyddwr y cartref gofal oedd yr help mwyaf yn aml o ran esbonio costau a thaliadau – yn enwedig os nad oedd yr unigolyn â dementia yn gymwys i gael cyllid awdurdod lleol (Samsi *et al.* 2021).

Effaith y pandemig ar gartrefi gofal

Wrth gwrs, mae pandemig COVID-19 wedi newid ein syniadau ynglŷn â pha mor ddiogel yw cartrefi gofal, ac a fyddai symud i gartref gofal yn golygu bod ymweliadau yn cael eu cyfyngu. Mae'n anodd cyffredinoli, ond mae camau penodol ar waith (adeg ysgrifennu'r testun hwn) sy'n galluogi i berthnasau fod yn 'ofalwyr hanfodol' – nid o reidrwydd i ddarparu gofal ond i gynnig cysylltiadau teuluol a chwmnïaeth sy'n gallu helpu preswylwyr i gadw'n iach. Mae hwn yn bersbectif iechyd cyhoeddus newydd sy'n cydnabod perygl niwed i iechyd corfforol a meddyliol preswylwyr yn sgil diffyg ymwelwyr – yn benodol trallod, unigrwydd a dirywiad gwybyddol cyflym.

Fel nifer o wasanaethau yn ystod y pandemig, gwelwyd newid mawr mewn nifer o gartrefi gofal, fel ehangu'r dulliau cyfathrebu ar-lein i gadw mewn cysylltiad â pherthnasau. Bydd llawer o ofalwyr teuluol yn croesawu hyn. Er y bydd angen i rai ddechrau mynd ar-lein a datblygu'r sgiliau i ddod yn gyfarwydd â'r math hwn o gyfathrebu, mae'n adnodd ychwanegol ar gyfer cadw mewn cysylltiad wrth gamu ymlaen i'r dyfodol.

Serch hynny, mae angen i ni gydnabod nad oedd cartrefi gofal yn cael eu cefnogi'n dda yn ystod y pandemig COVID-19 – problem ryngwladol o ddiffyg sylw, diffyg cynllunio a diffyg parodrwydd ar gyfer trychinebau neu bandemig, ac adnoddau annigonol (gweler Collateral Global 2021).

Er ein bod ni fel perthnasau neu ffrindiau yn debygol o ganolbwyntio ar un person, mae angen i rai sy'n llunio polisi ddatrys problemau sylweddol. I staff cartrefi gofal, mae wedi bod yn brofiad trallodus iawn i weld y marwolaethau yn sgil COVID-19 a'r 'marwolaethau ychwanegol' cysylltiedig (oherwydd COVID-19 heb gael diagnosis, yn ôl pob tebyg, ond hefyd oherwydd problemau iechyd eraill) yn ystod y cyfnod hwn (Wu *et al.* 2021). Mae angen cefnogaeth well i staff a phreswylwyr cartrefi gofal yn y dyfodol, a bydd angen cefnogaeth teuluoedd preswylwyr i wneud hynny'n bosib.

Barn am gartrefi gofal yn newid

Mae COVID-19 hefyd wedi newid rhai o syniadau cymdeithas am gartrefi gofal a gweithwyr cartrefi gofal a'r hyn maen nhw'n ei ddarparu. Er bod y sector gofal cymdeithasol wedi bod yn dadlau ers blynyddoedd lawer bod y system ariannu ar gyfer gofal yn druenus o annigonol a bod stigma i'r sector gofal hwn, mae'n ymddangos iddi gymryd pandemig i wneud i fwy o bobl werthfawrogi bod cartrefi gofal a gweithwyr cartrefi gofal yn darparu cymorth hanfodol, ac er bod eu cyflogau'n isel, dydy'r un peth ddim yn wir am lefelau eu sgiliau. Yn wir, gall gweithwyr cartrefi gofal gynnig awgrymiadau yn aml ar sut i leihau straen symud ac am yr adeg orau i symud (Samsi *et al.* 2021).

Beth yw'r dewisiadau heblaw am gartref gofal?

Mae'r tri chofnod yn y bennod hon yn dangos sut mae rhai gofalwyr teuluol yn rhygnu ymlaen ar eu pennau eu hunain a sut nad yw hynny bob amser yn gweithio, hyd yn oed os ydyn nhw'n ceisio cael help allanol – fel Sylvia, a oedd wedi cysylltu â'i hawdurdod lleol am gymorth. Fodd bynnag, mae gofal cartref yn gweithio i lawer o bobl, hyd at ddiwedd oes hyd yn oed. Mae sawl ffynhonnell, fel llinell gymorth dementia Nyrsio Admiral neu'r Gymdeithas Alzheimer, yn gallu rhoi cyngor ynglŷn â chael asesiad gan adran gwasanaethau cymdeithasol neu ofal cymdeithasol awdurdod lleol. Mae'r rhain yn aml yn sôn bod sawl ffordd o gael help yn y cartref erbyn hyn. Er enghraifft, mae rhai asiantaethau gofal cartref yn arbenigo mewn gofal dementia, ac mae eu gofalwyr yn gyfarwydd iawn â'r anawsterau a ddaeth i ran Sylvia. Ymhlith yr opsiynau eraill mae cyflogi gweithiwr gofal cartref eich hun – naill ai talu o'ch incwm a'ch cynilion eich hun neu eich teulu, neu gael arian gan awdurdod lleol i wneud hyn (cyllideb bersonol neu daliad uniongyrchol). Er y gall hyn olygu rhywfaint o waith gweinyddol, mae sefydliadau'n bod a fydd yn ymgymryd â'r gwaith hwn mewn sawl ardal. Mae cyflogi rhywun yn uniongyrchol yn darparu parhad ac ychydig mwy o hyblygrwydd, oherwydd efallai y bydd yn fodlon gwneud amrywiaeth o dasgau gyda'r unigolyn â dementia neu ar ei gyfer. Mae ymchwil yn dangos bod y trefniadau hyn yn addas iawn i deuluoedd (Manthorpe *et al.* 2021). Ar adegau, roedd y gofalwr yn gallu cefnogi aelodau o'r teulu ehangach. Pan oedd pethau'n gweithio'n dda, roedd y gofalwyr cyflogedig hyn ac aelodau o'r teulu yn creu tîm gofal i bob pwrpas, gydag ymddiriedaeth o'r ddwy ochr a chydweithio agos. I rai, gall opsiynau o'r fath helpu i ddarparu cymorth sy'n dderbyniol yn ddiwylliannol – er enghraifft, gofal personol gan unigolyn o'r un rhyw neu ddarparu bwyd a diod sy'n adlewyrchu chwaeth neu arferion unigolyn.

Mae opsiynau eraill yn cynnwys cyflogi gofalwr i fyw yn y cartref os yw hynny'n cael ei ffafrio dros symud i gartref gofal er nad yw hyn yn addas i bawb. Mae amryw o asiantaethau gofal cartref sy'n cynnig yr opsiwn hwn, ac mae pobl hefyd yn gwneud eu trefniadau preifat eu hunain. Fel gyda phopeth, mae manteision ac anfanteision i'r llwybr hwn, ond unwaith eto, mae'n gweithio'n dda i rai teuluoedd (Vandrevala ac O'Dwyer 2022). Mae'n bosib i drefniadau o'r fath fod am gyfnod dros dro – er enghraifft, os oes angen seibiant ar ofalwr teuluol ond y perthynas heb fod eisiau symud neu pan na fyddai'n addasu'n dda i leoliad newydd. Maen nhw hefyd yn gallu bod am gyfnod sy'n addas i un ochr neu i'r ddwy ochr. Bydd trafod y trefniadau ariannol a disgwyliadau'r ddwy ochr â'r asiantaeth gofal cartref yn helpu i egluro a allai hyn fod yn opsiwn.

Gall dewisiadau o'r fath weithio, ac mae'n bosib na fydd angen cartref gofal o gwbl. Os bydd angen hynny, dydy symud i gartref gofal ddim yn fethiant, ac fel mae'r Nyrsys Admiral isod yn ei ategu, gall fod er lles pawb neu er lles un person. Yn ddelfrydol, bydd pobl wedi trafod posibiliadau'r dyfodol ar ôl diagnosis o ddementia neu fel rhan o drafodaethau cyffredinol am heneiddio (gweler Pennod 5). Ond i rai pobl, fydd yr amser byth yn iawn neu bydd pethau'n digwydd yn rhy gyflym. Gall cynllunio gofal ymlaen llaw helpu, ond fel mae tri chofnod y gofalwyr ar ddechrau'r bennod yn ei ddangos, maen nhw'n gallu arwain at addewidion sy'n anodd eu cadw, fel y sonia Theresa ac fel y mae Sylvia yn cyfeirio ato wrth ddweud y bydd hi bob amser yno ar gyfer ei mam. Mae angen i weithwyr proffesiynol wrando ar yr adroddiadau am y sgyrsiau cofiadwy hyn wrth asesu ac adolygu. Mae eu sgiliau nhw'n cynnwys deall beth sydd wrth wraidd addewidion o'r fath a chydnabod cryfderau'r berthynas a sut i'w cynnal beth bynnag fo'r trefniadau byw. Fel gyda nifer o sefyllfaoedd cymdeithasol, gall rhannu hyn ag eraill sydd wedi eu heffeithio mewn ffordd debyg fod yn fwy cefnogol fyth – sy'n esbonio'r cyngor cyffredin gan weithwyr proffesiynol i ymuno â grwpiau gofalwyr teuluol wyneb yn wyneb neu ar-lein. Mantais arall i grwpiau ar-lein yw eu bod yn cynnig cyfleoedd i ofalwyr teuluol mewn amgylchiadau gwahanol i rannu barn a phrofiadau, boed yn grwpiau o'r un rhyw, yn ofalwyr teuluol neu'n bobl â mathau gwahanol o ddementia (dementia dechreuad cynnar, er enghraifft) neu o gefndiroedd diwylliannol neu ethnig gwahanol. Mae cymdeithasau gofalwyr a gweithwyr proffesiynol newydd sy'n gweithio ym maes gofal dementia, fel presgripsiynwyr cymdeithasol, yn debygol o fod yn ffynonellau da o wybodaeth o'r fath, yn ogystal â gweithwyr proffesiynol dementia arbenigol, fel Nyrsys Admiral.

CYNGOR NYRS ADMIRAL

Rachael Lowe, Nyrs Admiral, Dementia UK, a **Saul Mason**, Arweinydd Rhanbarthol Nyrsio Admiral, y Lleng Brydeinig Frenhinol

Teimladau o euogrwydd

Mae euogrwydd yn deimlad cyffredin sy'n dod i ran nifer o ofalwyr teuluol wrth ofalu am rywun â dementia. Euogrwydd am bob math o resymau – cywilydd am ymddygiadau od, am golli tymer, am ddymuno bod baich cyfrifoldeb gofal ar rywun arall, neu am symud yr unigolyn o dan eu gofal i gartref.

Mae gofalu am rywun â dementia yn gallu ein gorfodi ni i ddod i benderfyniadau, fel atal rhywun rhag gyrru, a fyddai wedi bod yn benderfyniad i'r unigolyn pan oedd ei iechyd yn well. Gall hyn i gyd ychwanegu at deimladau o euogrwydd. Mae pobl hefyd yn teimlo euogrwydd am resymau nad ydyn nhw bob amser yn eu deall. Byddai'n bosib meddwl yn wrthrychol am lwyddo i fod yn ofalwr teuluol am ychydig ddyddiau, rhai wythnosau ac efallai am fisoedd hyd yn oed, ond mae gofalwyr teuluol pobl â dementia yn aml yn gofalu am flynyddoedd. Mae hynny'n ddigon o amser i euogrwydd dyfu a mudlosgi.

Mynd i gartref gofal

Fel y mae'r Athro Manthorpe yn ei ddisgrifio, mae ystyron negyddol i'r term 'cartref gofal' yng ngolwg nifer o bobl, ond mae'n bosib mai cartref gofal da yw'r opsiwn gorau i berson â dementia. Weithiau, pan fydd gofalwyr teuluol yn symud unigolyn â dementia i gartref gofal da, maen nhw'n gweld bod yr unigolyn yn ffynnu ac edrych yn well na phan oedd yn byw gartref. Yn aml iawn, mae pobl â dementia yn elwa ar drefn cartref gofal neu o gael rhagor o gwmnïaeth. Fodd bynnag, gall hyd yn oed newid er gwell o'r fath ysgogi teimladau o euogrwydd am fethu â chyflawni hynny gartref. Ar y llaw arall, mae ymdeimlad o ryddhad yn bosib hefyd, am fod y baich gofal wedi llacio. Gall yr holl deimladau hyn wrthdaro â'i gilydd, sy'n cynyddu'r ymdeimlad o euogrwydd.

Gweld colli trefn

Pan oeddwn i'n gweithio mewn cartref nyrsio, roedd gofalwyr teuluol yn aml yn sôn eu bod nhw'n teimlo ar goll heb y drefn arferol a'r gofynion o ofalu am yr unigolyn â dementia gartref. Doedden nhw ddim yn gwybod beth i'w wneud â'u hunain ac roedd hi'n anodd iddyn nhw ymlacio. I rai, roedd y teithiau i'r cartref gofal yn flinedig, yn enwedig pan oedd y daith honno'n bell. Roedd ymweld yn gwneud i rai gofalwyr teuluol deimlo'n ddiflas, wrth weld preswylwyr eraill yn y cartref gofal ag anghenion mwy dwys na'u perthnasau nhw. Wrth symud i gartref gofal am y tro cyntaf, gall cyflwr unigolyn â dementia edrych fel petai'n dirywio, a gall y gofalwyr teuluol feddwl mai eu bai nhw yw hynny am fynnu fod yr unigolyn yn symud. Fodd bynnag, ar ôl cyfnod o addasu i'r lleoliad newydd, gall pethau ddechrau gwella. Serch hynny, gall y cyfnod hwn o newid fod yn adeg ofidus i ofalwyr teuluol a dwysáu eu teimladau o alar, colled ac euogrwydd.

Gofynnwch am gymorth yn ystod y cyfnod pontio hwn – gan ffrindiau, teulu neu Nyrs Admiral. Ystyriwch ailafael mewn hobïau, diddordebau a theulu a ffrindiau sydd wedi cael eu cadw hyd braich wrth i chi ofalu am yr unigolyn â dementia. Gall cartrefi gofal fod yn gyfle i ailfeithrin perthynas gŵr a gwraig neu riant a phlentyn wrth ollwng awenau'r rôl gofalu, ac mae'n bosib ailsefydlu a chryfhau eich perthynas deuluol sylfaenol.

Ailafael mewn perthynas flaenorol

Mae'n bosib y bydd rhai pethau'n gwella i chi pan fydd yr unigolyn â dementia yn symud i gartref gofal. Gallai fod yn haws i chi ymlacio a mwynhau'r amser yn ymweld â'r unigolyn â dementia oherwydd nad ydych chi'n gorfod ysgwyddo'r tasgau gofal ac y byddwch chi'n teimlo'n llai blinedig. Mae'n bosib y byddwch chi'n gallu 'bod' gyda'r unigolyn â dementia ac ailafael mewn perthynas flaenorol am y tro cyntaf ers amser maith.

Euogrwydd wrth deimlo eich bod yn methu ag ymweld â'r unigolyn â dementia

Bydd rhai aelodau o'r teulu a ffrindiau yn dewis peidio ag ymweld â'r unigolyn â dementia. Weithiau, bydd hynny oherwydd nad ydyn nhw'n gwybod beth i'w ddweud na'i wneud. Neu mae'n bosib y bydd hi'n anodd iddyn nhw dderbyn y newid sydd wedi digwydd i'w ffrind neu berthynas. Gallai hynny wneud i chi deimlo'n ddig, ond mae angen i chi drio deall mai eu ffordd nhw o alaru yw hyn o bosib a byddwch chi'n methu newid hynny. Cofiwch ei bod hi'n bosib hefyd y byddan nhw'n teimlo euogrwydd am eu bod nhw'n teimlo fel hyn. Awgrymwch ymweld gyda'ch gilydd, ond gwnewch eich gorau i beidio â digio. Cadwch mewn cysylltiad â nhw gan ddweud wrthyn nhw beth rydych chi wedi'i ddysgu yn ystod eich ymweliadau.

Rheoli eich teimladau o euogrwydd

Yn aml iawn, dwi'n clywed gofalwyr teuluol yn dweud pethau fel 'Mi wnes i addo na fyddwn i'n ei roi mewn cartref' neu 'Mae Mam a Dad eisiau aros yn eu cartref eu hunain.' Mae problemau cynhenid ynghlwm ag addewidion o'r fath. Fyddai'r unigolyn â dementia yn gofyn i chi wneud yr addewid hwnnw petai'n gwybod beth byddech chi'n gorfod ei aberthu? Dwi wedi gweld gofalwyr teuluol yn gwneud eu gorau glas, rhoi'r gorau i'w swyddi, symud tŷ, adeiladu estyniadau a gweld eu priodasau'n chwalu – y cyfan er mwyn cadw addewidion o'r fath.

Dychmygwch beth fyddai cyngor yr unigolyn â dementia i chi petai'n gallu camu allan o'i ddementia a chyfathrebu â chi. Gallai hynny hyd yn oed gynnwys maddeuant ganddyn nhw am eich hen addewidion i beidio byth â'u rhoi nhw mewn gofal.

Gofynnwch y cwestiynau yma i chi'ch hun:

- Beth byddech chi'n ei ddweud wrth ffrind agos sy'n mynd drwy'r hyn rydych chi'n mynd drwyddo?
- Fyddech chi eisiau i aelod arall o'r teulu fynd drwy'r hyn rydych chi'n mynd drwyddo i'ch cadw chi rhag mynd i gartref gofal?
- Fyddech chi eisiau iddyn nhw deimlo'n euog ar ôl iddyn nhw wneud eu gorau glas i gadw eu haddewidion i chi?

Mae'n debygol y byddai'r unigolyn yn deall cymhlethdodau'r hyn y mae gofalwr teuluol yn llwyddo i'w wneud yn y cartref o ddydd i ddydd. Gallai hynny gynnwys rheoli ymddygiad ymosodol, gwneud y tro â dim ond dwy awr o gwsg y nos, ffonio'r heddlu oherwydd bod yr unigolyn â dementia wedi mynd ar goll, delio â chwympiadau a derbyniadau dirifedi i'r ysbyty, cydlynu galwadau gan ofalwyr a dal i deimlo nad ydych chi'n gofalu am yr unigolyn yn ddigon da. Petai rhywun arall yn profi'r pethau hynny, mae'n siŵr y byddech chi'n dweud, 'Byddwn i wedi gwneud yr un peth.' Mae meddwl am y peth yn ddigon blinedig, heb sôn am ei wneud. Ac eto mae gofalwyr teuluol yn aml yn beirniadu eu hunain, ac yn dweud, 'Gallwn i/dylwn i fod wedi gwneud mwy', pan mai dim ond cadw'u pennau uwchben y dŵr roedden nhw mewn gwirionedd.

- Mae angen i chi gydnabod bod euogrwydd yn emosiwn cyffredin mewn galar, ac er bod sôn amdano yn llesol, peidiwch â gadael i eraill ddiystyru dilysrwydd yr emosiwn hwn.

- Atgoffwch eich hun ei bod hi'n bwysig i les yr unigolyn â dementia bod eich bywyd *chi* yn foddhaus ac yn ystyrlon y tu hwnt i ofalu amdano.
- Bydd cyfeillgarwch, gorffwys a hunanofal yn gwneud llawer i'ch cynnal chi.
- Mynychwch grŵp cefnogaeth gan gyfeillion lleol. Gall siarad â phobl eraill sy'n mynd drwy brofiad tebyg i chi fod mor fuddiol.
- Cynlluniwch pryd rydych chi'n ymweld, a phan fyddwch chi, ewch ag eitem ystyrlon fel albwm lluniau gyda chi neu trefnwch weithgaredd fel taith gerdded, er mwyn gallu treulio amser gwerthfawr gyda'ch gilydd.
- Cofiwch y gall baich euogrwydd deimlo'n drymach ambell ddiwrnod na'i gilydd. Byddwch yn garedig wrthoch chi'ch hun.

Os ydych chi wedi gwneud eich gorau glas, ac yn dal i deimlo wedi'ch llyffetheirio gan euogrwydd, gallai hyn fod yn arwydd o iselder a byddai'n syniad i chi gael gair gyda'ch meddyg teulu. Cofiwch, mae llawer o gefnogaeth ar gael ar eich cyfer chi.

CYFEIRIADAU

Collateral Global (2021) 'CG Report 6: Effects of COVID-19 in care homes – a mixed methods review.' Cyrchwyd ar 10/2/2025 yn https://collateralglobal.org/article/effects-of-COVID-19-in-care-homes.

Manthorpe, J., Samsi, K., Norrie, C. a Woolham, J. (2021) 'Caring in Covid-19: Personal assistants' changing relationships with their clients' family members.' *Journal of Long-Term Care*, 256–263. doi:10.31389/jltc.77.

Samsi, K., Cole, L. a Manthorpe, J. (2021) '"The time has come": Reflections on the "tipping point" in deciding on a care home move.' *Aging and Mental Health*. doi:10.1080/13607863.2021.1947963.

Vandrevala, T. ac O'Dwyer, E. (2022) 'Perceptions and experiences of live-in carers: Why acknowledging versus neglecting personal identity matters for job satisfaction and wellbeing.' *Ageing and Society 42*, 1, 72–88. doi:10.1017/S0144686X20000744.

Wu, J., Mafham, M., Mamas, M.A., Rashid, M. *et al.* (2021) 'Place and underlying cause of death during the COVID-19 pandemic: Retrospective cohort study of 3.5 million deaths in England and Wales, 2014 to 2020.' *Mayo Clinic Proceedings 96*, 4, 952–963. doi:10.1016/j.mayocp.2021.02.007.

ADNODDAU A DEUNYDD DARLLEN YCHWANEGOL

Reddall, C. (2021) *Anna and the Beast: The True Story of a Young Mum Diagnosed with Dementia, Aged 37*. Cheltenham: Goldcrest Books International.

Dementia UK

NEWIDIADAU I OFAL: YSTYRIED CARTREF GOFAL AR GYFER PERSON Â DEMENTIA

www.dementiauk.org/get-support/diagnosis-and-specialist-suppport/changes-in-care/choosing-a-care-home

Carers UK

Carers UK yw'r unig elusen genedlaethol yn y Deyrnas Unedig i ofalwyr allu ymaelodi â hi. Mae'n rhwydwaith cymorth ac yn fudiad sy'n ymgyrchu dros newid.

www.carersuk.org/cy/wales/

PENNOD 16

'Ydy pobl â dementia yn teimlo poen?'

GOFAL LLINIAROL A DEMENTIA

Nula Suchet

Doedd y term 'gofal' lliniarol ddim yn addas i ddisgrifio triniaeth James. Pryd bynnag roedd hi'n amlwg ei fod mewn poen, fel yr adegau hynny pan fyddai'n cael ei godi ar hoist i mewn ac allan o'r gwely, roedd y nyrs gofal lliniarol yn dweud, 'Dydy cleifion dementia ddim yn teimlo poen.' Yna ar ôl cwblhau'r dasg, byddai'n ceisio tawelu fy meddwl â'r geiriau, 'Mi fydd yn anghofio'n ddigon buan beth bynnag.'

Yn ystod y dyddiau canlynol, roedd cyflwr James yn amrywio. Un diwrnod, aeth i'r gawod, gwenu a bwyta ei fwyd, a bron iawn i fi gael fy nhwyllo i feddwl ei fod ar wella. Ond roeddwn i'n gwybod ym mêr fy esgyrn mai gwellhad dros dro oedd hyn. Roedden ni wedi bod yn byw gyda dementia James ers 11 mlynedd ar y pryd, ac roeddwn i'n gwybod ei fod yn edwino ac yn colli ei nerth i ymladd.

Roeddwn i yn yr archfarchnad yn gwthio troli llawn, pan ges i alwad ffôn o'r cartref gofal: 'Dewch cyn gynted ag y gallwch chi. Dydy James ddim yn mynd i ddod drwyddi.' Pan gyrhaeddais, roedd James yn ysgwyd yn afreolus, a dywedodd ei ofalwr fod y ffitiau hyn yn arwydd bod ei gorff yn cau i lawr ac yn methu ag ymdopi. Dros amser, roedd wedi cael triniaethau, diwerth yn fy marn i, fel cwrs ar ôl cwrs o wrthfiotigau ar gyfer ei ddolur rhydd. Roeddwn i'n gandryll fod yr holl wrthfiotigau wedi bod yn ddibwynt, ac mai'r hyn roedd o wir ei angen oedd rhywun i'w gysuro'n garedig. Ar adegau, bues i'n pledio ar y meddyg i leddfu ei ddioddefaint. Dywedodd nad oedd James wedi cyrraedd *cam digon difrifol* eto ac y byddai'n rhaid aros *iddo* ddigwydd yn naturiol. Yn ôl un o'r nyrsys, bai Harold Shipman yw hyn i raddau helaeth.

Mae'r rheolau ynglŷn â gofal lliniarol wedi cael eu tynhau ers ei achos llys, yn ôl pob tebyg, i'r graddau nad yw rhai meddygon bellach yn teimlo y gallan nhw weinyddu'r dosau tosturiol o forffin y mae eu hangen ar drueiniaid fel James.

Tua'r diwedd

Arhosais i efo James am sawl dydd a nos. Roeddwn i'n methu bwyta na chysgu ac yn y pen draw, a minnau wedi blino'n lân, byddwn i'n mynd adref ac yn mynd i'r gwely ond yn methu â chysgu. Byddwn i'n codi ac yn ffonio'r cartref gofal bob awr drwy'r nos i holi am ei hanes. Dywedon nhw nad oedd angen i fi ffonio bob awr a'i bod yn rhaid i fi ofalu amdana i fy hun a chael rhywfaint o gwsg. Gwnaeth y nyrs ar ddyletswydd fy sicrhau y byddai hi'n ffonio petai ei gyflwr yn newid o gwbl. Am saith y bore, daeth galwad: 'Dwi'n meddwl y dylech chi ddod cyn gynted ag y gallwch chi. Mae James wedi dirywio'n aruthrol yn ystod yr awr ddiwethaf.' Roedd James yn cael anhawster anadlu a'i asennau'n edrych fel petaen nhw'n mynd i dorri drwy groen tryloyw ei frest. Crafangai yn y dillad gwely mewn ofn. Roedd presgripsiwn y meddyg o batshyn morffin yn ymddangos yn druenus o annigonol. Sut allwn i oddef ei weld yntau'n dioddef fel hyn? Daliodd James ei afael. Mi wnes i drio bod yn gryf, ond yn yr wythnosau wedyn, roedd James mewn cylch hunllefus, yn mynd o'r naill argyfwng i'r llall. Roedd wedi colli llawer o bwysau yn sgil dolur rhydd cronig, a'r pedwar swmp o gyffuriau presgripsiwn oedd heb weithio. Byddai'n gweiddi bob tro y byddai'r gofalwyr yn newid ei badiau anymataliaeth nes i'r ymdrech ei wanhau cymaint fel ei fod hyd yn oed yn methu â gweiddi.

Doeddwn i ddim yn barod am y dyddiau olaf. Cyrhaeddodd y pwynt pan oeddwn i'n mynnu eu bod nhw'n ffonio meddyg ar unwaith. Pan gyrhaeddodd, cyfaddefodd fod dirywiad James y tu hwnt i'r hyn roedd wedi'i ddisgwyl, ar ôl ei weld pedwar diwrnod ynghynt. Dywedodd: 'Doedd hi ddim yn hawdd i fi gael amcan. Roedd James yn anodd; roedd o'n brwydro yn fy erbyn i.' Roeddwn i'n amau ei honiad fod James mewn unrhyw gyflwr i frwydro yn ei erbyn. Ildiodd, ac yn syth bin, cynyddodd y morffin ar gyfer y boen, a'r *midazolam* i leddfu gorbryder James.

Adewais i mo erchwyn gwely James am yr wythnosau nesaf. Yn oriau du y dyddiau olaf, wrth i farwolaeth gripian yn nes, bues i'n mwytho'i wallt a dweud wrtho faint roeddwn i'n ei garu ac na fyddwn i byth yn stopio'i garu. Roeddwn i'n dyheu am ei gadw wrth fy ochr i ond yn gwybod hefyd fod yn rhaid i fi ffarwelio er mwyn ei ryddhau o'r clefyd ofnadwy hwn. Gwibiai rhwng ymwybyddiaeth ac anymwybyddiaeth, ac ar ôl dyddiau o aros gyda James drwy'r nos a minnau wedi diffygio'n lân oherwydd diffyg cwsg, llwyddon nhw fy mherswadio i fynd adref i drio gorffwys. Roeddwn i wedi bwriadu mynd yn ôl yn y bore. Cipiodd dementia James yn fy absenoldeb. Am 6.15 y bore, cefais fy neffro gan y ffôn. 'Y nyrs nos sydd yma, Nula. Mae'n ddrwg gen i ddweud fod James newydd ein gadael ni.'

Bu bron i fisoedd olaf bywyd James fy ninistrio i. Hyd heddiw, mae wythnosau a dyddiau erchyll olaf James, y poen a'r anghysur amlwg, yn dal i fod yn hunllef.

SYLWEBAETH ARBENIGOL

Yr Athro Elizabeth Sampson, Adran Meddygaeth Seicolegol, Ysbyty Brenhinol Llundain, Ymddiriedolaeth Sefydledig GIG Dwyrain Llundain, ac Isadran Seiciatreg, Coleg Prifysgol Llundain

Mae darllen am brofiadau Nula yn gryn ofid, ac mae'n amhosib deall yn llawn beth brofodd hi a James yn ystod y cyfnod hwn. Fyddai'r profiadau hyn wedi gallu bod yn wahanol a sut gallwn ni sicrhau nad yw pobl eraill yn gorfod ymdopi â'r fath atgofion? Roedd sawl pwynt lle gallai dull gofal lliniarol fod wedi rheoli symptomau James yn well, a chefnogi Nula yn well hefyd. Dydy'r math yma o ofal ddim o reidrwydd yn gymhleth nac yn dechnegol ei natur, ond mae angen bod yn graff ac yn sensitif wrth ei gyflwyno. Mae ei phrofiadau yn dal i fod yn hunllefus i Nula – yn anffodus, mae hyn yn adlewyrchu'r dyfyniad enwog gan y Fonesig Cicely Saunders, sylfaenydd y mudiad hosbis cyfoes:

> Mae sut mae pobl yn marw yn aros yng nghof y rhai sy'n dal i fyw.

Beth mae gofal lliniarol yn gallu ei gynnig i bobl sy'n marw gyda dementia neu o ddementia?

Mae'n bwysig deall beth yw gofal lliniarol (a beth nad yw). Mae Sefydliad Iechyd y Byd (Davies a Higginson 2004, t.2) yn diffinio gofal lliniarol fel a ganlyn:

> an approach that improves the quality of life of patients and their families facing the problems associated with life-threatening illness, through the prevention and relief of suffering by means of early identification and

> impeccable assessment and treatment of pain and other problems, physical, psychosocial and spiritual.

Dydy gofal lliniarol *ddim* yn golygu dileu gofal yn raddol, rhoi llai o ofal na gwadu triniaethau penodol, ac mae'n addas ar gyfer unrhyw gyflwr sy'n cyfyngu ar hyd oes unigolyn. Cydnabyddir yn eang ei fod yn berthnasol iawn ac yn aml yn fuddiol i bobl â dementia a'u teuluoedd. Mae'n pwysleisio canolbwyntio ar asesu symptomau trallodus fel poen a'u rheoli, gan roi'r gorau i ymyriadau sydd ddim o reidrwydd er lles pennaf yr unigolyn â dementia yn y tymor hir. Felly, er enghraifft, mae'n bosib na wnaeth y gwrthfiotigau ailadroddus ar gyfer dolur rhydd unrhyw les i James, a'u bod nhw wedi achosi trallod ac anghysur iddo. Ond, gallai asesu a rheoli ei boen a'i drallod yn ofalus fod wedi gwella ansawdd ei fywyd yn sylweddol wrth iddo farw. Mae gofal lliniarol yn mabwysiadu dull cyfannol, gan ystyried nid yn unig anghenion corfforol unigolyn ond ei anghenion ysbrydol, seicolegol a chymdeithasol.

Rheoli poen pobl â dementia yn well

Un o elfennau hanfodol gofal lliniarol yw lleddfu dioddefaint; mae rheoli poen yn rhan annatod o hynny. Mae'n destun pryder bod staff a oedd yn gofalu am James yn credu nad yw cleifion dementia yn teimlo poen. Mae'r hyn rydyn ni'n ei wybod am boen a dementia wedi datblygu'n rhyfeddol dros yr 20 mlynedd diwethaf (Corbett *et al.* 2014). Mae nifer o astudiaethau wedi canfod bod pobl â dementia yn parhau i deimlo poen ond eu bod nhw o bosib yn cael anhawster deall beth maen nhw'n ei deimlo, ac anhawster wrth ddisgrifio a nodi lle mae'r boen. Mae'n bosib y byddan nhw'n methu cofio iddyn nhw fod mewn poen a rhoi gwybod i rywun. Er bod eu cof tymor byr yn achosi iddyn nhw anghofio poen, dydy hyn ddim yn rheswm i anwybyddu poen. Mae unigolyn â dementia difrifol yn byw yn y funud, ac os yw'r funud honno'n boenus iawn, bydd hyn yn cael effaith ddwys ar ansawdd ei fywyd. Os yw'n methu deall na disgrifio'r boen y mae'n ei theimlo, mae'n bosib y bydd yn dal i fod yn ymwybodol o deimladau sy'n achosi cryn drallod, ond yn methu eu mynegi. Yn ddigon dealladwy, gall hynny arwain at wrthwynebiad i gael ei symud neu ei godi, ac yna bydd yn cael ei labelu'n annheg fel rhywun anghydweithredol, cythryblus neu hyd yn oed ymosodol.

Efallai y bydd clinigwyr yn poeni am sgileffeithiau posib rhoi cyffuriau lleddfu poen cryfach i bobl â dementia. Fodd bynnag, mae astudiaethau wedi dangos y gall dull cam wrth gam o reoli poen – symud yn raddol o gyffuriau lleddfu poen syml (fel parasetamol cyffredin) i opioidau mwyn (fel codin) ac yna opioidau cryfach (e.e. morffin) – fod yn effeithiol iawn wrth leddfu'r trallod a'r cynnwrf sy'n gysylltiedig â phoen nad yw'n cael ei drin yn iawn (Husebo *et al.* 2011). Yn yr un modd, gall teimladau o fod yn fyr ei wynt neu drallod eilaidd sy'n gysylltiedig â rhwymedd neu ddeliriwm amlygu eu hunain fel newidiadau yn ymddygiad yr unigolyn, a bydd dull gofal lliniarol, wedi'i ategu gan asesiad gofalus o symptomau, yn nodi ac yn helpu i reoli'r materion hyn yn well.

Gofal lliniarol ac ymdeimlad o ansicrwydd

Thema sy'n codi dro ar ôl tro yn hanes Nula yw ansicrwydd. Mae'n anodd iawn rhagweld yn iawn pa mor hir y bydd rhywun â dementia yn byw. Mae dirywiad graddol yn bosib, ynghyd â digwyddiadau mwy sydyn fel cwympiadau neu haint ar y frest neu ar y dŵr. Hyd yn oed yn ystod dyddiau olaf bywyd, gall treigl digwyddiadau fod yn anwadal (Sampson *et al.* 2018). Mae gofal lliniarol yn cynnig dull sy'n cynnal ac yn rheoli'r ansicrwydd hwn. Yn hytrach na chanolbwyntio ar ba mor hir fydd rhywun yn byw, mae dull gofal lliniarol yn asesu ac yn ceisio mynd i'r afael ag anghenion yr unigolyn o ran yr agweddau corfforol, ysbrydol, seicolegol a chymdeithasol. Mae clinigwyr sy'n fedrus ac yn hyderus wrth ddarparu gofal lliniarol yn gallu gweithio gyda theuluoedd a'u cefnogi yn yr ansicrwydd hwn. Un ffordd onest ac agored o fynd i'r afael â hyn yw: 'Efallai ein bod ni'n methu rhagweld faint o amser sydd gan James ar ôl i fyw, ond fe wnawn ni reoli ei symptomau a diwallu ei anghenion gystal ag y gallwn ni, er mwyn lleddfu unrhyw drallod a'i gadw'n gyfforddus yn yr amser sydd ganddo'n weddill.'

Trafod diwedd oes

Mae marwolaeth yn parhau i fod yn bwnc tabŵ mewn sawl rhan o gymdeithas. Mae materion cymhleth yn rhan annatod o drafod marw gyda dementia a gofal diwedd oes. Yng nghamau cynnar dementia, mae'n ddealladwy bod angen i'r ffocws fod ar 'fyw'n dda' gyda'r clefyd. Bydd pobl â dementia a'u teuluoedd a'u ffrindiau eisiau canolbwyntio ar 'y funud hon'. Yn aml, dydy'r ffaith bod dementia yn salwch sy'n cyfyngu ar fywyd ddim yn cael ei drafod adeg diagnosis. Dydy nifer o bobl â dementia a'u teuluoedd ddim eisiau cael gwybodaeth am ofal diwedd oes bryd hynny. Fodd bynnag, wrth i'r dementia ddatblygu, mae'n anodd i weithwyr proffesiynol a theuluoedd ddod o hyd i'r adeg 'iawn' i drafod y materion pwysig hyn, ac mae'n aml yn cael ei adael nes bod argyfwng neu ddirywiad sydyn – neu, fel yn achos Nula a James, dydy'r drafodaeth ddim yn digwydd o gwbl.

Crynodeb

Mae'n bwysig pwysleisio bod nifer o bobl sy'n marw gyda dementia yn cael gofal lliniarol da. I rai teuluoedd, gall y profiad o fod gyda pherthynas â dementia wrth iddo farw fod yn brofiad heddychlon ac yn gyfle i fyfyrio ar fywyd wedi'i fyw yn dda. I sicrhau unrhyw newid sylweddol yn y ddarpariaeth gofal i bobl sy'n marw gyda dementia, bydd angen ennyn diddordeb a chefnogaeth y cyhoedd i sbarduno newidiadau polisi, cyllid ac ailedrych ar sut mae gwasanaethau'n cael eu strwythuro a'u darparu. Mae Nula wedi bod yn ddewr iawn yn edrych yn ôl ar gyfnod 'erchyll' yn ei bywyd er mwyn rhannu ei phrofiadau a hybu ymwybyddiaeth o ofal lliniarol. Dementia yw'r clefyd y mae pobl dros 60 oed yn ei ofni fwyaf, ond mae llai o ymwybyddiaeth o ddementia fel salwch sy'n cyfyngu ar fywyd lle mae 'marwolaeth dda' yn bosib.

CYNGOR NYRS ADMIRAL

Sharron Tolman, Nyrs Admiral Ymgynghorol, Dementia UK

Mae'n ddrwg gen i ddarllen am brofiad Nula, ond diolch iddi am rannu ac am dynnu sylw at y mater pwysig hwn. Mae mor bwysig ein bod ni'n cydnabod dementia fel salwch sy'n cyfyngu ar fywyd. Gall hynny helpu pobl â dementia a'u teuluoedd i feddwl ymlaen llaw ac ystyried y gofal maen nhw'n ei ddymuno ar ddiwedd oes, yn enwedig pan fydd yr unigolyn â dementia yn dal i allu mynegi ei ddymuniadau. Mae datblygiad dementia yn anwadal, fel y soniodd yr Athro Sampson, felly mae canolbwyntio ar angen/anghenion, cysur ac ansawdd bywyd yn allweddol. Dydy'r rhan fwyaf o bobl ddim eisiau meddwl ymlaen yn ormodol, yn enwedig ynglŷn â phryd mae bywyd yn dod i ben, ac maen nhw'n tueddu i fyw yn y presennol. Gall hyn ei gwneud hi'n anodd ystyried pryd mae'r adeg 'iawn' i ddechrau meddwl am ddewisiadau diwedd oes. Ond mae rhai adegau a chyfleoedd allweddol i gynllunio gofal ymlaen llaw a thrafod diwedd oes (gweler Pennod 5) – er enghraifft, pobl yn gofyn am farwolaeth neu farw wrth gael diagnosis newydd, gorfod mynd i'r ysbyty sawl gwaith, newidiadau i anghenion gofal, cyflyrau iechyd lluosog, dirywiad mewn cyflwr neu arwyddion o boen neu drallod. Mae cynllunio gofal ymlaen llaw ac ystyried nodau gofal yn gallu helpu'r un sydd â dementia a'i deulu i deimlo'n rhan o'r trefniadau ac yn fwy parod, yn ogystal â helpu i wneud penderfyniadau ar y cyd a chael profiad diwedd oes da. Mae mamau beichiog a darpar dadau fel arfer yn datblygu cynlluniau geni sydd ddim bob amser yn cael eu gwireddu, ond mae meddwl a chynllunio yn eu helpu i ddeall y broses a beth i'w ddisgwyl, yn ogystal â sbarduno sgyrsiau a chodi cwestiynau. Mae meddwl ymlaen llaw yn ddefnyddiol felly, ac mae pethau y gallwch chi eu gwneud.

Gofal cysur

Fel mae'r Athro Sampson wedi'i amlinellu, mae rheoli poen yn rhan ganolog o ofal lliniarol, ac mae'r cysyniad o 'boen llwyr' yn cwmpasu nid yn unig poen corfforol ond hefyd boen seicolegol, cymdeithasol ac ysbrydol. Wrth i ddementia unigolyn ddatblygu i'r camau mwyaf datblygedig, bydd poen yn cael ei fynegi mewn ffyrdd gwahanol, dieiriau, er enghraifft, drwy fynegiant yr wyneb, symudiadau'r corff, lleisio (galw allan neu synau ailadroddus) a newidiadau o ran rhyngweithio, ymddygiad a hwyliau'r unigolyn. Er mai hunanadrodd (pan fyddwch chi'n gofyn i'r person yn uniongyrchol a yw mewn poen) yw'r 'safon aur' neu'r dull gorau un ar gyfer rheoli poen, mae hyn yn llai tebygol o fod yn effeithiol pan fydd y dementia ar ei fwyaf datblygedig a'r person yn nesáu at ddiwedd ei oes. Wrth ofyn a yw mewn poen, er enghraifft, mae'n bosib na fydd yr ymateb 'na' yn un sy'n cyfleu'r gwir i gyd, felly bydd asesiad di-fai yn hanfodol er mwyn rheoli symptomau yn effeithiol.

Gall creu cynllun gofal cysur helpu pobl, staff gofal a gofalwyr teuluol sy'n gofalu am yr unigolyn â dementia, i ddeall y ffordd orau o ddiwallu ei anghenion corfforol, emosiynol, cymdeithasol ac ysbrydol o ran cysur a gall helpu i reoli unrhyw symptomau trallodus. Os yw'r unigolyn â dementia yn methu mynegi hyn ei hun, gofalwr teuluol fydd y person sy'n ei adnabod orau yn aml, felly mae'n hanfodol ei fod yn cyfrannu at ddatblygu cynllun gofal cysur.

Ystyriwch ble mae'r person yn teimlo'n gyfforddus, beth sy'n gwneud iddo ymlacio a theimlo'n hapus, beth sy'n dod â chysur emosiynol a chorfforol iddo a beth sy'n ei gadw'n rhydd o boen. Bydd hyn yn bersonol i bawb a gall gwaith stori bywyd gefnogi hyn (gweler Pennod 1). Mae gwneud hyn yn ystod cyfnod cynnar profiad person o ddementia yn adnodd defnyddiol i chi, ac yn adnodd defnyddiol i'w rannu ag eraill sy'n ymwneud â'i ofal – er enghraifft, pan fydd yn mynd i'r ysbyty a phan nad oes gan yr un o aelodau staff yr ysbyty wybodaeth am yr unigolyn â dementia y tu hwnt i ba gyflwr sydd wedi achosi iddo orfod mynd i'r ysbyty. Gall hyn newid dros amser, felly mae'n ddefnyddiol ei ystyried fel cynllun i'w addasu a'i fireinio cyn belled â'i fod yn cwmpasu'r elfennau pwysig. Yn aml, mae gan bobl gredoau a gwerthoedd gydol oes, sy'n parhau'n gryf hyd yn oed wrth i'r dementia ddatblygu. Enghreifftiau posibl fyddai unigolyn â dementia sydd prin yn ymweld â meddyg nac yn cymryd cyffuriau lleddfu poen, neu rywun a fyddai'n defnyddio geiriau neu ymddygiadau gwahanol i'r arfer i fynegi ei boen. Mae pethau fel hyn yn wybodaeth werthfawr sy'n helpu staff gofal i ddeall ymatebion i boen a thrallod a'r ffordd orau o reoli hyn. Yn aml, dim ond yr unigolyn â dementia a/neu deulu agos a ffrindiau sy'n gyfarwydd â'r perlau bach hyn o wybodaeth sy'n cwmpasu unigoliaeth, gwerthoedd a chredoau person, gan gynnwys ymatebion blaenorol i boen neu drallod, felly mae hi mor bwysig rhannu'r wybodaeth er mwyn datblygu cynlluniau gofal diwedd oes. Mae stori Nula yn tynnu sylw at bwysigrwydd dull sy'n canolbwyntio ar yr unigolyn a'r angen i ddarparu gofal cysur effeithiol.

Mae meithrin ymddiriedaeth gyda theuluoedd yn hanfodol er mwyn i staff gofal allu deall beth sydd bwysicaf i ofalwyr teuluol ac i'r unigolyn â dementia – beth allai roi nerth a chysur iddo a beth mae angen i'r staff gofal ei wneud i gefnogi'r anghenion hynny. Mae ysgogi cyfathrebu yn allweddol, gan ofyn cwestiynau agored er mwyn annog rhannu pryderon. Mae'n bwysig bod gofalwyr teuluol yn gallu cyfleu'r hyn sy'n bwysig i'r unigolyn a'r ffordd orau i'w gefnogi gyda staff gofal – er enghraifft, efallai fod gan yr unigolyn â dementia arferion a/neu drefn benodol y mae am eu dilyn. Gallai hynny gynnwys gweddïo, darllen neu fyfyrio, neu barhau i ddilyn crefydd neu ffydd gyfundrefnol. Gallai hyn hefyd helpu i ddeall beth neu bwy sy'n ei helpu, neu o ble mae'n cael cefnogaeth yn ystod cyfnodau anodd fel arfer, naill ai gan deulu, ffrindiau, galwedigaeth neu hobïau a diddordebau. Gall cynnig sawl cyfle a gwahoddiad i ofalwyr teuluol rannu beth arall sydd ar eu meddyliau helpu i egluro gofidiau a phryderon ac i ddechrau gwneud penderfyniadau ar y cyd ar gyfer gofal.

Mae profiad Nula yn ein hatgoffa o ba mor bwysig yw hi bod gan bawb ddealltwriaeth gyffredin o'r hyn sy'n digwydd i'r unigolyn â dementia. Hyd yn oed ym maes gofal iechyd, mae'n bosib teimlo'n anghyfforddus yn aml ac osgoi sôn am farwolaeth a marw, er bod hynny'n anochel. Dydy hyn ddim yn fuddiol, serch hynny, wrth gefnogi teuluoedd sydd wedi eu heffeithio gan ddementia i ddeall beth sy'n digwydd. Gall natur anwadal marw gyda dementia neu o ddementia waethygu hynny, wrth i'r gofalwr proffesiynol deimlo nad dyma'r adeg 'iawn' i sôn am yr unigolyn yn marw.

Mae hefyd yn bosib priodoli rhai o'r symptomau ar ddiwedd oes i ddementia neu ddatblygiad dementia, yn hytrach na'r broses o farw ei hun, er enghraifft, aflonyddwch, dryswch, rhithweledigaethau, cysgu mwy neu ddiffyg chwant bwyd a diod. Felly mae bod yn agored i'r posibilrwydd o farw a chael gafael ar gymorth aml-arbenigedd yn hanfodol er mwyn ceisio sicrhau profiad diwedd oes da a chyfraniad gwerthfawr gan ofalwyr teuluol.

Gofal Namaste

Dull tyner a synhwyraidd sy'n canolbwyntio ar ennyn diddordeb person sy'n byw gyda dementia datblygedig, lle mae cyfathrebu'n aml yn anodd – dyna yw Gofal Namaste. Mae cyfathrebu yn y dull Gofal Namaste yn digwydd drwy ddefnyddio'r synhwyrau – clyw, cyffyrddiad, arogl, blas a golwg – i wella ansawdd bywyd yr unigolyn â dementia wrth iddo agosáu at ddiwedd ei oes. Gall Gofal Namaste fod yn hynod ddefnyddiol i ofalwyr teuluol i gynnal yr ymdeimlad o gysylltiad â'r unigolyn â dementia, yn enwedig pan fydd ei sgiliau llafar yn edwino. Dyma rai enghreifftiau:

- **Arogl:** Mae defnyddio hoff arogleuon ac arogleuon cyfarwydd sy'n ysgogi atgofion cadarnhaol yn creu ymdeimlad o ymlacio, tawelwch a lles. Mae hynny'n cynnwys chwistrellu persawr mewn ystafell, hoff bersawr neu bersawr eillio, sebon neu hufen llaw persawrus, blodau, perlysiau ac arogleuon coginio fel bara, tost neu hoff fwydydd eraill, i'w cyfuno wedyn ag elfennau o flas os yw hyn yn bosib.

- **Clyw:** Hoff gerddoriaeth o'u harddegau, ugeiniau cynnar neu ddigwyddiadau arwyddocaol fel eu priodas i ennyn atgofion arbennig. Gallai fod yn recordiad o hoff offeryn cerddorol. Gall darllen yn uchel fod yn gysurlon iawn – er enghraifft, o lyfr maen nhw wedi'i fwynhau yn y gorffennol, barddoniaeth, rhigymau neu rannu stori bersonol o wyliau yn y gorffennol neu ddigwyddiadau arbennig, cofiadwy.

- **Blas:** Blasau bach o'u hoff ddanteithion a diodydd (os ydyn nhw'n gallu bwyta drwy'r geg). Gallai'r rhain fod yn gysylltiedig â'r tymhorau (hufen iâ ar gyfer yr haf, triog ar gyfer noson tân gwyllt ac ati) neu thema (fel pwdin Nadolig a menyn brandi). Mae pobi a choginio yn defnyddio'r synhwyrau i gyd, felly os gellir cyfuno hynny â gwahanol arogleuon ac ansawdd (fel bara'n pobi), gall roi pleser ychwanegol.

- **Cyffyrddiad:** Gall tylino dwylo, traed neu groen y pen, gwisgo hufen wyneb neu golur, golchi dwylo a thraed, a brwsio a steilio gwallt ymlacio unigolyn â dementia, ac mae hefyd yn gyfle i ofalwr teuluol ymgysylltu â synnwyr cyffyrddiad yr unigolyn a'i ymdeimlad o gael ei gyffwrdd. Gall rhywbeth mor syml â dal llaw neu fwytho wyneb neu law gyda deunyddiau meddal gynnig profiad synhwyraidd tebyg i'r unigolyn â dementia. Gallwch chi roi rhai eitemau yn ei law a'i annog i'w hanwesu drwy osod eich dwylo chi o gwmpas dwylo'r unigolyn, gan ddefnyddio eitemau tymhorol fel mes a choncyrs, er enghraifft.

- **Golwg:** Gall edrych drwy hen luniau neu lyfrau â darluniau ennyn teimladau cadarnhaol. Pan mae'n bosib, treuliwch amser yn yr awyr iach i fwynhau byd natur, gardd, edrych ar yr awyr neu lan y môr. Os yw'r unigolyn yn methu â mynd allan, mae dod â'r tu allan i mewn yn opsiwn – er enghraifft, defnyddio blodau a phlanhigion neu eitemau o'r traeth fel cregyn neu dywod. Mae enghreifftiau eraill yn cynnwys gwisgo hoff ddillad o gyfnodau gwahanol, archwilio eitemau yn ymwneud â hen hobi, fel eitemau cofiadwy o fyd pêl-droed neu edrych ar glipiau o hoff ffilmiau, fel sioeau comedi, sioeau cerdd neu natur.

Fel y gwelwn ni'n glir o brofiad Nula, mae deall stori bywyd unigolyn a'i brofiadau blaenorol yn bwysig dros ben i ddatblygu rhyngweithio synhwyraidd pleserus, sy'n briodol i'r unigolyn, oherwydd gall hynny leddfu ei orbryder a'i drallod. Yn aml, gall teuluoedd deimlo ar goll wrth feddwl am y ffordd orau o gysylltu â rhywun â dementia mwy datblygedig ac wrth i'r unigolyn nesáu at ddiwedd ei oes, ond mae'n bosib mai pethau syml fydd yn cael yr effaith fwyaf ar gynnal cysylltiad emosiynol rhyngoch chi a'r unigolyn â dementia. Yn yr un modd, gall y gweithgareddau syml hyn wneud i ofalwyr teuluol deimlo eu bod nhw'n dal i allu gwneud rhywbeth ystyrlon ar adeg pan mae'n hawdd teimlo'n ddiymadferth a heb lawer o reolaeth dros ofal unigolion â dementia.

CYFEIRIADAU

Corbett, A., Husebo, B.S., Achterberg, W.P., Aarsland, D. *et al.* (2014) 'The importance of pain management in older people with dementia.' *British Medical Bulletin 111*, 1, 139–148. doi:10.1093/bmb/ldu023.

Davies, E. a Higginson, I.J. (2004) *Better Palliative Care for Older People*. Copenhagen: World Health Organization Regional Office for Europe. Cyrchwyd ar 10/2/2025 yn https://apps.who.int/iris/handle/10665/107563.

Husebo, B.S., Ballard, C., Sandvik, R., Nilsen, O.B. ac Aarsland, D. (2011) 'Efficacy of treating pain to reduce behavioural disturbances in residents of nursing homes with dementia: Cluster randomised clinical trial.' *BMJ 343*, d4065. doi:10.1136/bmj.d4065.

Sampson, E.L., Candy, B., Davis, S., Gola, A.B. *et al.* (2018) 'Living and dying with advanced dementia: A prospective cohort study of symptoms, service use and care at the end of life.' *Palliative Medicine 32*, 3, 668–681. doi:10.1177/0269216317726443.

Suchet, N. (2019) *The Longest Farewell: James, Dementia and Me*. Pen-y-bont ar Ogwr: Llyfrau Seren.

ADNODDAU A DEUNYDD DARLLEN YCHWANEGOL

Dementia UK

POEN A DEMENTIA

www.dementiauk.org/get-support/health-issues-and-advice/pain-in-dementia

DEALL MARW

Mae dementia yn gyflwr cynyddol, ac mae pawb sy'n cael diagnosis yn mynd i farw, naill ai gyda'r cyflwr arnyn nhw neu yn sgil y cyflwr. Bydd deall y newidiadau sy'n digwydd yn ystod y dyddiau olaf yn eich paratoi chi'n well o ran beth i'w ddisgwyl.

www.dementiauk.org/get-support/understanding-changes-in-dementia/understanding-dying

Gofal Namaste

Kendall, N. (2021) *A Namaste Care Activity Book.* Llundain: Jessica Kingsley Publishers.

Kendall, N. (2020) *Namaste Care for People Living with Advanced Dementia: A Practical Guide for Carers and Professionals.* Llundain: Jessica Kingsley Publishers.

Hospice UK

MARWOLAETH A MARW: BETH I'W DDISGWYL

www.hospiceuk.org/information-and-support/death-and-dying-what-expect

NODYN: Mae darn Nula Suchet yn ddetholiad wedi'i olygu a'i gyfieithu o'i llyfr *The Longest Farewell: James, Dementia and Me* (Seren, 2019).

ATODIAD

Mae ymgynghori yn allweddol

YMGYNGHORI

Yr Athro Karen Harrison Dening

Roedd ymgynghori â theuluoedd sydd wedi'u heffeithio gan ddementia a recriwtio unrhyw un a oedd eisiau cyfrannu at yr adrannau yn agwedd allweddol ar ddatblygu'r llyfr hwn. Buon ni'n archwilio sawl ffordd o recriwtio teuluoedd, ond o ystyried profiad, gwybodaeth a rhwydweithiau'r golygyddion, gwnaethon ni bwyso i raddau helaeth ar ddull ymarferol yn y pen draw. Roedd un o'r golygyddion (HH) yn ymwneud yn uniongyrchol â dau grŵp yng nghanolbarth Lloegr. Y cyntaf oedd Forget-Me-Nots[1], grŵp cymdeithasol sy'n cael ei redeg gan bobl â dementia, eu partneriaid a'u gofalwyr teuluol ac ar eu cyfer, wedi'i hwyluso gan Dementia UK a Phrifysgol Northampton. Yr ail oedd UnityDEM[2]. Canolfan cymorth ôl-ddiagnostig yw hon, prosiect arloesol arall ym Mhrifysgol Northampton, a'i nod yw cefnogi teuluoedd sydd wedi eu heffeithio gan ddementia i greu rhwydweithiau cymdeithasol cryfach a datblygu strategaethau ymdopi personol. Aeth HH i gyfarfodydd y ddau grŵp ym mis Chwefror, cyn cyflwyno mesurau cadw pellter cymdeithasol y cyfnod clo i atal y feirws COVID-19 rhag lledu.

Roedd un arall o'r golygyddion (KHD) yn rhan o'r gwaith o sefydlu tri grŵp cefnogaeth ar gyfer pobl â dementia a gofalwyr teuluol yn Swydd Nottingham wedi'i hwyluso gan Trent Dementia[3], elusen fach yn nwyrain canolbarth Lloegr. Fe'i sefydlwyd yng Nghaerlŷr yn 2004 a dechreuodd fel aelod o rwydwaith o ganolfannau datblygu gwasanaethau dementia yn

1 www.northampton.ac.uk/research/research-centres/dementia-research-innovation-centre-ndric/northamptonshire-communities-of-practice/forget-me-nots-social-group

2 https://www.northampton.ac.uk/news/residents-benefit-from-unique-dementia-centre-that-helps-them-and-carers/

3 www.trentdementia.org.uk

y Deyrnas Unedig cyn dod yn rhan o Sefydliad Iechyd Meddwl Prifysgol Nottingham yn 2014. Aeth KHD i bob cyfarfod o'r grwpiau cymorth yn ystod misoedd Mehefin a Gorffennaf 2020, er mwyn cyflwyno cysyniad y llyfr a chael syniad o hyd a lled y diddordeb. Cynhaliwyd y cyfarfodydd yn rhithiol drwy blatfform ar-lein gan fod y pandemig COVID-19 ar ei anterth, a phawb yn cadw at fesurau cadw pellter cymdeithasol.

Daeth pedwaredd ffynhonnell yr ymgynghori drwy weithgareddau'r trydydd golygydd (CR) sydd wedi cyfrannu at y llyfr o safbwynt gofalwr teuluol. Cafodd ei merch, Anna, ddiagnosis o ddementia blaenarleisiol amrywiolyn ymddygiadol (BvFTD) yn 2013 a bu farw yn 2017. Mae hi wedi ysgrifennu llyfr am y profiad hwn, ac mae hi hefyd yn aelod o grwpiau amrywiol sy'n gweithio i hyrwyddo gofal lliniarol i bobl â dementia. Yn ystod y cyfnod hwn, mae hi wedi datblygu rhwydwaith o deuluoedd sydd wedi cael eu heffeithio gan BvFTD, ac mae wedi defnyddio'r cysylltiadau hyn i gefnogi'r llyfr hwn.

Yn olaf, aeth dwy alwad allan ar rwydweithiau cyfryngau cymdeithasol Dementia UK i geisio cyfraniadau gan unrhyw un a oedd wedi cael unrhyw fath o gyswllt â'r elusen, boed hynny fel cefnogwyr i'r elusen, pobl â dementia a gofalwyr teuluol, pobl sydd â diddordeb mewn dementia ac ati. Aeth yr alwad allan drwy Twitter, Facebook a LinkedIn ddwywaith (ym misoedd Mawrth a Gorffennaf 2020).

Aethom ati i lunio fformat ar gyfer penodau'r llyfr, gan ddilyn patrwm o ddechrau gyda'r broblem neu'r cwestiwn a fynegwyd gan y teulu a oedd wedi ei effeithio:

1. Byddai pob pennod yn dechrau gydag astudiaeth achos neu broblem roedd y teulu wedi'i chael/ei phrofi. Byddai yng ngeiriau'r unigolyn â dementia a/neu ei ofalwr teuluol neu wedi ei rithysgrifennu gan un o olygyddion y llyfr yn seiliedig ar eu naratif, os oedd hynny'n well ganddo. Roedd hefyd opsiwn i gyfrannu ond aros yn ddienw.

2. Byddai'r adran ganlynol yn cynnig 'sylwebaeth arbenigol' i egluro beth allai fod yn digwydd: er enghraifft, niwrolegydd yn trafod newidiadau yn yr ymennydd, seiciatrydd neu seicolegydd yn trafod ymddygiad, therapydd lleferydd ac iaith yn trafod problemau lleferydd neu lyncu, ac ati.

3. Byddai'r adran olaf dan ofal Nyrs Admiral ac yn cynnig gwybodaeth, cyngor, awgrymiadau ac ymyriadau a allai helpu. Gallai hefyd gynnwys gwahanol adnoddau eraill i'r teulu eu hystyried. I gloi, byddai'r Nyrs Admiral yn cynnig adnoddau allweddol i helpu gyda'r broblem dan sylw.

Er i bob un o'r grwpiau a'r cysylltiadau gael disgrifiad llafar o'r gofynion, datblygwyd adnodd arolwg byr i bobl fynd gyda nhw er mwyn gallu ystyried ar y mater yn iawn. Yn dilyn cyflwyniad ac amlinelliad byr o nod y llyfr a'i fformat arfaethedig, gofynnwyd ychydig o gwestiynau syml i'r rhai a gafodd yr arolwg i lywio themâu'r llyfr a recriwtio cyfranwyr posib.

Er mwyn ein helpu ni i gynllunio'r llyfr, a wnewch chi ystyried y cwestiynau canlynol:

1. Oedd unrhyw broblemau neu bryderon yn y gorffennol y byddech wedi hoffi help i fynd i'r afael â nhw neu y byddech yn hoffi cael help gyda nhw nawr?
2. Ydych chi wedi cael esboniad am y rhesymau sy'n sail i unrhyw anawsterau neu ymddygiadau rydych chi wedi'u profi, neu'n dymuno cael esboniad amdanyn nhw? Fyddai hyn wedi helpu chi i ddeall yr ymddygiad neu'r broblem ar y pryd neu ei reoli?
3. Byddwn ni'n chwilio am bobl â dementia a/neu eu teulu i gyfrannu at yr astudiaethau achos yn y llyfr; a fyddai gennych chi ddiddordeb mewn cyfrannu?

Cafodd manylion cyswllt y golygyddion eu cynnwys er mwyn i unrhyw un a oedd â diddordeb allu cysylltu'n uniongyrchol yn hytrach nag aros am gyfarfod nesaf y grŵp cefnogaeth. Cafwyd nifer fawr iawn o ymatebion gan deuluoedd a oedd eisiau gwyntyllu straeon, cwestiynau ac anawsterau. O'r rhain, roedd nifer yn barod i ni ddefnyddio eu stori i greu adrannau'r llyfr.

THEMÂU

Er ein bod ni heb fynd ati i wneud y gwaith hwn ar ffurf ymchwil ffurfiol, roedden ni'n dal i fod eisiau sicrhau ein bod ni'n rhoi ystyriaeth lawn i'r naratif cyfoethog a gafwyd gan ymatebwyr. Roedd sawl thema'n gwau drwy lawer o'r materion a'r sefyllfaoedd a gyflwynwyd, a nifer ohonyn nhw'n rhannu profiadau tebyg. Rydyn ni wedi mapio'r themâu ar lwybr dementia o bwynt lle mae amheuaeth nad yw popeth yn iawn, i'r pwynt diagnosis, ac yna drwy'r problemau niferus sy'n codi wrth fyw gyda dementia. Roedd nifer o'r ymatebwyr eisiau cyfrannu at y llyfr ond ddim yn awyddus i ysgrifennu eu cofnod eu hunain, ond wrth adael i ni eu cefnogi i saernïo eu stori, rydyn ni wedi ceisio gwneud yn siŵr bod eu profiadau yn cael eu nodi'n gywir ac mewn ffordd sensitif. Gobeithio ein bod ni wedi gwneud cyfiawnder â'r teuluoedd hyn drwy gyflwyno'r themâu craidd i'w straeon.

Cyn y diagnosis

Y gred yw bod pobl â dementia fel arfer yn ymgyflwyno gyntaf i'w meddyg teulu (NICE 2018) ond roedd hi'n anodd i lawer o ofalwyr teuluol a ymatebodd i'n galwad berswadio'r unigolyn â dementia tebygol i wneud apwyntiad cyntaf. Rhannodd nifer o deuluoedd eu profiadau o'r hyn a ddigwyddodd iddyn nhw cyn y diagnosis – pan oedden nhw'n dechrau cael y teimlad nad oedd popeth yn iawn. Un peth trawiadol oedd bod nifer wedi sôn eu bod nhw'n teimlo'n unig yn ystod y cyfnod hwn, gan gyfeirio at y problemau a wynebwyd wrth geisio argyhoeddi meddyg teulu'r unigolyn ac aelodau eraill o'r teulu bod rhywbeth 'ddim cweit yn iawn' gyda'u tad, gwraig, brawd. Soniodd rhai am anghrediniaeth wrth fynegi pryder wrth aelodau eraill o'r teulu, ac am greu rhaniad. Nododd nifer o ofalwyr teuluol mai dyma'r tro cyntaf iddyn nhw ddechrau teimlo bod bywyd bellach yn frwydr, a'u bod nhw'n teimlo'n unig a/neu'n ynysig.

Cael y diagnosis

Rhaid ystyried hanes yr unigolyn dan sylw i gael diagnosis o ddementia. Mae'r broses o ddiagnosis yn cynnwys gwerthuso am ddirywiad ac amhariad gwybyddol yng ngweithgareddau dyddiol yr unigolyn dan sylw. Mae hyn yn cynnwys ffrind agos neu aelod o'r teulu yn ategu hyn, yn ogystal ag archwiliad trylwyr o statws meddyliol yr unigolyn gan glinigwr er mwyn dod o hyd i unrhyw amhariadau ar y cof, ar ei iaith, ei sylw, ei wybyddiaeth gweledol-gofodol megis cyfeiriadedd gofodol (e.e. yn gallu symud heb daro yn erbyn pethau), gweithrediad goruchwyliol a hwyliau (y gallu i reoli meddyliau, emosiynau a gweithredoedd), yn ogystal ag archwiliad corfforol, profion labordy a delweddu'r ymennydd (Arvanitakis, Shah a Bennett 2019; Sandilyan a Dening 2019). Er nad yw'n bosib rhuthro'r broses o sicrhau diagnosis o ddementia – mae'n gofyn am lawer o waith asesu, mesur a phrofi i sicrhau cywirdeb – roedd rhai yn teimlo bod y daith at ddiagnosis yn un hir, yn ymestyn dros gyfnod o flynyddoedd mewn ambell achos. Roedd gan nifer o gyfranwyr brofiad o ddementia dechreuad cynnar, a soniwyd am deithio ar hyd sawl trywydd ofer ac am achosion o gamddiagnosis cyn cael diagnosis o ddementia yn y pen draw. Mae'n debyg mai'r diagnosis mwyaf cyffredin ar gyfer dementia dechreuad cynnar yw iselder oherwydd bod y symptomau'n debyg. Gall iselder ymgyflwyno fel dementia, ac mae angen ei ystyried bob amser; fodd bynnag, gall iselder a dementia gyd-daro hefyd, a gall iselder weithiau ragflaenu dementia (Robinson, Tang a Taylor 2015). Er ei fod yn destun camddiagnosis yn aml, mae Kuruppu a Matthews (2013) yn dadlau bod dull systematig o sicrhau diagnosis o ddementia dechreuad cynnar, fel sy'n wir am ddementia hwyr, yn dibynnu ar gael gafael ar hanes manwl, hanes cyfochrog gan aelod o'r teulu neu ffrind agos, profion niwroseicolegol, astudiaethau labordy a niwroddelweddu. Os yw'r rhain yn cael eu gwneud yn effeithiol, mae'n bosib cael diagnosis cynharach a chywirach. Oedodd nifer fach o bobl cyn ceisio cymorth ac arweiniodd hynny yn ei dro at oedi cyn cael diagnosis o ddementia yn y pen draw. Wrth edrych yn ôl, roedden nhw'n difaru peidio â gofyn am gymorth meddygol yn gynt, ond ar y pryd roedden nhw'n amau pa wahaniaeth fyddai diagnosis wedi'i wneud. Mae gwasanaethau clinigol a gwasanaethau gofal yn dadlau y gall sicrhau diagnosis cyn gynted â phosib helpu pobl â dementia i gael gafael ar wybodaeth, adnoddau a chymorth yn gynharach. Gall diagnosis buan hefyd eu helpu i fanteisio i'r eithaf ar eu galluoedd ac efallai i elwa ar y triniaethau sydd ar gael, boed yn driniaethau sy'n dibynnu ar gyffuriau neu beidio (SCIE 2015). Mae'r Sefydliad Gofal Cymdeithasol er Rhagoriaeth hefyd yn cynnig bod diagnosis cynnar yn rhoi cyfle i rywun egluro'r newidiadau sy'n digwydd yn ei fywyd i deulu a ffrindiau. Byddai hyn yn ymddangos yn ganlyniad rhesymol i ddiagnosis cynnar, ond disgrifiodd rhai o'r cyfranwyr sefyllfa lle roedd aelodau o'r teulu ehangach yn amheus o fwriad y prif ofalwr ac yn gwrthod cydnabod neu dderbyn y newidiadau yn yr unigolyn.

Cymorth ar ôl cael diagnosis

Mae cymorth i bobl â dementia ar ôl iddyn nhw gael diagnosis wedi cael ei feirniadu am beidio â bod ar gael i raddau digonol, am fod yn ddarniog ac am ganolbwyntio ar reoli argyfyngau yn hytrach na hyrwyddo lles. Mae cymorth ar ôl cael diagnosis yn cwmpasu'r cymorth amrywiol sy'n cael ei gynnig i unigolyn a'i deulu unwaith y mae wedi cael diagnosis o ddementia (NICE 2018). Mae'r cymorth yn cwmpasu cyfnod cyfyngedig neu nifer o sesiynau yn dilyn y diagnosis ac yn parhau am gyfnodau amrywiol, weithiau nes i'r unigolyn â dementia farw. Mae darparu cymorth ar ffurf gwybodaeth, cyngor a mynediad at wasanaethau neu ddigwyddiadau cymdeithasol yn cael ei hyrwyddo fel rhywbeth sydd o fudd i bobl sydd newydd gael diagnosis o ddementia a'u teuluoedd (Kelly ac Innes 2016). Fodd bynnag, clywsom ei bod hi'n aml yn anodd cael gafael ar gymorth ar ôl diagnosis a'i fod yn methu â mynd i'r afael ag anghenion teuluoedd unigol. Soniodd sawl un am brinder gwybodaeth, neu ddiffyg gwybodaeth llwyr, am beth i'w ddisgwyl – er enghraifft, ymddygiadau tebygol neu ymddygiadau posib. Byddai sawl un wedi hoffi cael rhybudd ymlaen llaw ynglŷn â beth allai fod o'u blaenau, yn hytrach na dysgu o brofiad. Ychydig iawn o deuluoedd a gafodd wybod am gwrs bywyd posib dementia, yn enwedig y math o brofiadau y gallen nhw eu cael os oedd yr unigolyn yn byw tan gyfnod datblygedig y salwch.

Ymyriadau

Mae'n anodd i deuluoedd sydd wedi eu heffeithio gan ddementia ddeall yr iaith mae gweithwyr iechyd a gofal cymdeithasol proffesiynol yn ei defnyddio. Roedd nifer yn myfyrio ar sut roedd gweithiwr proffesiynol yn defnyddio'r term 'ymyriad' wrth sôn am ofalu am yr unigolyn â dementia ac yn methu â deall yn iawn beth roedd hyn yn ei olygu. Yn aml, doedden nhw (yr un a gafodd ddiagnosis o ddementia a/neu'r gofalwr teulu) ddim yn ymwybodol eu bod nhw'n destun 'ymyriad' neu, yn wir, pa 'ymyriadau' oedd yn bosib. Roedd nifer yn dehongli 'ymyriad' i olygu meddyginiaethau presgripsiwn, a sawl un yn manylu am effeithiau trallodus y rhain ar yr unigolyn â dementia. Clywyd bod y meddyginiaethau dan sylw yn gyffuriau gwrthseicotig neu fensodiasepinau, a bod y rhain yn aml yn cael eu defnyddio ar adegau pan oedd trallod yr un â dementia yn amlwg yn ei ymddygiad. Er bod ymyriadau anfferyllol yn cael eu hargymell fel triniaeth rheng flaen (NICE 2018), dydyn nhw ddim yn cael eu defnyddio'n ddigon aml (Cations *et al.* 2019). Eto mae llunwyr polisi yn hyrwyddo dull ailalluogi sy'n rhoi sylw i sawl math o ymyriad cynnar a'r gallu i gael gafael ar ymyriadau anfferyllol fel therapi galwedigaethol, ymarfer corff a chymorth gofalwyr. Roedd barn yr ymatebwyr yn amrywio ond, ar y cyfan, roedden nhw'n disgrifio diffyg hyder wrth ofalu, a diffyg anffodus o ymyriadau gan eraill. Roedden nhw'n disgrifio eu taith drwy ofal dementia fel brwydr yng nghyd-destun unigrwydd a jyglo cyson yn y cefndir. Roedd ein hymatebwyr ar y cyfan yn fframio'r angen am ymyriadau a chymorth yng nghyd-destun yr unigolion o dan eu gofal; soniodd sawl un am y teimladau roedden nhw'n eu profi neu wedi eu profi, fel euogrwydd, unigrwydd, ynysu cymdeithasol ac o fod wedi ymlâdd, ond doedd nifer ohonyn nhw ddim yn cydnabod nac yn sylweddoli bod eu hanghenion yn real iawn ac yn cyfiawnhau ymateb iechyd a gofal cymdeithasol. Mae Nyrsys Admiral yn aml yn defnyddio ymadrodd sy'n ceisio helpu gofalwyr teuluol i fframio eu hanghenion eu hunain law yn llaw ag anghenion yr unigolyn â dementia – 'yr ocsigen a'r awyren'. Y cyngor i rieni (a gofalwyr o unrhyw fath) yw gwisgo eu masg ocsigen eu hunain yn gyntaf er mwyn gallu cynorthwyo unrhyw un o dan eu gofal i wisgo eu masgiau hwythau. Yn aml, gall y gymhariaeth hon helpu gofalwyr i ystyried bod ganddyn nhw anghenion penodol a'i bod yn iawn o dan rai amgylchiadau i roi eu hanghenion eu hunain o flaen anghenion yr un o dan eu gofal.

Pan fydd problemau'n codi

Fel rydyn ni wedi'i grybwyll eisoes, soniodd nifer fod eu hanghenion ddim ond wedi cael sylw pan oedd pethau wedi cyrraedd y pen, a bod argyfyngau niferus. Clywyd ganddyn nhw am rai o'r problemau iechyd corfforol roedden nhw wedi'i brofi, lle roedd yr unigolyn â dementia yn byw gyda chyflwr arall neu wedi datblygu haint a arweiniodd at 'droi'r drol'. Cyfeiriwyd yn aml at orfod rheoli deliriwm o ganlyniad i haint ar y llwybr wrinol neu sut i helpu rhywun i godi ar ôl cwymp a 'bod â'r hyder i asesu am unrhyw anafiadau er mwyn peidio â gorfod trafferthu'r gwasanaeth ambiwlans eto.' Fel clinigwyr, rydyn ni'n deall bod oedolion hŷn â dementia, hyd yn oed dementia cyfnod cynnar, yn fwy tebygol o syrthio, gyda risgiau cysylltiedig o ran iechyd ac ansawdd bywyd (Lach, Harrison a Phongphanngam 2016). Mae ymyriadau a gweithgareddau ar gael sydd â'r potensial i leihau'r peryg o syrthio i ryw raddau, ond sut mae'r wybodaeth hon yn cael ei throsglwyddo i deuluoedd sydd wedi eu heffeithio gan ddementia? Yn yr un modd, fel clinigwyr, rydyn ni'n deall sut i adnabod a rheoli deliriwm sy'n gysylltiedig â dementia. Mae'n salwch meddygol acíwt mae'n anodd rhoi diagnosis iddo oherwydd bod ei symptomau yn debyg i symptomau dementia, ond eto gall gyfrannu'n sylweddol iawn at drallod yr unigolyn â dementia yn ogystal â thrallod y gofalwr teuluol (Parrish 2019). Ond beth mae hyn i gyd yn ei olygu i deuluoedd? Sut mae trosi'r risgiau niferus ac amrywiol a'r problemau a all ddigwydd i iaith sy'n addas ac mewn fformat cryno a hygyrch? 'Pan fyddwch chi wedi gweld un unigolyn â dementia, rydych chi wedi gweld un unigolyn â dementia' – dyma'r mantra a ddefnyddir ym maes addysg ac ymarfer gofal dementia. Er gwaethaf yr elfennau cyffredin rhwng ffactorau, arwyddion a symptomau gwahanol, mae pawb yn unigolyn ac yn profi ei ddementia yn ei ffordd ddihafal ei hun.

Materion cyfreithiol

Roedd gwybodaeth ac arweiniad ar faterion cyfreithiol amrywiol yn un thema olaf ond arwyddocaol a ddaeth i'r amlwg. Cynigiwyd sawl senario lle gwelwyd cyngor a gwybodaeth gyfreithiol gadarn yn cael eu darparu, ond bod hynny wedi digwydd yn rhy hwyr i fanteisio arnyn nhw gan fod yr unigolyn â dementia eisoes wedi colli'r galluedd meddyliol i chwarae rhan weithredol yn y broses. Roedd hyn o bwys arbennig wrth drafod dymuniadau a dewisiadau'r unigolyn â dementia ar gyfer gofal iechyd ar ddiwedd oes, a rhai gofalwyr teuluol yn teimlo'r baich o orfod penderfynu ar eu rhan. Mae dementia yn gyflwr sy'n cyfyngu ar fywyd, felly mae'n hanfodol bod teuluoedd yn cael gwybodaeth amserol yn fuan ar ôl y diagnosis, am ddatblygiad dementia a'r opsiynau gofal (Sampson a Harrison Dening 2020). Mae angen iddyn nhw ddeall y gall dull lliniarol o ofal fod yn briodol, ac nad yw dewis y llwybr hwnnw yn golygu troi cefn ar y claf. Mae'n bosib eu bod nhw hefyd eisiau eglurhad am eu rôl yn y broses o benderfynu, yn enwedig os yw atal neu roi'r gorau i fesurau ymestyn bywyd yn cael ei ystyried.

CRYNODEB

Mae'n hanfodol teilwra gofal, cymorth ac ymyriadau i anghenion y teuluoedd sydd wedi eu heffeithio gan ddementia er mwyn sicrhau bod y cyfan wedi'i dargedu ac yn berthnasol. Dylai'r un peth fod yn wir wrth baratoi canllaw fel hwn. Rydyn ni wedi cymryd ein hamser i ddarganfod y materion sy'n berthnasol i bobl â dementia a'u teuluoedd ac wedi teilwra ein hymatebion yn unol â hynny. Mae straeon teuluoedd sydd wedi eu heffeithio gan ddementia yn arwain pob adran, wedyn ceir cyfraniad arbenigwr ym mhob un o'r meysydd sy'n codi, ac yna gyngor a chymorth gan Nyrsys Admiral profiadol.

Rydyn ni'n ddiolchgar iawn i'r holl bobl sydd wedi cyfrannu at y llyfr hwn. Gall crynhoi a golygu pob cyfraniad i wneud cyfanwaith, gan gadw arddulliau ac arferion unigol, fod yn dipyn o her; fodd bynnag, rydyn ni'n teimlo bod pob un o'r cyfraniadau yn unigryw.

CYFEIRIADAU

Arvanitakis, Z., Shah, R.C. a Bennett, D.A. (2019) 'Diagnosis and management of dementia: Review.' *JAMA 322*, 16, 1589–1599. doi:10.1001/jama.2019.4782.

Cations, C., Radisic, G., de la Perrelle, L., Laver, K.E. a The Agents of Change Collaborative Group (2019) 'Post-diagnostic allied health interventions for people with dementia in Australia: A spotlight on current practice.' *BMC Research Notes 12*, 559. doi:10.1186/s13104-019-4588-2.

Kelly, F. ac Innes, A. (2016) 'Facilitating independence: The benefits of a post-diagnostic support project for people with dementia.' *Dementia 15*, 2, 162–180. doi:10.1177/1471301214520780.

Kuruppu, D.K. a Matthews, B.R. (2013) 'Young onset dementia.' *Seminars in Neurology 33*, 4, 365–385. doi:10.1055/s-0033-1359320.

Lach, H.W., Harrison, B.E. a Phongphanngam, S. (2016) 'Falls and fall prevention in older adults with early-stage dementia: An integrative review.' *Research in Gerontological Nursing 10*, 3, 139–148. doi:10.3928/19404921-20160908-01.

Y Sefydliad Cenedlaethol dros Ragoriaeth mewn Iechyd a Gofal (NICE) (2018) 'Dementia: assessment, management and support for people living with dementia and their carers.' Canllaw NICE [NG97]. Cyrchwyd ar 10/2/2025 yn www.nice.org.uk/guidance/ng97.

Parrish, E. (2019) 'Delirium superimposed on dementia: Challenges and opportunities.' *The Nursing Clinics of North America 54*, 4, 541–550. doi:10.1016/j.cnur.2019.07.004.

Robinson, A.L., Tang, E. a Taylor, J.-P. (2015) 'Dementia: Timely diagnosis and early intervention.' *BMJ 350*, h3029. doi:10.1136/bmj.h3029.

Sampson, E.L. a Harrison Dening, K. (2020) 'Pennod 27: Palliative and End-of-Life Care.' Yn T. Dening, A. Thomas, R. Stewart a J.-P. Taylor (goln.) *Oxford Textbook of Old Age Psychiatry*. Rhydychen: Oxford University Press.

Sandilyan, M.B. a Dening, T. (2019) 'Diagnosis of Dementia.' Yn K. Harrison Dening (gol.) *Evidence-Based Practice in Dementia for Nurses and Nursing Students*. Llundain: Jessica Kingsley Publishers.

MYNEGAI

Abraha, I. 159, 165
Adran Iechyd a Gofal Cymdeithasol 174
addewidion am gartrefi gofal 180–182, 182–3, 186, 189–190
addysg 117, 119
Agich, G.J. 60, 64
albymau lluniau 24–25
Alzheimer's Society 44, 79
amhariad gwybyddol amhenodol (diagnosis) 43
amrywiadau mewn gallu gwybyddol 114, 118
Andrews, N. 63, 64
Angela Project 45, 46, 47
anhwylder ymddygiad cwsg REM 115
annibyniaeth/ymreolaeth
  a dibyniaeth 60
  astudiaeth achos 55–7
  cyngor Nyrs Admiral 62–4
  cymryd risgiau positif 62–4
  egwyddor 58–62
  parch at 58–9
  safbwynt plentyn sy'n oedolyn 57–8
  sylwebaeth arbenigol 58–62
  tai a 55–6
  technoleg gynorthwyol 57, 63
  urddas ac 60
  ymreolaeth 'berthynol' 60–2
anosognosia 46, 51
ansicrwydd (ymdeimlad o) 197
anymataliaeth 135, 142
apathi
  achosion 137–8
  astudiaeth achos 133–6, 136–7, 139
  bwyd ac 142–3
  cyngor Nyrs Admiral 140–4
  gweithgareddau ac 143–4
  hylendid personol 141–2
  profiad o 139
  safbwynt gofalwr 133–6, 140–41
  sylwebaeth arbenigol 134–8
  trefn ac 139–40
  triniaethau 139–40
  trosolwg 134, 136
Arvanitakis, Z. 208
arwyddion rhybudd (ar gyfer clinigwyr) 34
atalyddion asetylcolinesteras 139–40
atgofion
  cadw 19–21
  cynnar 17–19
atroffi cortigol cefn yr ymennydd (PCA) 50–1
Atwrneiaeth Arhosol (LPA) 71–2
Atwrneiaeth Barhaus (EPA) 72

Baber, W. 139
Bakker, C. 45
Ballard, C.G. 124
Ballentine, J. 150, 151, 155
Beauchamp, T.L. 58
Bennett, D.A. 208
Bergh, S. 136
Birks, Y. 22
blychau cof/twrio 25, 144, 162
bwyd (apathi a) 142–3
byw ar eich pen eich hun (diagnosis a) 33
  gweler hefyd annibyniaeth/ymreolaeth

canfyddiad y cyhoedd o ddementia 32
cartrefi gofal
  addewidion am 182, 184–5, 188, 191–2 180, 182, 186, 189–90
  arosiadau seibiant byr 183
  astudiaethau achos 179– 83
  barn yn newid am 184–5
  cyngor Nyrs Admiral 187–90
  dewisiadau amgen 185–6
  effaith COVID-19 ar 184
  gweld colli trefn 187–8
  sylwebaeth arbenigol 183–6
Carers UK 85, 191

Carter, J.E. 45
Cations, C. 210
cefnogaeth
  ar gyfer dementia dechreuad cynnar 47–8
  cyfeillion 97, 117, 186
  cynnar 85
  dod o hyd i 97
  heriau wrth gael gafael ar 55, 209–10
celwydd therapiwtig 151
cerdded di-baid 157–8
  gweler hefyd syndrom machlud haul
Chan, D. 94
Chan, P.C. 115
Chang, C.Y.M. 139
Childress, J.F. 58
clyw 43, 55–6
cof emosiynol 153
Cole, L. 183
collage 25, 162
Collateral Global 184
colli archwaeth 142–3
Cooper, C. 33
Corbett, A. 196
COVID-19
  a chartrefi gofal 184
  profedigaethau 155
credoau
  anghywir 33
  am ymhonwyr 42, 123–4
  cyfeiliornus 42, 123–4
    gweler hefyd rhithdybiau
cwestiynau ailadroddus 147–8, 149, 153
cyfathrebu (ag aelodau'r teulu) 83–4
cyflymder cerdded 41, 43
cyflyrau cydglefydol 33
  gweler hefyd deliriwm
Cyngor Biofoeseg Nuffield 174
cyllid
  Adnodd Cymorth Penderfynu (ACP) 167–8, 171–2
  angen am gymorth dementia arbenigol 175–6
  astudiaeth achos 167–9
  cyngor Nyrs Admiral 173–7
  diffyg ymwybyddiaeth o 174
  GIP llwybr carlam 172–3
  Gofal Clinigol Cymhleth mewn Ysbyty 169
  heriau wrth gael gafael ar 173–5
  proses apelio 172
  rhestr asesu 170–2
  rhestr wirio GIP 170–1
  sylwebaeth arbenigol 169–73
  trosolwg 169
cymryd risgiau positif 62–4
cynllunio gofal cysur 199–201
cynllunio gofal ymlaen llaw
  anghenion ysbrydol a 75
  Atwrneiaeth Arhosol (LPA) 71–2
  cyngor Nyrs Admiral 73–7
  cymorth/diffyg cymorth 68, 72, 74
  cynnwys y cynllun 70–1, 76–7
  dechrau 74–5
  ffurf 76
  galluedd a 69
  manteision 69
  penderfyniadau lles pennaf 71
  pryd i ddechrau 69–70, 73–4
  sylwebaeth arbenigol 68–72
  termau a ddefnyddir 70
  trosolwg 68–9
cyrff Lewy 115–16
cysylltiad rhwng cenedlaethau 20
cywilydd 33

chwaraewyr MP3 Purple Angel 27

Davies, E. 195
damcaniaeth person-ganolog 151–2
deall dementia 96–7, 117
defnyddio'r toiled 43, 142
deliriwm
  achosion 103, 107–8
  astudiaeth achos 101–2, 105–6, 109
  cyngor Nyrs Admiral 106–9
  diagnosis 104
  helpu i wella 108
  rheoli symptomau 107–8
  sylwebaeth arbenigol 102–6
  trin 104–5
  trosolwg 102–3
dementia blaenarleisiol (FTD) 83–4
dementia dechreuad cynnar
  anghenion gwahanol 45
  amharodrwydd i ofyn am help 46
  astudiaeth achos 41–4, 50–1
  cefnogaeth i ofalwyr 47–8
  cyngor Nyrs Admiral 48–52
  cymhlethdod diagnostig 46–7, 49–50

diffiniad 44
gwadu 46
mynychder 44
newidiadau i weithrediad gwybyddol 49–50
oedi o ran diagnosis 45–6, 49
safbwynt gofalwr 47
sylwebaeth arbenigol 44–8

dementia gyda chyrff Lewy (DLB)
amrywiadau gwybyddol 114, 119
anhwylder ymddygiad cwsg REM 115
asesiad 118
cyngor Nyrs Admiral 117–20
dull wedi'i deilwra ar gyfer cefnogaeth 117
newidiadau i'r ymennydd 115–16
problemau gwybyddol 113–14
rheoli risg 119–20
rhithweledigaethau 114–15, 119
sylwebaeth arbenigol 113–16
symptomau symud 115
triniaeth 116

Dementia UK 15

Dening, T. 212

diagnosis
apwyntiad 35–6
cyngor Nyrs Admiral 34–8
cynnar 34, 29
cysgodi diagnostig 87, 158
iaith clinigwr 46, 210
galar difreiniedig 95
methiant i wneud 34
model clefyd dementia 158
oedi o ran 32, 34, 45–6
proses 208–9
sylwebaeth arbenigol 31–4

'dilyn a thracio' 159

dilysu ymateb emosiynol 96, 152

dirnadaeth (diffyg) 32, 51

Doka, K.J. 95

donepezil 36, 116, 127, 139

Draper, B. 45

Duffy, F. 150, 151, 155

dweud y gwir ai peidio 149–50

efelychu presenoldeb 162–3

egwyddorion (mewn moeseg glinigol) 58

Engedal, K. 136

ethnigrwydd 33

euogrwydd
am deimladau am unigolyn â dementia 91
am deimlo eich bod chi'n methu ag ymweld ag unigolyn 188
am symud i gartref gofal 181, 187
rheoli 189–90

ffactorau cymdeithasol-ddiwylliannol 33

galantamine 116, 139

galar
am blentyn mewn oed â dementia 91–2
cydnabod 94–5
cyngor Nyrs Admiral 96–9
dilysu'r ymateb 96, 152
fel ymateb normal i golled 152
oherwydd colledion niferus 94
sylwebaeth arbenigol 93–6
trosolwg o 93–4
yn sgil rhagweld colled 95
gweler hefyd profedigaeth

galluedd a chynlluniau gofal ymlaen llaw 69

goblygiadau genetig 52, 82–3

goblygiadau tai 55–6

gofal lliniarol
astudiaeth achos 193–5
cyngor Nyrs Admiral 192–202
cynllunio gofal cysur 199–201
datblygu ymddiriedaeth teuluoedd 200
diffiniad 195–6
dull sy'n canolbwyntio ar yr unigolyn 200
'poen llwyr' 199
rôl 195–6
rheolau'n ymwneud â 194
rheoli poen 196–7
sylwebaeth arbenigol 195–8
trafod diwedd oes 197
ymdeimlad o ansicrwydd 197

Gofal Namaste 201–2

gofalwyr
cyflogi 185–6
help cynnar i 85
teimladau ynysig 85
yn y cartref 185–6

gorbryder gwahanu 159, 162

Gridley, K. 22, 23

gwadu
cyngor Nyrs Admiral 85–8
fel dull o ymdopi 81
gan aelodau'r teulu 79–81, 83–4
mewn dementia dechreuad cynnar 46
pryderu am etifeddu dementia 82–3
sylwebaeth arbenigol 81–4
gwaith stori bywyd
albymau lluniau 24–5
astudiaeth achos 17–20
blychau cof/twrio 25
collage 25
dogfen fyw 23
dulliau 22–4
llyfr lloffion 24
llyfrau 22
mewn gofal dementia 22–3, 26
pwysigrwydd straeon 21
stori bywyd mewn sain 25
sylwebaeth arbenigol 21–4
templed 22
gweithgareddau (apathi a) 143–4
gwiriadau iechyd blynyddol 35
gwrthod gweld gweithiwr meddygol proffesiynol 31, 37, 44, 124, 135
gwrthod triniaeth (ADRT) 70, 71
gyrru 37, 38, 187

Harrison, B.E. 211
Harrison Dening, K. 212
hel atgofion
gweler gwaith stori bywyd
Higginson, I.J. 195
Hughes, J.C. 58–62
hunanfeio 97-8
hunaniaeth, ymdeimlad o 22
hunanofal 98-9, 154
hunllefau 42
Husebo, B.S. 197
hylendid personol 30, 135, 141–2

iaith (clinigwr) 46, 210
iechyd meddwl (gofalwyr) 44
Innes, A. 209
iselder/hwyliau isel 50, 138

Kelly, F. 209
Kitwood, T. 22, 151
Koopmans, R.T.C.M. 45
Kuruppu, D.K. 209

Lach, H.W. 211
Livingston, G. 33

llewygu 42
llyfr lloffion 24

McKeith, I.G. 114, 121
Mackenzie, C. 60
Mace, N. 149
Manthorpe, J. 183–186
marwolaeth (trafod) 197
Matsuo, J. 153
Matthews, B.R. 209
meddyginiaeth 36, 116, 127–8, 139–40
meddyginiaeth gwrthseicotig 104, 115, 116, 120, 127–8
meddygon teulu
ansicrwydd ynghylch dementia 43, 46
archwiliadau rheolaidd 34–5
gwrthod ymweld â 31, 37, 124, 135
methylphenidate 138
moeseg
feddygol 58
glinigol 58
Moore, K.J. 93–6
Morgan, S. 63
Mukadam, N. 33

Needs in Young Onset Dementia (NeedYD), astudiaeth 45
newidiadau i bersonoliaeth 30–1, 43, 86
Nyrsio Admiral (trosolwg) 14

O'Dwyer, E. 186
Okada, A. 153
Oyebode, J.R. 45

Parker, G. 22
Parrish, E. 211
patrwm cysgu-deffro 108, 160
gweler hefyd syndrom machlud haul
penderfyniadau lles pennaf 71
Pereira, J.V.B. 105
'perfformio' 83, 86
penderfyniad ymlaen llaw i wrthod triniaeth (ADRT) 70, 71
personoldeb 61
perthnasoedd
ailafael mewn perthynas flaenorol 190
newidiadau i 86

perthnasoedd teuluol 79–81, 85
poen
gweler gofal lliniarol
'poen llwyr' 199
problemau golwg 41, 51
profedigaeth
astudiaeth achos 147–9
cwestiynau ailadroddus 147–8, 149, 153
cyngor Nyrs Admiral 152–5
dull person-ganolog 148, 150
dweud wrth y person am y farwolaeth 152–3, 153–44
effaith COVID-19 155
gofalu amdanoch chi eich hun (gofalwyr) 154
sylwebaeth arbenigol 149–52
ymwneud â threfniadau 154
gweler hefyd galar
proses asesu 35–7

Phongphanngam, S. 211

Rabins, P.V. 149
Rapaport, P. 62
recordiadau
fideo 19–20
llais 19
rivastigmine 115, 116, 127, 139
Robinson, A.L. 209

rheoli risg 62–4, 119–20
rhithdybiau
achosion 126
astudiaeth achos 123–4
credoau cyfeiliornus 42, 123–4
cyngor Nyrs Admiral 128–32
gwirio tarddiad 129
meddyginiaeth 127–8
problemau cof a 130–1
rheoli 126–7
sylwebaeth arbenigol 124–8
trosolwg 124–6
rhithweledigaethau
astudiaeth achos 111–13
deliriwm 103
dementia gyda chyrff Lewy (DLB) 114–15, 119
mewn dementia dechreuad cynnar 42
rheoli'r symptomau 107–8
safbwynt gofalwr 112–13
gweler hefyd dementia gyda chyrff Lewy (DLB)
rhyngweithio synhwyraidd 201–2

Sampson, E.L. 195–8, 199, 212
Samsi, K. 183, 184, 185
Sandilyan, M.B. 208
Sefydliad Cenedlaethol dros Ragoriaeth mewn Iechyd a Gofal (NICE) 72, 208, 209, 210, 212
Sefydliad Gofal Cymdeithasol er Rhagoriaeth (SCIE) 209
Sefydliad Iechyd Meddwl 148
seicoaddysg 117, 119
Selbæk, G. 136
sensitifrwydd i sŵn 43, 55–6
sganiau'r ymennydd 35, 49
sgyrsiau ffôn 83
Shah, R.C. 208
Simard, J. 98
Stamou, V. 45, 46, 47
stigma 33, 81–2
Stoljar, N. 60
stori bywyd mewn sain 25–6
storio 56
straeon
gweler gwaith stori bywyd
Suwa, S. 150
symptomau (cynnar) 32
syndrom Capgras 42, 43
syndrom machlud haul
astudiaeth achos 157–8
cyngor Nyrs Admiral 161–4
dadansoddiad o'r achos sylfaenol 159–61
efelychu presenoldeb 162–3
egluro 158–9
gorbryder gwahanu 159, 162
gweithgareddau daearu 163
lleihau'r trallod 164
sylwebaeth arbenigol 158–61
synhwyrau dwys 43, 55–6

Tang, E. 209
tarfu ar gwsg 42, 118
Taylor, J.-P. 209
technoleg gynorthwyol 57, 59–60, 64, 119, 162–3
teimlo'n ddiymadferth 98, 128, 202
teimlo'n ynysig (gofalwr) 85
terminoleg 16

therapi
    arogleuon 201
    cyffwrdd 201–2

urddas 59, 60

Vandrevala, T. 186

Walker, Z. 113
Watanabe, A. 150
Wu, J. 184

ymchwil (ymwneud ag) 36
ymddiriedaeth 185, 200
ymreolaeth
    gweler annibyniaeth/ymreolaeth
ymreolaeth 'berthynol' 60–2
ymyriadau 210–11